D1719419

Kohlhammer

Die Herausgeberinnen

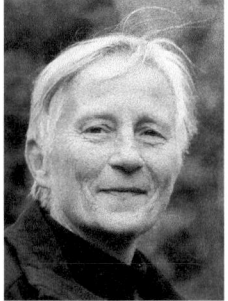

Prof. Dr. med. Henny Annette Grewe, Professorin i. R. für Medizinische Grundlagen an der Hochschule Fulda. Gründete 2008 die Forschungsgruppe Klimawandel und Gesundheit an der Hochschule Fulda und arbeitet seitdem zu Fragen der Anpassung von Kommunen, Ländern und Gesundheitseinrichtungen an die Folgen des Klimawandels, insbesondere an die gesundheitlichen Auswirkungen von Hitze.

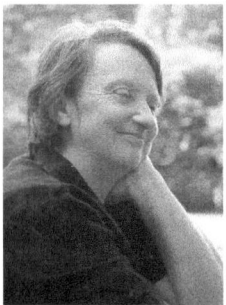

Prof. Dr. phil. Beate Blättner (verst.), Professorin für Gesundheitsförderung an der Hochschule Fulda, war seit 2008 Mitglied der Forschungsgruppe Klimawandel und Gesundheit an der Hochschule Fulda. Ihre Arbeiten fokussierten Fragen der Beziehung zwischen sozialer Benachteiligung und der gesundheitlichen Gefährdung durch Hitze sowie der Anpassung von gesellschaftlichen und organisationalen Rahmenbedingungen für einen wirksamen Hitzeschutz.

Henny Annette Grewe/Beate Blättner (Hrsg.)

Vor Hitze schützen

Ein Handbuch für Pflege- und Gesundheitseinrichtungen

Verlag W. Kohlhammer

1. Auflage 2024

Alle Rechte vorbehalten
© W. Kohlhammer GmbH, Stuttgart
Gesamtherstellung: W. Kohlhammer GmbH, Stuttgart

Print:
ISBN 978-3-17-040844-9

E-Book-Formate:
pdf: ISBN 978-3-17-040845-6
epub: ISBN 978-3-17-040846-3

Vorwort

Als der Kohlhammer Verlag mit seiner Idee auf uns zukam, ein Buch zum Hitzeschutz für Gesundheits- und Pflegeeinrichtungen zu schreiben, haben wir gerne zugesagt. Diese Zustimmung resultierte aus unserer jahrelangen Beschäftigung mit Hitzeaktionsplänen und den sich in diesem Kontext immer wieder stellenden Fragen nach der wissenschaftlichen Fundierung einer Vielzahl von Empfehlungen, die in derartigen Plänen und Konzepten zu finden sind. Unser Anliegen war und ist es, den Sachstand mit all seinen Lücken aus dem Blickwinkel der Anwendung, d. h. derjenigen, die Hitzeschutzpläne erstellen, umsetzen und verantworten, darzustellen.

Beim Schreiben dieses Buches wurden wir immer wieder in unserer Annahme bestätigt, dass die Wissenslücken auch zentrale Fragen betreffen – angefangen von einer für meteorologische Laien handhabbaren Definition von Hitze über Fragen der »richtigen« Ernährung, tolerable Innenraumtemperaturen oder die Sinnhaftigkeit verschiedener Methoden zur Kühlung von Räumen oder Personen. Neben Wissenslücken adressiert das Buch auch Lücken in den vorhandenen Regelwerken, unter anderem zur Gebäudeanpassung und im Arbeitsschutz. Die Aufbereitung dessen, was uns an wissenschaftlichen Erkenntnissen und normativen Vorgaben zur Verfügung bzw. nicht zur Verfügung steht, soll dazu ermutigen, adressatenorientiert und kreativ in der Entwicklung eigener Hitzeschutzpläne zu sein, ihre Umsetzung systematisch zu evaluieren und neue Erkenntnisse für ihre Weiterentwicklung zu gewinnen.

Wir hoffen, dass das Beispiel eines seit Jahren in einer stationären Pflegeeinrichtung gelebten Hitzeschutzplans unser Anliegen illustriert, und danken Debora Janson für die Aufbereitung der Daten. Unser Dank gilt weiterhin dem Kohlhammer Verlag, insbesondere Alexandra Schierock-Aberle und Anne-Marie Bergter für ihre geduldige und konstruktive Begleitung dieses Vorhabens.

Beate Blättner hat die Konzeption dieses Buches maßgeblich verantwortet, die Entstehung der ersten Kapitel begleitet und einige selbst verfasst. Die Theoriefundierung präventiven Handelns war ihr immer wichtig und spiegelt sich auch in diesem Buch, dessen Erscheinen sie nicht mehr erleben konnte. Wir hoffen, Verantwortlichen und Mitarbeitenden in den unterschiedlichen Settings der Gesundheitsversorgung und der Pflege einen Orientierungsrahmen für einrichtungsspezifische Hitzeschutzkonzepte geben zu können, den aktuellen Erkenntnisstand für Lehrende, Auszubildende und Studierende nutzbar zu machen und nicht zuletzt Forschende anzuregen, zur Schließung der bestehenden Wissenslücken für einen umfassenden und evidenzbasierten Hitzeschutz beizutragen.

Fulda und Frankfurt, im Juni 2023,
Henny Annette Grewe
Anna Grundel
Vanessa Holt
Dea Niebuhr
Katharina Rathmann
Hendrik Siebert

Inhalt

Einleitung

In seinem Gutachten 2023 kritisiert der Sachverständigenrat zur Begutachtung der Entwicklung im Gesundheitswesen (SVR Gesundheit) die »im internationalen Vergleich inakzeptabel hohen, hitzebedingten Todeszahlen« in Deutschland und empfiehlt »die Umsetzung von Maßnahmen, um das Thema Hitzefolgen und Hitzeschutz in verschiedenen gesundheitlichen, gesellschaftlichen und politischen Bereichen verstärkt einzubeziehen« (SVR Gesundheit 2023, S. 568). Mit seinen Empfehlungen reiht sich der Sachverständigenrat in eine Abfolge von Positionspapieren, Beschlüssen und Empfehlungen ein, die in den letzten Jahren erschienen sind und in diesem Sommer in die Erklärung des Bundesgesundheitsministeriums mündeten, den Hitzeschutz in Deutschland verbessern zu wollen. Als ein Schlüsseldokument auf dem Weg dahin können die 2017 veröffentlichten Handlungsempfehlungen für die Erstellung von Hitzeaktionsplänen zum Schutz der menschlichen Gesundheit, erarbeitet von einer Ad hoc-Arbeitsgruppe aus Vertreterinnen und Vertretern des Bundes und der Länder, gelten. Sie übertrugen die Empfehlungen der WHO Europa aus dem Jahr 2008 auf den deutschen Kontext. Sowohl die WHO-Empfehlungen als auch die deutschen Handlungsempfehlungen schreiben den Institutionen im Gesundheits- und Sozialwesen eine zentrale Bedeutung für einen umfassenden und nachhaltigen Hitzeschutz zu, weisen in diesem Zusammenhang jedoch ausdrücklich auf die Notwendigkeit einer adäquaten Vorbereitung aller Beschäftigten hin. Dazu will dieses Buch einen Beitrag leisten, der sich nicht auf die Empfehlung von Maßnahmen beschränkt, sondern einen kritischen Blick auf ihre jeweilige wissenschaftliche Basis wirft.

Das Buch ist in drei Abschnitte gegliedert. Die ersten drei Kapitel führen mit Hintergrundinformationen zum Klimawandel und hier explizit zum Phänomen der Hitzewellen, zur Thermophysiologie des Menschen unter Fokussierung innerer und äußerer Wärmebelastung und zu den Strategien und Konzepten präventiven Handelns in die Dimensionen des Hitzeschutzes im Gesundheitswesen ein. Bewusst haben wir uns dafür entschieden, alle Themen aus dem Blickwinkel der Praxis der Pflege- und Gesundheitsversorgung zu beleuchten. Die jeweilige Relevanz für das präventive Handeln ist somit bei allen dargestellten Aspekten leitend. Dass Strategien und Konzepte des Hitzeschutzes, in welcher Einrichtung auch immer sie entwickelt werden, Erkenntnisse der Präventionsforschung berücksichtigen, ist uns ein besonderes Anliegen, weil es sich beim Hitzeschutz um komplexe Interventionen handelt, die sorgfältig geplant, verlässlich umgesetzt, regelmäßig evaluiert und kontinuierlich weiterentwickelt werden müssen (▶ Kap. 1.1, ▶ Kap. 1.2, ▶ Kap. 1.3).

Um Hitzewarnungen, vorbeugende Maßnahmen für die Sommerzeit, das akute Handeln in Hitzeperioden und bei Notfällen, die mittel- oder langfristig angelegte Gebäudesanierung und die Evaluierung dessen, was man kurz-, mittel- oder langfristig tut, geht es im zweiten Teil des Buches (▶ Kap. 2). Die Gliederung dieses Abschnitts lehnt sich an die Empfehlungen der WHO Europa und die bundesdeutschen Handlungsempfehlungen für die Erstellung von Hitzeaktionsplänen an. Zu den Kernelementen beider Empfehlungen gehört die Nutzung eines Hitzewarnsystems. Der Deutsche Wetterdienst bietet nicht nur ein auf einem bioklimatischen Index beruhendes Hitzewarnsystem an, sondern darüber hinaus Vorwarnungen und andere Informationen, die in der Vorbereitung auf Hitzeereignisse wertvoll sind und im Kapitel 2.1 vorgestellt werden (▶ Kap. 2.1).

Zu welchen Zeitpunkten welche Vorbereitungen sinnvoll sind und was in der Akutsituation einer Hitzeperiode zu tun ist, wird in den Kapiteln 2.2 und 2.3 diskutiert (▶ Kap. 2.2, ▶ Kap. 2.3). Dabei wird in der Zusammenstellung des Erkenntnisstandes deutlich, wie lückenhaft die Datenlage noch ist, wie viele Aspekte allgemein empfohlener Maßnahmen noch auf den Beweis ihrer Wirksamkeit warten und dass viele Maßnahmen, abgeleitet vom physikalischen und thermophysiologischen Erkenntnisstand, dennoch als sinnvoll eingeschätzt werden können. Auch wird deutlich, dass der Reduktion der Exposition eine Schlüsselrolle im Hitzeschutz zukommt bzw. zukommen müsste, und dies sinnvollerweise auf Dauer. Auf Dauer angelegte Interventionen zur Reduktion der Exposition gegenüber Hitze führen unweigerlich zu Überlegungen, wie die Aufenthaltsorte der betreuten Personen und der Beschäftigten, d. h. die Gebäude und Außenbereiche, zu einem besseren Hitzeschutz ertüchtigt werden können.

In Kapitel 2.4 werden die rechtlichen Rahmenbedingungen und prinzipielle Ansätze für eine Verbesserung des sommerlichen Wärmeschutzes von Gebäuden aufgezeigt, nicht ohne die unter Klimaschutzgesichtspunkten kontrovers zu diskutierende Gebäudekühlung zu thematisieren (▶ Kap. 2.4). Kapitel 2.5 gibt Anregungen, wie die Wirkung von Maßnahmen zum Hitzeschutz in Indikatoren gefasst und diese in ein Monitoring- bzw. Evaluationskonzept eingebunden werden können (▶ Kap. 2.5).

Der dritte Teil des Buches beleuchtet zunächst die Settings der pflegerischen und gesundheitlichen Versorgung, unterteilt in stationäre und ambulante Versorgungskonstellationen. In den Kapiteln 3.1 und 3.2 geht es um die spezifischen Herausforderungen und Lösungsansätze, die sich für die Umsetzung von Hitzeschutzkonzepten in Krankenhäusern, stationären Pflegeeinrichtungen und in ambulanten Betreuungsarrangements wie ärztlichen und therapeutischen Praxen, der ambulanten Pflege, aber auch in der Beratung Betroffener und ihrer Angehörigen ergeben (▶ Kap. 3.1, ▶ Kap. 3.2).

Deutlich wird, dass das vermeintlich immer Gleiche doch immer anders ist, dass alleine das korrekte Lüften im Gelingen von vielen Kontextfaktoren abhängt und zu einer komplexen Einzelmaßnahme wird, sobald das Setting, in dem es stattfinden soll, genauer betrachtet wird. Als komplexe Herausforderung erweist sich Hitzeschutz auch in der Betreuung von Säuglingen und in der Begleitung von Schwangeren, die die Fürsorge für das ungeborene Leben einschließt, und nicht zuletzt in der Betreuung der heterogenen Gruppe der Menschen mit Beeinträchtigungen und Behinderungen. Die Kapitel 3.3 und 3.4 gehen auf den Erkenntnisstand zu ihren besonderen Risiken ebenso ein wie auf die Möglichkeiten, trotz des gegenwärtig begrenzten Wissens sinnvolle Schutzstrategien zu entwickeln und umzusetzen (▶ Kap. 3.3, ▶ Kap. 3.4).

Diese Schutzstrategien umfassen auch den Arbeitsschutz, dem das Kapitel 3.5 gewidmet ist (▶ Kap. 3.5). Maßnahmen des Arbeitsschutzes bei Hitze in den Einrichtungen der Pflege und der Gesundheitsversorgung finden ihre Legitimation bislang nur in wenigen staatlichen Verordnungen oder Regelungen der zuständigen gesetzlichen Unfallversicherungsträger, und auch diese sind vage formuliert und bilden die Vielschichtigkeit der Arbeitsanforderungen und der potentiellen Hitzebelastungen in den unterschiedlichen Versorgungssettings nicht ab. Dennoch können Arbeitsschutzregeln wie die technische Regel ASR A 3.5 als wichtige Referenzen für Grenzwertsetzungen und für gestaffelte

Schutzmaßnahmen in den Einrichtungen der Pflege und der Gesundheitsversorgung gelten und ihre Weiterentwicklung könnte zu einer Verbesserung des Hitzeschutzes auch außerhalb ihres gesetzlichen Zuständigkeitsbereiches beitragen.

Der kritische Blick auf die wissenschaftliche Basis bestehender Empfehlungen zum Hitzeschutz hat viele offene Fragen zutage gebracht, die in den einzelnen Kapiteln diskutiert werden. Zur schnellen Auffindung der Textstellen, die sich mit grundsätzlichen Fragen zu einzelnen Maßnahmen auseinandersetzen, wurde eine Abbildung mit entsprechenden Kapitelverweisen aufgenommen (siehe letzte Seite dieses Buches).

Bei einer Herangehensweise, die Wissenslücken thematisiert und doch handlungsorientiert ist, bleibt es nicht aus, trotz ungesicherter Erkenntnislage hin und wieder Position zu beziehen. Eine dieser ungesicherten Erkenntnislagen betrifft den Nutzen von Ventilatoren zur Unterstützung der Körperkühlung bei vulnerablen Personen, d. h. zur Forcierung ihrer evaporativen Wärmeabgabe. Entgegen der verbreiteten Lehrmeinung, dass Ventilatoren bis zu einer Umgebungstemperatur von 35 °C auch bei pflegebedürftigen Personen problemlos eingesetzt werden können, halten wir eine derartige Nutzung für voraussetzungsvoll und nur unter Kenntnis der damit verbundenen Risiken und der Kopplung mit gegensteuernden Maßnahmen für vertretbar. In verschiedenen Kapiteln dieses Buches finden sich weitere der Literatur entnommene Empfehlungen, die vor dem Hintergrund der ihnen zugrundeliegenden dünnen Erkenntnisbasis kontrovers diskutiert werden können. Wir hoffen daher, dass die Beiträge in diesem Buch nicht nur als Zusammenstellung von Fakten gelesen werden, sondern eine Diskussion anregen, die den Hitzeschutz weiterbringt.

> ## Digitales Zusatzmaterial
>
> Zum Buch gibt es zahlreiche Materialien, die kostenfrei im Internet heruntergeladen werden können. Den Weblink und den QR-Code, unter dem die Zusatzmaterialien zum Download verfügbar sind, finden Sie unter ► Kap. Zusatzmaterial zum Download.

1 Grundlagen

1.1 Klimawandel, Hitze und Gesundheit

Beate Blättner und Henny Annette Grewe

Um was geht es?

Der Sommer 2003 war in weiten Teilen Europas einer der bis dahin wärmsten Sommer, mit anhaltenden Hochdruckwetterlagen, einer deutlich überdurchschnittlichen Sonnenscheindauer und einem erheblichen Niederschlagsdefizit. In Freiburg am Breisgau beispielsweise wurden an 53 Tagen Temperaturen von mehr als 30 Grad gemessen. In diesem ohnehin warmen Sommer brachte das Hoch Michaela zwischen dem 1. und 14. August 2003 ein Extremwetterereignis mit sich, das von heißen Tagen, teilweiser Windstille und nur geringer nächtlicher Abkühlung gekennzeichnet war. Besonders von der Hitze betroffen waren Italien, Frankreich, die Schweiz, Teile Deutschlands, Österreichs und Spaniens.

Am 14. August 2003 informierte das Robert Koch-Institut in Deutschland die Bundesländer über das Auftreten von ungeklärten Todesfällen in einem Krankenhaus in Nordrhein-Westfalen und einem Altenpflegeheim in Baden-Württemberg. Auch in Hessen und Rheinland-Pfalz war es zu einer Häufung ungeklärter Todesfälle in Heimen gekommen. Gemeinsame Merkmale der Krankheitsverläufe waren plötzlich auftretendes Fieber und Exsikkose ohne Durchfälle. Eine gemeinsame infektiöse Ursache konnte ausgeschlossen werden. Die Untersuchungen kamen schließlich zum Ergebnis, dass die Todesfälle auf das Hitzeereignis zurückzuführen waren.

In Frankreich wurde die Situation zu einem Politikum: Als die Temperaturen erstmals 39 Grad überstiegen, brachen allein auf den Straßen von Paris 40 Menschen leblos zusammen. Kliniken waren überlaufen, es fehlte überall an Krankenbetten, versorgt wurden viele Hitzeopfer notdürftig in den Gängen. Die hohe Zahl der Toten führte dazu, dass in den Leichenhallen kein Platz mehr war, da man die Leichen wegen der betrachtlichen Hitze nicht in ungekühlten Räumen lagern konnte. Ein großes Kühllager im Logistikzentrum für Lebensmittel eines Pariser Vorortes wurde zur Leichenhalle umfunktioniert. Am 24. August gab es immer noch 300 Leichen in Paris, für die sich keine Angehörigen gemeldet hatten und die im Großmarkt und in Kühllastern ihrer Beisetzung harrten.

Der Generaldirektor für Gesundheit, Abteilungsleitung im Sozialministerium, Lucien Abenhaim, trat aufgrund dieser Ereignisse zurück, die Frankreich wie auch andere europäische Staaten unvorbereitet getroffen hatten. Staatspräsident Jacques Chirac wies zwei Wochen nach Ende der Krise in einer Erklärung die Verantwortung der Exekutive für die Ereignisse zurück und kritisierte stattdessen die fehlende Solidarität der Bürgerinnen und Bürger. Vor allem klagte er über die schwächer werdende soziale Bindung besonders gegenüber älteren Menschen. Zugleich kündigte er die Überprüfung der Frühwarnsysteme wie auch der Hilfs- und Notfalldienste an.

Um die notwendigen Maßnahmen zu finanzieren, schuf die Regierung ab 2004 einen nationalen »Tag der Solidarität mit den Betagten«. Pro Jahr müssen die Beschäftigten einen Tag arbeiten, der bislang arbeitsfrei war. Arbeitgeber entrichten eine Abgabe von 0,3 % der Lohnmasse an die »Caisse nationale de solidarité pour l'autonomie«, den Nationalen Solidaritätsfonds für die Autonomie der älteren Menschen (LOI n° 2004-626 du 30 juin 2004 relative à la solidarité pour l'autonomie des personnes âgées et des personnes handicapées).

Am 3. September 2003 nahmen Jacques Chirac und der Pariser Bürgermeister an der Beisetzung von 57 Menschen teil, die Anfang August an der extremen Hitze gestorben waren und für die sich keine Angehörigen gemeldet hatten.

1.1.1 Klimawandel

In den Jahrmillionen der Erdgeschichte hat sich das Klima vor allem aufgrund von zyklischen Änderungen der Erdbahn um die Sonne, Veränderungen der Sonnenaktivität und durch die Plattentektonik immer wieder verändert. Kaltzeiten folgten Warmzeiten. Klimaänderungen sind also für das Klimasystem der Erde typisch. Solche Veränderungen erfolgen allerdings langsam. Der aktuelle Temperaturanstieg seit Beginn der Industrialisierung verläuft demgegenüber sehr schnell und ist nur durch eine menschengemachte Verstärkung des Treibhauseffekts in der Lufthülle um die Erde erklärbar (Deutsches Klima-Konsortium et al. 2020).

Der Treibhauseffekt selbst ist ein natürliches Phänomen, das die Erdoberfläche erst

bewohnbar gemacht hat. Die Sonne liefert auf der Erde Energie in Form überwiegend kurzwelliger Strahlung. Ein Teil dieser Energie wird in das Weltall zurückreflektiert. Wie hoch dieser Teil ist, hängt von der Albedo der Erdoberfläche ab. Albedo ist das Rückstrahlungsvermögen von nicht selbstleuchtenden, diffus reflektierenden Oberflächen. Die Albedo einer Erdoberfläche mit vereisten Ozeanen wäre aufgrund der dann helleren Oberfläche höher als die der Erde, wie wir sie jetzt kennen. Auch der Bewuchs des Bodens hat einen Einfluss auf die Albedo. Die Erde gibt ihrerseits Energie in Form von langwelliger Wärmestrahlung in den Weltraum ab, und zwar je mehr, umso höher ihre Temperatur ist. Im Zusammenspiel von kurzwelliger Strahlung von der Sonne, Rückstrahlung und langwelliger Wärmestrahlung von der Erde stellt sich eine Gleichgewichtstemperatur ein. Bei einer Albedo von 30 % wäre es ohne Atmosphäre auf der Erde durchschnittlich minus 18 Grad kalt (▸ Abb. 1.1.1).

Die Atmosphäre und die in ihr enthaltenen Treibhausgase verändern diesen Prozess. Die wichtigsten vier natürlich vorkommenden Treibhausgase sind Wasserdampf (H_2O), Kohlendioxid (CO_2), Methan (CH_4) und Lachgas (N_2O). Die Treibhausgase behindern die einfallende Sonnenstrahlung, nur etwa die Hälfte kommt am Erdboden an. Kurzwellige Strahlen werden aber weniger von Treibhausgasen absorbiert als langwellige Wärmestrahlen. Über 80 % der vom Erdboden abgegebenen Wärmestrahlung wird von Treibhausgasen in der Atmosphäre am Entweichen gehindert. Würde die Luft unbeweglich über der Erdoberfläche bleiben, wäre es aufgrund dieses Treibhauseffektes an der Erdoberfläche durchschnittlich etwa 90° C warm. Aufsteigende Luftmassen führen aber große Wärmemengen vom Erdboden in höhere Atmosphärenschichten. Diese können dort aus dem Klimasystem entweichen, sodass zu vorindustriellen Zeiten weltweit eine mittlere Temperatur von etwa plus 14 °C herrschte (▸ Abb. 1.1.2).

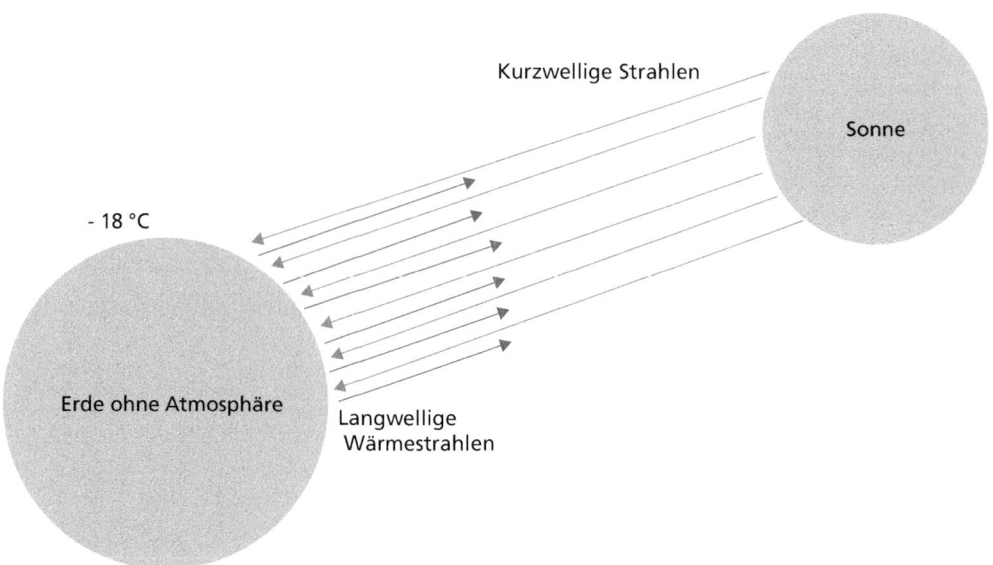

Abb. 1.1.1: Erdtemperatur ohne Atmosphäre (eigene Darstellung)

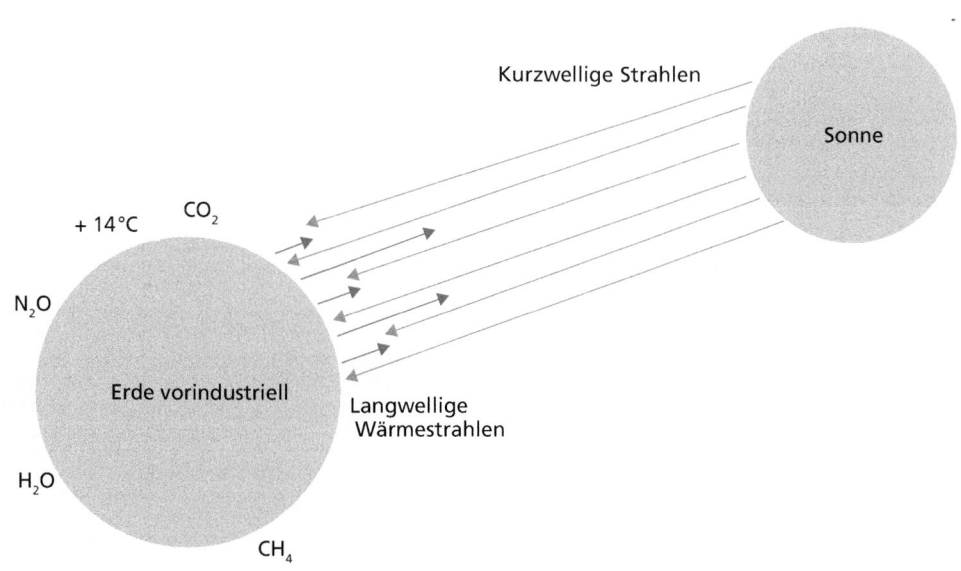

Abb. 1.1.2: Der Treibhauseffekt der Atmosphäre (eigene Darstellung)

Seit Beginn der Industrialisierung am Ende des 18. Jahrhunderts nimmt die Konzentration von Kohlendioxid, Methan und Lachgas in der Atmosphäre stark zu. Lag die Konzentration von Kohlendioxid vor der Industrialisierung bei etwa 280 Molekülen in einer Million Luftteilchen (ppm), liegt sie heute bei 411 ppm, die von Methan ist von etwa 722 Teilchen pro Milliarde Luftmoleküle (ppb) auf 1.866 ppb gestiegen, die von Lachgas von 270 ppb auf mehr als 330 ppb (Deutsches Klima-Konsortium et al. 2020). Die verschiedenen Treibhausgase haben u. a. aufgrund ihrer Verweildauer in der Atmosphäre einen unterschiedlichen Einfluss auf die Veränderung der Atmosphäre, was durch sogenannte Globale Erwärmungspotentiale oder GWP (Global Warming Potentials) beschrieben wird. Nach internationaler Übereinkunft ist der Effekt von Kohlendioxid hierbei die Referenz, CO_2 hat daher definitionsgemäß ein GWP von 1, bezogen auf einen 100-Jahre-Zeitraum. Das GWP_{100} von Methan beträgt 28, das GWP_{100} von Lachgas 265 (IPCC 2013, S. 731). Dies bedeutet, dass der Treibhauseffekt von Methan in einem 100-Jahre-Zeitraum 28 Mal höher ist als der von CO_2, der von Lachgas 265 Mal höher. Zu den natürlich vorkommenden Stoffen kommen synthetische Treibhausgase, u. a. fluorierte Kohlenwasserstoffe (F-Gase), hinzu, die ein vielfach höheres GWP haben als die natürlich vorkommenden Treibhausgase. Unter anderem werden Treibhausgase mit GWP_{100} von mehr als 1.000 derzeit noch in »umweltfreundlichen« Technologien wie Wärmepumpen eingesetzt (▶ Kap. 2.4.3).

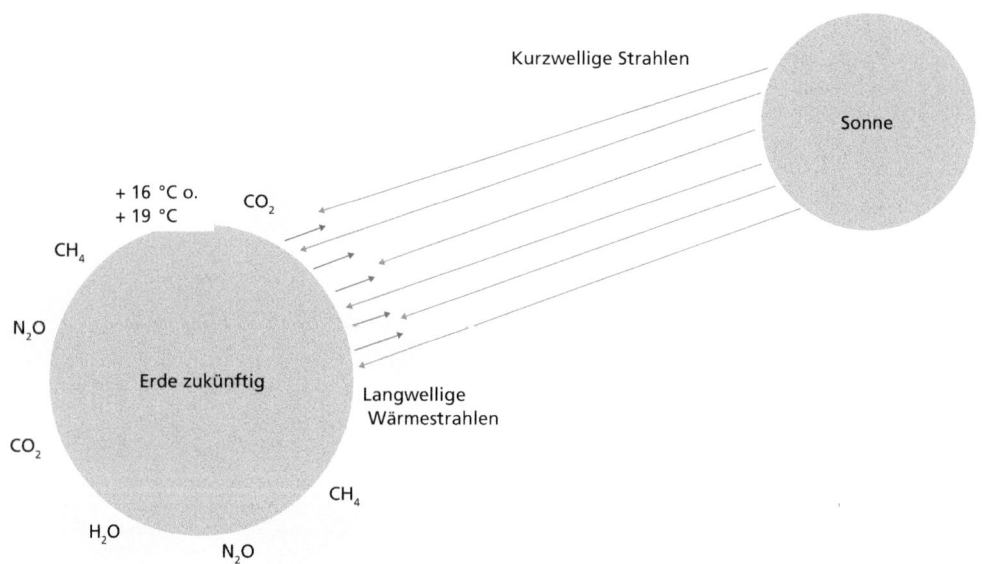

Abb. 1.1.3: Menschengemachte Verstärkung des Treibhauseffekts (eigene Darstellung)

Die stärkere Konzentration von Treibhausgasen in der Atmosphäre führt zu einer deutlich stärkeren Absorption der langwelligen Wärmestrahlen und damit zu einer erheblichen Verstärkung des Treibhauseffektes. Die Folge ist eine globale Erwärmung (▶ Abb. 1.1.3).

Ursachen für die Steigerung der Konzentration von natürlichen Treibhausgasen sind vor allem das Verbrennen fossiler Energieträger und die intensive Landwirtschaft. Fossile Energie ist pflanzlichen Ursprungs – Erdöl und Erdgas entstanden aus Meereskleinstlebewesen, vor allem Algen, Kohle aus Torf. Alles lebende Gewebe ist aus organischen Kohlenstoffverbindungen aufgebaut. Unter Luftabschluss und nach Versenkung in tiefere Bereiche der oberen Erdkruste ist das Gewebe erhöhten Drücken und Temperaturen ausgesetzt, daraus bilden sich Substanzen mit konzentriertem Kohlenstoff. So besteht Kohle zu mehr als der Hälfte seines Gewichtes aus Kohlenstoff (C). Bei der Verbrennung wird Sauerstoff (O_2) zugeführt und es entsteht Kohlendioxid (CO_2). Erdgas und Erdöl bestehen aus Kohlenwasserstoffen, also Verbindungen von Kohlenstoff (C) und Wasserstoff (H), wie beispielsweise Methan (CH_4). Der zusätzliche Ausstoß von Lachgas (N_2O) entsteht vor allem durch Viehhaltung, den Einsatz von stickstoffhaltigen Düngemitteln in der Landwirtschaft und durch Verbrennung von Biomasse, z. B. bei Biokraftstoffen. Das Abholzen und Abbrennen großer Waldflächen, das Trockenlegen von Mooren und die Veränderung der Nutzung von Böden tragen ebenfalls zu einer Verstärkung der Freisetzung von Treibhausgasen bei und reduzieren zugleich natürliche Möglichkeiten der Speicherung von Kohlendioxid in Wäldern und Mooren.

Bei bestimmten Temperaturschwellen, die noch nicht genau definiert sind, können zudem einige Elemente im Klimasystem der Erde in einen neuen Zustand kippen, der eine Rückkehr zum vorherigen Zustand quasi ausschließt. Ein Beispiel dafür ist das Tauen von Permafrostböden. Passiert dies, so werden dadurch zusätzlich sehr große Mengen an Methan und Kohlendioxid freigesetzt, die wiederum den Treibhauseffekt deutlich verstärken. Andere Beispiele für Kipp-Punkte sind das Schmelzen des antarktischen Eisschildes und des Eispanzers auf Grönland, die u. a. die Albedo verändern, oder die Vernichtung des Amazonas-Regenwaldes (Deutsches Klima-Konsortium et al. 2020).

Bereits seit den 1970er Jahren werden diese Zusammenhänge diskutiert. Anfangs war das Wissen darüber noch mit einigen Unsicherheiten behaftet, die inzwischen Gewissheiten gewichen sind. Das Umweltschutzprogramm der Vereinten Nationen (UNEP) und die Weltorganisation für Meteorologie (WMO) haben im Jahr 1988 einen »Weltklimarat« gegründet, das Intergovernmental Panel on Climate Change (IPCC). Dieser zwischenstaatliche Ausschuss hat bereits Anfang der 1990er Jahre erste Warnungen veröffentlicht (IPCC 1992). In einem weiteren Bericht Ende der 1990er Jahre (IPCC 1998) wird bereits deutlich davor gewarnt, dass wärmebedingte Todesfälle unter der globalen Erwärmung zunehmen werden und durch die Verschlechterung der Luftqualität in den Städten noch steigen könnten.

Wie viel genau es künftig wärmer wird, hängt davon ab, wie stark die Emissionen an Treibhausgasen reduziert werden können. Verschiedene Szenarien berechnen einen Anstieg der Mitteltemperatur der Erde von $+2$ °C bis $+5$ °C. Könnten kurzfristig die Emissionen von Kohlendioxid um mehr als die Hälfte weltweit reduziert werden, wäre ein Anstieg um $+2$ °C bereits nicht mehr zu verhindern. Das klingt nicht viel, wäre aber das Zweifache des Temperaturanstiegs der letzten 100 Jahre und stärker als alle natürlichen Klimaschwankungen der vergangenen 10.000 Jahre. Dennoch erscheint nach gegenwärtigem Forschungsstand eine Anpassung der Ökosysteme dann gerade noch möglich. Deshalb gilt es nach dem Pariser Übereinkommen (United Nations 2015) als politisches Ziel, die $+2$ °C-Grenze auf keinen Fall zu überschreiten und idealerweise deutlich unter 1,5 °C zu bleiben.

Das Ausmaß der Erderwärmung wird regional unterschiedlich verteilt sein. Besonders stark werden sich die Antarktis und die Kontinente der mittleren und nördlichen Breiten erwärmen, weniger stark die Ozeane. Einzelne Regionen können sich sogar etwas abkühlen, während die Temperatur in anderen Gegenden deutlich stärker ansteigen wird.

Veränderungen des Klimas sind heute bereits beobachtbar. Die Jahre 2016, 2019 und 2020 waren bis zum Ende der Dekade weltweit die drei wärmsten Jahre seit Messbeginn, das Jahrzehnt 2011 bis 2020 das wärmste Jahrzehnt. Mit dem Beginn der 2020er Jahre liegt die Erwärmung bei etwa 1,2 °C (WMO 2021). Für Deutschland berichtete der Deutsche Wetterdienst (DWD 2020a), dass das Jahr 2020 in Deutschland mit einer Jahresmitteltemperatur von 10,4 °C nach 2018 mit 10,5 °C das zweitwärmste Jahr seit Beginn flächendeckender Wetteraufzeichnungen im Jahr 1881 war. Die Durchschnittstemperatur im Jahr 2022 lag um 2,3 °C über dem Wert der international gültigen Referenzperiode 1961–1990 (DWD 2022). Neun der zehn wärmsten Jahre wurden im 21. Jahrhundert beobachtet, davon die vier wärmsten Jahre in der Dekade 2011 bis 2020. Seit Beginn der Wetteraufzeichnungen hat sich die mittlere Temperatur der bodennahen Luft in Deutschland bereits deutlich erwärmt. Das aktuelle Jahrzehnt war rund 1,9 °C wärmer als die ersten drei Jahrzehnte der Aufzeichnungen. Die Temperaturen in Deutschland sind damit deutlich stärker gestiegen als im weltweiten Durchschnitt (Deutsches Klima-Konsortium et al. 2020). Ähnlich sind die Daten für Österreich. Hier waren 2020 und 2015 auf den Bergen die beiden wärmsten Jahre der Messgeschichte, das Jahr 2022 das zweitwärmste (ZAMG 2020). In der Schweiz war das Jahr 2020 ebenso warm wie das bisherige Rekordjahr 2018, das Jahr 2022 war bisher das wärmste seit Beginn der Wetteraufzeichnungen (MeteoSchweiz 2021, 2023).

Klima ist allerdings nicht mit Wetter gleichzusetzen. Auch in warmen Jahren kann es erheblichen Frost geben und Hitzeperioden können weitgehend ausbleiben. Dennoch sind steigende Jahresmitteltemperaturen mit einer zunehmenden Wahrscheinlichkeit von Extremwetterereignissen wie Hitzeextremen, extremer Trockenheit, aber auch Starkregen, Überschwemmungen oder Stürmen verbunden, die zu körperlichen, aber auch psychischen Folgen für die Gesundheit von Menschen führen können. Dürre wiederum kann zu Problemen bei der Produktion von Lebensmitteln und zu erhöhten Wahrscheinlichkeiten von Flächenbränden führen, was die Luftqualität erheblich beeinträchtigen kann. Die klimatischen Veränderungen können zu neuen Infektionsrisiken (z. B. durch vektorübertragene Infektionskrankheiten) oder einer Zunahme von Allergien (z. B. Pollenallergien)

führen, da andere Pflanzen und Tiere auch in Deutschland überleben können und sich die Blühzeiten verlängern. International können Landstriche aufgrund eines Anstieges des Meeresspiegels oder aufgrund von Dürre und Hitze nicht mehr bewohnbar sein, was zu einem erhöhten Migrationsdruck in bewohnbare Länder führen kann. Veränderungen des Klimas können also mit unterschiedlichen direkten und indirekten Risiken für die Gesundheit der Bevölkerung verbunden sein.

1.1.2 Hitzeextreme und gesundheitliche Folgen

Die Zunahme von Hitzeextremen gilt als eine der spürbarsten Auswirkungen des Klimawandels auf die Gesundheit der Bevölkerung. Der Special Report des Österreichischen Klimarates APCC (Austrian Panel on Climate Change) »Gesundheit, Demographie und Klimawandel« kommt für Österreich zum Schluss, dass die stärksten Gesundheitsfolgen mit breiter Wirkung durch Hitze zu erwarten sind (APCC 2018). Dabei sind nicht nur die erreichten Temperaturen ein Problem, sondern auch die Länge einer solchen Extremphase.

Eine längere Dauer von stabilen Wetterlagen wie Hitzewellen oder auch Kältephasen im Winter in Europa könnte auf stabile Wellenmuster im Jetstream zurückzuführen sein. Der Jetstream ist ein Windband, das auf der Nordhalbkugel in sieben bis zwölf Kilometern Höhe von West nach Ost strömt, mit bis zu 500 Kilometern in der Stunde. Es wird von der Temperaturdifferenz zwischen den hohen Breiten und der Region um den Äquator angetrieben. In der Arktis steigen die Temperaturen im Zuge der Erderwärmung stärker an als in anderen Teilen des Planeten. Dadurch sinkt dieser Temperaturunterschied. Im Jetstream könnten feste Wellenmuster entstehen, die dazu führen, dass Extremwetterperioden lange anhalten können.

Wann genau ist es heiß?

- Meteorologisch ist ein *heißer Tag* oder *Hitzetag* ein Tag, an dem die Temperatur auf 30 °C oder höher steigt. In den 1950er Jahren gab es im bundesweiten Mittel in Deutschland pro Jahr etwa drei solcher Hitzetage. Im Zeitraum 1991–2019 stieg die Anzahl heißer Tage bereits auf durchschnittlich 8,8 Tage pro Jahr. Bei ungebremstem Treibhausgasausstoß wird für den Zeitraum 2021 bis 2050 eine weitere Zunahme um fünf bis zehn heiße Tage in Norddeutschland und um zehn bis fünfzehn Hitzetage in Süddeutschland erwartet (Deutsches Klima-Konsortium et al. 2020).
- Neben der Erhitzung am Tag ist für die gesundheitliche Belastung die nächtliche Abkühlung relevant. Als *Tropennacht* wird eine Nacht bezeichnet, in der die Temperatur nicht unter 20 °C sinkt und somit eine nächtliche Abkühlung und Erholung kaum möglich ist. Tropennächte waren in Deutschland in der Vergangenheit sehr selten. An vielen Messstationen wird weniger als eine Tropennacht pro Jahr gemessen, an einzelnen Stationen jährlich zwei bis drei Tropennächte. In Jahren mit sehr heißen Sommern wie 2003 wurden an manchen Stationen allerdings mehr als zehn Tropennächte beobachtet (DWD 2020b).
- *Wüstentage* sind Tage, an denen die Temperatur auf 35 °C und höher steigt.
- Eine *Hitzewelle* ist eine mehrtägige Periode mit ungewöhnlich hoher thermischer Belastung. International existiert keine einheitliche Definition. Oft werden Schwellenwerte auf Basis von Perzentilen der Tagesmaximumwerte mit einer minimalen Dauer der Tage kombiniert. Der Deutsche Wetterdienst berechnet für jeden Rasterpunkt aus den täglichen Temperaturmaxima der Referenzperiode (1961–1990) einen Schwellenwert, entsprechend dem 98-Perzentil. Um die Datenbasis zu vergrößern, werden auch die 15 Tage vor und nach dem Termin verwendet, was zu einer Glättung führt. Werden an drei Tagen hintereinander diese Klimaschwellenwerte und eine Temperatur von 28 °C überschritten, so liegt für das jeweilige Gebiet definitorisch eine Hitzewelle vor (DWD 2020b).

Da der Mensch in einem gewissen, wenn auch begrenzten Umfang in der Lage ist, sich über die Gestaltung seiner Umgebung, sein Verhalten und sehr bedingt auch über eine Anpassung physiologischer Prozesse (▸ Kap. 1.2) der Hitze anzupassen, ist es nachvollziehbar, dass relative Werte zur Bestimmung von Hitzewellen genommen werden. Dies bedeutet allerdings nicht, dass eine Anpassung an Hitze so weit möglich wäre, dass jegliche Temperaturen für den menschlichen Körper zumutbar wären, wenn nur hinreichend Zeit bestünde, sich an sie zu gewöhnen.

Inwieweit aus gesundheitlichen Belastungen durch Hitzeextreme gesundheitliche Folgen für einzelne Menschen resultieren, hängt im Kern von drei Faktoren ab (▸ Abb. 1.1.4):

- Entscheidend ist die Frage, wie intensiv und wie lange ein Mensch welcher Hitze ausgesetzt ist (Exposition). Die Exposition wiederum ist abhängig von den klimatischen Bedingungen der Region, also wie heiß es dort tatsächlich wird, vom innerstädtischen Mikroklima, also welche Temperaturen bei welcher Luftfeuchtigkeit in dem entsprechenden Wohn- oder Arbeitsgebiet erreicht werden, und davon, welche klimatischen Bedingungen in den Aufenthaltsräumen geschaffen werden. Spätestens hier greifen Unterschiede zwischen Bevölkerungsgruppen. So sind Menschen, die im Freien arbeiten, z. B. in der Landwirtschaft oder im Baugewerbe, während der Arbeit nicht gut vor Hitze geschützt. In Wohnungen ist es ggf. eher möglich, sich in unterschiedlichem Ausmaß vor Hitze

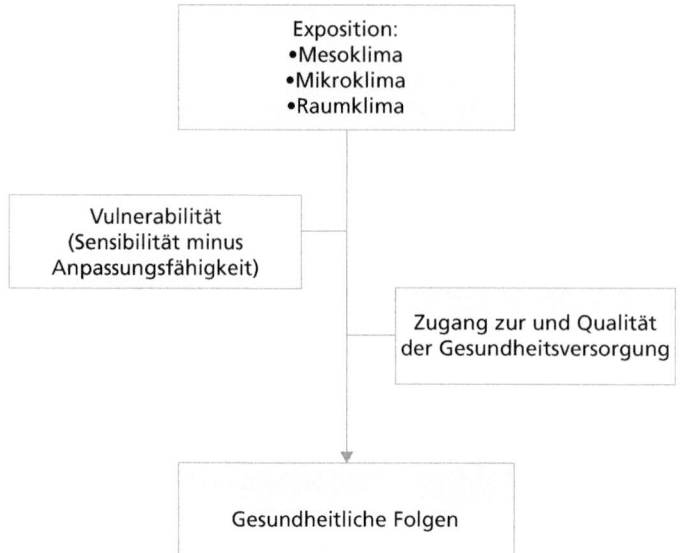

Abb. 1.1.4:
Zusammenhang zwischen Hitze und individuellen gesundheitlichen Folgen (eigene Darstellung)

zu schützen, allerdings können sich Gebäude auch stark aufheizen und die sich dort aufhaltenden Menschen haben möglicherweise unterschiedliche Kompetenzen und Mittel, mit dieser Situation umzugehen. Obdachlose Menschen haben wenig Chancen, sich vor der Exposition gegenüber Extremwetter zu schützen.

• An zweiter Stelle steht die Frage, wie empfindlich Menschen aus persönlichen Gründen, z. B. aufgrund ihres Lebensalters oder ihres Gesundheitszustandes, gegenüber einer Hitzebelastung sind (Sensibilität) und welche Möglichkeiten sie haben, sich den klimatischen Bedingungen anzupassen (Anpassungsfähigkeit). So können sich Säuglinge weder eigenständig einer heißen Umgebung entziehen noch ihre Kleidung anpassen oder für eine größere Trinkmenge sorgen. Ihre Anpassungsfähigkeit ist demnach äußerst gering und unmittelbar von ihrem sozialen Netz abhängig (▶ Kap. 1.3.2). Sie sind daher gegenüber Hitze sehr vulnerabel, ebenso wie ungeborene Kinder, Kleinkinder, ältere Menschen, chronisch kranke Menschen, Suchtkranke, Menschen mit Be-

einträchtigungen, akut an bestimmten Krankheiten erkrankte Menschen und Menschen, die bestimmte Medikamente einnehmen müssen (▶ Kap. 2.2). Veränderungen in der Thermoregulation (▶ Kap. 1.2) erhöhen die Sensibilität, während der Grad an Hilflosigkeit vor allem die Anpassungsfähigkeit reduziert.

• An dritter Stelle steht die Frage der Qualität der Gesundheitsversorgung, die leicht zugänglich sein muss, das Problem hinreichend schnell erkennen und adäquat damit umgehen muss. Alleinlebende Menschen, die die Gesundheitsversorgung nicht schnell genug informieren können, oder Menschen, die in Regionen mit schlechter gesundheitlicher Infrastruktur leben, sind hier im Nachteil.

Die Kenntnis über diese drei Einflussfaktoren und ihre jeweilige Relevanz ist besonders wichtig für die Ableitung von Präventionsstrategien (▶ Kap. 1.3). Gesundheitliche Risiken sind in der Bevölkerung demnach ungleich verteilt. Es liegen eindeutige Hinweise für eine erhöhte Betroffenheit älterer Menschen vor. Studien zur hitzemitbedingten Morbidität und Mortalität bei Kleinkindern kommen zu inkonsistenten Ergebnissen, lassen aber eine höhere Betroffenheit vor allem von ungeborenen Kindern und Säuglingen erwarten (► Kap. 3.3). Der Zusammenhang zwischen sozialer Benachteiligung und einer stärkeren Anfälligkeit gegenüber Hitze lässt sich nicht mit auf Deutschland übertragbaren Studien belegen, ist aber plausibel, da soziale Benachteiligung mit schlechteren Wohnbedingungen und einer erhöhten Anfälligkeit gegenüber chronischen Erkrankungen verbunden ist (Wöhl et al. 2020). Eine aktuelle Analyse von Krankenhausbehandlungsdaten über 65-jähriger Versicherter der AOK aus den Jahren 2008 bis 2018 unterstreicht diese Hypothese. Die gegenüber Hitze vulnerabelsten Versicherten waren nicht nur älter und kränker, sondern lebten in eher ländlichen Gebieten mit einem hohen Anteil an Altersarmut (Klauber & Koch 2021).

Gesundheitliche Auswirkungen von Hitze werden vor allem an der Sterblichkeit, der Mortalität, gemessen. Dabei gibt es nach wie vor methodische Diskussionen, wie dies genau abzuschätzen ist, da nicht alle Menschen, die im Zusammenhang mit Hitze versterben, eindeutig als an Hitzeerkrankungen (► Kap. 1.2.6, ► Kap. 2.3.1) Gestorbene zu erkennen sind (s. u.).

Im Auftrag der Europäischen Union wurde für den Sommer 2003 die Anzahl der während der Hitzeperioden zusätzlich Gestorbenen in den betroffenen Ländern geschätzt. Dafür wurde für jeden Tag der Referenzperiode 1998 bis 2002 die Sterbeziffer berechnet und ins Verhältnis zur jährlichen Gesamtzahl der Sterbefälle gesetzt. Auf dieser Basis wurden Standardgrenzen definiert. Die Analyse der Daten zeigte für den Sommer 2003 drei Hauptmortalitätsspitzen: für den 13. Juni, für den 16. bis zum 21. Juli und schließlich für den 12. bis 13. August. Auch Ende Juni und im September war eine Übersterblichkeit zu beobachten. In den zwölf Ländern, die von der Hitzewelle betroffen waren, waren im Jahr

2003 über 80.000 zusätzliche Todesfälle zu verzeichnen. 70.000 traten während des Sommers auf, mehr als 7.000 danach. Allein im August wurden fast 45.000 zusätzliche Todesfälle verzeichnet, im Juni über 11.000, im Juli über 10.000 und im September fast 5.000. Die Sterblichkeitsspitze Anfang August erstreckte sich über die zwei Wochen zwischen dem 3. und 16. August. 15.000 weitere Todesfälle wurden in der ersten Woche und fast 24.000 in der zweiten Woche verzeichnet. In der zweiten Woche erreichte die Übersterblichkeitsrate in Frankreich 96,5 % und in Portugal, Italien, Spanien und Luxemburg über 40 %. In Deutschland, der Schweiz und Belgien lag die Übersterblichkeitsrate bei über 20 %, in allen anderen Ländern bei 10 %. Im August wurden in Frankreich 15.251 (+ 37 %) zusätzliche Todesfälle erfasst, 9.713 in Italien (+ 21,8 %), 7.295 in Deutschland (+ 11 %), 6.461 in Spanien (+ 22,9 %) und 1.987 in England und Wales (+ 4,9 %) (Robine et al. 2007).

Für Deutschland schätzen an der Heiden et al. (2020) 9.600 zusätzliche Todesfälle im Jahr 2003, 7.800 im Jahr 2006, 4.700 im Jahr 2010, 2.600 im Jahr 2013 und 5.200 im Jahr 2015. Der Sommer 2018 forderte 8.700 zusätzliche Sterbefälle, im Sommer 2019 starben 6.900 Menschen im Zusammenhang mit Hitze, im Jahr 2020 waren 3.700 zusätzliche Todesfälle zu verzeichnen und im Sommer 2022 4.500 zusätzliche Todesfälle (Winklmayr et al. 2022; Winklmayr & an der Heiden 2022).

Für die Schweiz wurde für den Hitzesommer 2015 eine Zusatzsterblichkeit von 5,4 % geschätzt, 2003 lag sie bei 6,9 %. Die geringere Zusatzsterblichkeit in 2015 könnte auf die Wirkung präventiver Maßnahmen zurückgeführt werden (Ragettli & Röösli 2019). Für Wien wurde für die Jahre 1998 bis 2004 an Hitzetagen ein signifikant erhöhtes relatives Mortalitätsrisiko von 1,13 [95 % Konfidenzintervall 1,09–1,17] errechnet (Hutter et al. 2007).

Anhand von Daten des Augsburger Herzinfarktregisters aus den Jahren 1987 bis 2014 konnte ein erhöhtes hitzeinduziertes Herzinfarktrisiko festgestellt werden, unabhängig davon, ob der Verlauf tödlich war (Chen et al. 2019). In einer Übersicht über systematische Reviews konnte gezeigt werden, dass die Hitzeexposition mit einem erhöhten Risiko für kardiovaskuläre, zerebrovaskuläre und respiratorische Mortalität verbunden war. Ein Einfluss auf die kardiovaskuläre oder zerebrovaskuläre Krankheitslast, die Morbidität, konnte allerdings nicht gezeigt werden (Song et al. 2017). Eine systematische Übersichtsarbeit über den Zusammenhang von psychischen Erkrankungen und Hitzeextremen kam zum Ergebnis, dass ein erhöhtes Risiko für psychisch bedingte Einweisungen und Besuche der Notaufnahme bei hohen Temperaturen besteht. Studien zeigten vor allem ein erhöhtes Suizidrisiko bei Hitze (Thompson et al. 2018).

Ein Indikator für Morbidität sind die Krankenhauseinweisungen, ein anderer Indikator Besuche der Notaufnahme. Während einer Hitzewelle im Jahr 1995 in Chicago wurden 11 % mehr Krankenhauseinweisungen als im Durchschnitt vergleichbarer Wochen und 35 % mehr Krankenhauseinweisungen bei Menschen im Alter von 65 Jahren oder älter berechnet (Semenza et al. 1999). Im Jahr 2006 kam es in Kalifornien während einer Hitzewelle zu 16.166 zusätzlichen Notaufnahmebesuchen und 1.182 zusätzlichen Krankenhauseinweisungen. Sowohl für Notaufnahmen als auch für Krankenhauseinweisungen konnte ein signifikant erhöhtes relatives Risiko aufgrund von akutem Nierenversagen, Herz-Kreislauf-Erkrankungen, Elektrolyt-Störungen, Diabetes und Nephritis festgestellt werden (Knowlton et al. 2009). Lin et al. (2009) berichteten, dass bei steigenden Temperaturen das Risiko für Krankenhauseinweisungen aufgrund von Atemwegserkrankungen um 2,7 % [95 %-Konfidenzintervall (KI) 1,3–4,2] und aufgrund von Herz-Kreislauf-Erkrankungen um 3,6 % (95 %-KI 0,3–6,9) ansteigt. In einer Studie in Australien berichteten Nitschke et al. (2007) über einen Anstieg der Ambulanztransporte und Krankenhaus-

einweisungen während der Hitzewelle um 4 % (95 %-KI 1–7) bzw. um 7 % (95 %-KI 1–16) im Vergleich zu Nicht-Hitzewellenperioden. Außerdem stieg die Gesamtzahl der Einweisungen in psychiatrische Kliniken um 7 % (95 %-KI 1–13) und die Gesamtzahl der Einweisungen aufgrund von Nierenerkrankungen um 13 % (95 %-KI 3–25). Bei den 65- bis 74-Jährigen stiegen die Einweisungen wegen ischämischer Herzkrankheiten um 8 % (95 %-KI 1–15).

1.1.3 Fazit

Klimaänderungen sind natürliche Phänomene. Der natürliche Treibhauseffekt der Atmosphäre macht das Leben auf dem Planeten Erde erst möglich. Ursache des gegenwärtigen Klimawandels ist aber eine menschengemachte erhebliche Erhöhung der Treibhausgase Kohlendioxid, Methan und Lachgas, die vor allem durch die Verbrennung fossiler Energie und die konventionelle Landwirtschaft verursacht wird. Selbst dann, wenn die Ziele des Pariser Klimaabkommens noch erreicht werden könnten, wäre dies mit einer Zunahme von Extremwetterereignissen und direkten wie indirekten Folgen für die menschliche Gesundheit verbunden.

Hitzeextreme gehören zu den spürbarsten Auswirkungen des Klimawandels, die auch in den gemäßigten Breiten nachweisbar zu zusätzlichen Todesfällen führen und führen werden. Die gesundheitlichen Folgen eines Hitzeextrems sind vom Ausmaß der Exposition gegenüber Hitze, von der Vulnerabilität einer Person gegenüber Hitze und dem Zugang zur und der Qualität der Gesundheitsversorgung abhängig. Vulnerabilität berücksichtigt die biologische Sensibilität und die Anpassungsfähigkeit eines Menschen. Primäres Ziel von Präventionsstrategien muss die Reduktion der Exposition sein, wobei eine gezielte Aufmerksamkeit auf vulnerable Gruppen und eine Vorbereitung der Gesundheitssysteme unverzichtbar sind.

1.2 Physiologische Veränderungen bei Hitze

Henny Annette Grewe

Um was geht es?

Der Mensch bewohnt alle Klimazonen der Erde. Dies wurde ihm im Laufe seiner Entwicklung nur möglich, weil es ihm gelang, sich sowohl an kalte wie an heiße Umgebungen anzupassen. Die körperliche Entwicklung (aufrechter Gang, kaum Behaarung, viele Schweißdrüsen, Pigmentierung) machte vor allem das Überleben in wärmerer Umgebung möglich, die differenzierte Entwicklung des Gehirns hingegen auch besondere Verhaltensanpassungen an Kälte, u. a. durch die Fähigkeit zur Herstellung schützender Kleidung und zum Gebrauch des Feuers.

Die US-amerikanische Paläoanthropologin Nina Jablonski fasst die in der Evolutionsforschung breit akzeptierte Sichtweise auf die Entwicklung des Menschen und der menschlichen Haut in den warmen Klimaten Afrikas folgendermaßen zusammen:

»The emerging consensus view is that the evolution of mostly naked skin in the human lineage probably occurred quite early in the history of the genus *Homo* in order to facilitate the evaporative cooling of eccrine sweat during extended periods of physical exertion in hot environments« (Jablonski 2021, S. 708, Hervorhebung im Original).[1]

---

[1] »Es zeichnet sich ein Konsens darüber ab, dass die Entwicklung der weitgehend nackten Haut in der menschlichen Abstammungslinie wahrscheinlich schon recht früh in der Geschichte der Gattung *Homo* stattfand, um die Verdunstungskühlung des ekkrinen Schweißes bei längerer körperlicher Anstrengung in heißen Umgebungen zu erleichtern.« (Übersetzung der Autorin)

Im Vergleich zu Menschenaffen verfügt der Mensch über eine ca. zehnfach höhere Anzahl an Schweißdrüsen und entsprechend eine deutlich höhere Kühlungskapazität (Kamberov et al. 2018). Vor diesem Hintergrund müsste man annehmen, dass Hitze für den menschlichen Körper ein beherrschbares Problem darstellt. Dies ist, wie wir wissen, mitnichten so und es gibt auch Unterschiede in der Hitzeempfindlichkeit, die sich an Einflussfaktoren wie Alter, Vorerkrankungen oder Medikamenteneinnahme festmachen. Epidemiologische Untersuchungen weisen zudem darauf hin, dass Hitzeperioden zu Beginn des Sommers stärkere Auswirkungen auf die Mortalität haben als Hitzeperioden im weiteren Sommerverlauf (Basu & Samet 2002, Sheridan & Kalkstein 2010).

Und schließlich ist »Hitze« nicht gleich »Hitze«: In Folge des Sommers 2003 wurde in fünfzehn Städten Europas untersucht, welche Auswirkung Umgebungstemperaturen auf die Sterblichkeit in der jeweilig untersuchten Region hatten (Baccini et al. 2008). Es ließ sich für jede der untersuchten Städte ein Temperaturbereich der geringsten Sterblichkeit identifizieren, jenseits dessen die Sterblichkeit jeweils anstieg. Auffällig war, dass die Sterblichkeit bei steigender Umgebungstemperatur in der Regel deutlich steiler anstieg als bei Temperaturen unterhalb der Tiefpunkttemperatur. Über die mediterranen Städte Athen, Rom, Barcelona, Valencia, Turin, Mailand und Ljubljana gemittelt betrug der Schwellenwert der Tagesmaximaltemperatur zum Anstieg der Sterblichkeit 29,4 °C, über die nördlicher gelegenen Städte Budapest, Prag, Zürich, Paris, Helsinki, Stockholm, London und Dublin gemittelt betrug er 23,3 °C.

Bei der Suche nach Erklärungen für die genannten epidemiologischen Beobachtungen stellt sich immer auch die Frage nach dem Ausmaß der physiologischen Anpassungsfähigkeit des menschlichen Organismus: Kann sich der Körper an Hitze gewöhnen? Wo liegen die Grenzen der Akklimatisationsfähigkeit?

1.2.1 Physikalische und physiologische Grundlagen

Der Mensch zählt zu den homöothermen, d. h. gleichwarmen Lebewesen. Streng genommen ist allerdings nur der Körperkern gleichwarm, während die Körperschale in Abhängigkeit von der selbst produzierten Wärme und dem Wärmegehalt der Umgebung Temperaturschwankungen unterliegt. In thermisch behaglicher Umgebung ist die Hauttemperatur etwa zwei bis drei Grad niedriger als die Körperkerntemperatur, bei hoher Wärmelast kann sich der Gradient zwischen Körperkern und Körperoberfläche verringern.

Zum Körperkern gehören das Zentrale Nervensystem (ZNS) und die inneren Organe. Die Körperschale besteht aus den unter der Haut liegenden Gewebeschichten und ist insbesondere an den Extremitäten sehr stark ausgeprägt. Entsprechend dienen die Extremitäten als Puffer: Wird der Körperkern zu warm, wird Wärme durch Gefäßerweiterung in die Extremitäten geleitet und die Hautoberfläche zur Wärmeabgabe vergrößert sich um bis zu 60 %. Droht der Körperkern zu kühl zu werden, werden die Extremitäten geringer durchblutet, die Oberfläche zur Wärmeabgabe verringert sich entsprechend und Wärme verbleibt im Körperkern.

Wärme ist eine Form von Energie. Sie wird von einer Materie auf die andere übertragen, wenn zwischen beiden eine Temperaturdifferenz besteht. Die Wärmeübertragung erfolgt dabei immer vom wärmeren zum kühleren Ort. Der menschliche Organismus macht da

keine Ausnahme, je nach Umgebungstemperatur und Temperatur der Körperschale gibt er Wärme an die Umgebung ab oder nimmt Wärme aus der Umgebung auf. Sowohl die Wärmeaufnahme als auch die Wärmeabgabe des menschlichen Körpers erfolgen mittels der physikalischen Mechanismen elektromagnetische Strahlung, Konduktion und Konvektion. Zusätzlich verfügt der menschliche Körper über einen sehr effektiven Mechanismus der Wärmeabgabe: das Schwitzen.

Die wichtigste Energiequelle für Wärme ist die elektromagnetische Strahlung der Sonne. An einem Wintertag bei kalter Lufttemperatur spüren wir die Wirkung ihrer Strahlen besonders. Aber auch wir strahlen im Infrarotbereich. Elektromagnetische Strahlung ist bei angenehmer Umgebungstemperatur und Ruhe unser überwiegender Wärmeabgabemechanismus, gefolgt von Konvektion. Unter Konvektion versteht man die Abgabe von Wärme an strömende Materie, zum Beispiel an die Luft. Dieses Prinzip funktioniert auch bei Windstille, da die erwärmte Luft vom Körper aufsteigt und durch kühlere Luft ersetzt wird. Wind unterstützt die Wärmeabgabe, sofern die Lufttemperatur unterhalb der Körperschalentemperatur liegt. Wind bei Lufttemperaturen oberhalb der Körpertemperatur heizt dagegen den Organismus auf. Auch Wasser bewegt sich durch Erwärmung. Da Wasser im Vergleich zu Luft eine mehr als 20-fach höhere Wärmeleitfähigkeit besitzt, kühlen wir in 25 °C warmem Wasser deutlich schneller aus als in einer Umgebung gleicher Lufttemperatur.

Bei Gesunden spielt die Konduktion, d. h. der Wärmeaustausch mit fester Materie, eine untergeordnete Rolle. Wärmedecken und Kühlkissen nutzen jedoch diesen physikalischen Mechanismus.

Der Übergang von Wasser in den gasförmigen Aggregatzustand erfordert die Zufuhr von Wärmeenergie. Unbemerkt verlieren Erwachsene täglich ca. 10–15 ml Wasser pro kg Körpergewicht und damit auch Wärme über die wasserdampfgesättigte Ausatemluft sowie die Haut, Säuglinge ca. 50–80 ml pro kg Körpergewicht (Kersting & Przyrembel 2020). Neben dieser sogenannten Perspiratio insensibilis kann der Mensch als effektivste Form der Wärmeabgabe schwitzen, d. h. Wasser auf der Hautoberfläche verdunsten.

Welche physikalischen Mechanismen der Wärmeabgabe jeweils zum Tragen kommen, hängt von mehreren Faktoren ab, u. a. vom Ausmaß der inneren Wärmeproduktion, von der Isolation durch Kleidung, der Umgebungstemperatur und der Luft- bzw. Wasserströmung.

Wenn wir in der Physiologie von »innerer Wärmeproduktion« sprechen, meinen wir eigentlich die Umwandlung gespeicherter chemischer Energie in Wärmeenergie. Bei allen Stoffwechselvorgängen und bei mechanischer Arbeit wird Wärme frei. In Ruhe ist die körpereigene Wärmeproduktion ein Zeichen für die chemischen und mechanischen Vorgänge, die notwendig sind, um unsere lebensnotwendigen Funktionen aufrechtzuerhalten. Der Energieumsatz, der hierfür benötigt wird, heißt Grundumsatz. Die dabei freiwerdende Wärme hält unsere Körperkerntemperatur im Bereich um 37 °C konstant. Sobald wir uns bewegen oder geistig arbeiten, setzen wir zusätzlich Energie um. Bei einem mechanischen Wirkungsgrad unserer Skelettmuskulatur von etwa 20 bis 30 % fällt bei körperlicher Bewegung eine beträchtliche Menge Wärmeenergie als »Nebenprodukt« an. Der über den Grundumsatz hinausgehende Energieumsatz wird als Arbeitsumsatz bezeichnet und hat bei Gesunden eine große Bandbreite. Da wir, je nach Umgebungstemperatur und Bekleidung, auch unter Ruhebedingungen Wärme an die Umgebung abgeben bzw. durch die Umgebung zusätzlich aufgewärmt werden, sind die Grundumsatzwerte verschiedener Personen nur vergleichbar, wenn sie unter standardisierten Bedingungen erhoben werden. Eine thermisch behagliche Umgebung gehört zu diesem Standard. Die Indifferenztemperatur, d. h. die Umgebungstemperatur, bei der keine Wärmeregulationsmechanismen nötig sind, ist in Abhängigkeit von Körpergröße, Gewicht, Körperoberfläche, Körperzusammensetzung und Stoffwechsellage individuell verschieden. Sie liegt im oberen Bereich der sogenannten thermischen Neutralzone, diese beträgt für einen leicht bekleideten Erwachsenen bei 50 % relativer Luftfeuchte und nahezu Windstille ca. 25–26 °C, für einen unbekleideten Erwachsenen ca. 28–30 °C. Halten wir uns in Ruhe in einer thermischen Umgebung der Neutralzone auf, beträgt die mittlere Hauttemperatur ca. 33–34 °C. Wir geben also, bedingt durch den immer vorhandenen Grundumsatz und den Temperaturgradienten vom Körperkern zur Haut und von der Haut zur Umgebungsluft, weiterhin Wärme ab, fühlen uns aber thermisch behaglich, weil keine thermoregulatorischen »Zusatzanstrengungen« gemacht werden müssen. Im Wasser wird dieser Behaglichkeitsbereich aufgrund seiner hohen Wärmeleitfähigkeit erst bei Temperaturen von 35–36 °C erreicht.

Merke

Die Fähigkeit zur Wärmeproduktion bleibt im Alter grundsätzlich erhalten, kann allerdings bei Verringerung des Grundumsatzes eingeschränkt sein.

Hohe Umgebungstemperaturen erfordern immer eine thermoregulatorische Anpassung, schon in Ruhe und umso mehr bei erhöhter endogener Wärmeproduktion durch körperliche Arbeit. Ab einer Umgebungstemperatur von ca. 30 °C reicht die Wärmeabgabe durch Strahlung, Konduktion und Konvektion selbst beim ruhenden Menschen nicht mehr aus – wir beginnen zu schwitzen. Schwitzen ist nur effektiv, wenn der Schweiß auch verdunsten kann, eine Voraussetzung hierfür ist die Aufnahmefähigkeit der Umgebungsluft für Wasser. Wie viel Wasser in einen m^3 Luft »hineinpasst«, hängt von der Lufttemperatur ab: Je höher die Temperatur, desto mehr

Wassermoleküle kann die Luft aufnehmen. Bei 100 % relativer Feuchte ist die Sättigung der Luft mit Wasser erreicht. Solange die Hauttemperatur höher ist als die Umgebungstemperatur können wir aber weiterschwitzen, da die uns unmittelbar umgebende Luftschicht erwärmt wird und dadurch ihre relative Feuchte sinkt. Allerdings ist bei erhöhter Hauttemperatur die Körperkerntemperatur ebenfalls erhöht und kann, je nach Ausmaß der Wärmelast, kritische Werte um die 40 °C erreichen (▶ Kap. 1.2.6, ▶ Kap. 2.3.1).

Bei Umgebungstemperaturen über 37 °C und 100 % relativer Feuchte ist die Fähigkeit des Organismus, über Verdunstung Wärme abzugeben, selbst in Ruhe erschöpft und der Organismus überhitzt (Persson 2019, S. 544). Thermophysiologische Überlegungen einiger Forschergruppen gehen davon aus, dass bereits eine Feuchtkugeltemperatur oder Kühlgrenztemperatur (wet bulb temperature) von 35 °C vom menschlichen Organismus, selbst in Ruhe und ohne zusätzliche Strahlungseinwirkung, nur wenige Stunden überlebt werden kann (Sherwood & Huber 2010, Raymond et al. 2020). In einer aktuellen Untersuchung unter standardisierten Bedingungen lagen die Feuchtkugeltemperaturen, die zu einem kritischen Anstieg der Körperkerntemperatur junger gesunder Erwachsener bei geringer körperlicher Belastung führten, mit 30 bis 31 °C allerdings deutlich unterhalb des angenommenen 35 °C-Schwellenwertes (Vecellio et al. 2022).

Bei der Feuchtkugeltemperatur handelt es sich um diejenige Lufttemperatur, die an einem Messort zu einem Messzeitpunkt herrschen würde, wenn die Luft dort wasserdampfgesättigt wäre, d. h. die relative Luftfeuchte 100 % betrüge. Die Feuchtkugeltemperatur wird mit einem Thermometer gemessen, das mit einem feuchten Tuch umwickelt ist, somit um das Thermometer herum eine Wasserdampfsättigung bzw. relative Luftfeuchtigkeit von 100 % herstellt und über

die dabei entstehende Verdunstungskälte zu einer Absenkung der gemessenen Lufttemperatur führt. Ist die tatsächliche Luftfeuchtigkeit niedriger als 100 % wird die Feuchtkugeltemperatur also niedriger sein als die »ohne feuchtes Tuch« gemessene Lufttemperatur. Falls tatsächlich eine relative Luftfeuchtigkeit von 100 % vorliegt, ist die Feuchtkugeltemperatur mit der Lufttemperatur identisch. Eine Feuchtkugeltemperatur von 35 °C würde also eine thermische Umgebung von 35 °C Lufttemperatur und 100 % relativer Luftfeuchtigkeit bedeuten oder eine Lufttemperatur von 40 °C und ca. 71 % relativer Feuchte oder von 38 °C und 82 % relativer Luftfeuchtigkeit.

Die exakte Feuchtkugeltemperatur muss am Ort gemessen werden, eine Berechnung ist nur näherungsweise möglich (Stull 2011). Im Zeitraum von 1979 bis 2017 wurde an einzelnen Wettermessstationen weltweit lediglich für wenige Stunden eine Feuchtkugeltemperatur von 35 °C erreicht, allerdings mit deutlich zunehmender Häufigkeit in den letzten Jahren (Raymond et al. 2020). Die Ergebnisse der oben genannten experimentellen Untersuchungen junger, gesunder Erwachsener lassen zudem die Vermutung zu, dass der angenommene Schwellenwert von 35 °C zu hoch angesetzt sein könnte und dass eine Gefährdung bereits bei deutlich niedrigeren Feuchtkugeltemperaturen besteht. Treffen die wissenschaftlichen Einschätzungen und Prognosen zu, könnten größere Teile der Erde in den kommenden Jahren für Menschen unbewohnbar werden, und dies, obwohl die Menschen es dank ihres thermophysiologischen Repertoires einst schafften, alle Klimazonen der Erde zu bevölkern.

Einen Überblick über dieses Repertoire, über seine Entwicklung und über die Grenzen der physiologischen Anpassung geben die nachfolgenden Ausführungen. Auf die Besonderheiten in der Schwangerschaft und bei Neugeborenen wird in Kapitel 3.3 eingegangen (▶ Kap. 3.3).

1.2.2 Temperaturerfassung und zentrale Temperaturverarbeitung

Seit den 1990er Jahren wurde eine Vielzahl thermosensibler Rezeptoren in den Zellmembranen peripherer und zentraler Nervenzellen entdeckt, die überwiegend der sogenannten TRP-Ionenkanal-Familie (Transient Receptor Potential Ion Channels) angehören. Unterschieden werden periphere Thermosensoren, lokalisiert an Nervenendigungen in der Haut, von viszeralen Thermosensoren, welche in der Bauchhöhle und wahrscheinlich auch in der Muskulatur lokalisiert sind, und nicht zuletzt gibt es Thermosensoren im ZNS, verteilt auf das Rückenmark, den Hirnstamm und den Hypothalamus. Für die Temperaturregulation scheinen thermische Informationen aus allen genannten Regionen relevant zu sein (Wang & Siemens 2015).

Alle TRP-Rezeptoren ähneln sich im Grundaufbau: Ein Proteingerüst ist in die Zellmembran integriert und sowohl mit Kanälen für Kationen (insbesondere Ca^{2+}, Na^+, K^+) als auch mit Bindungsstellen für spezifische Liganden ausgestattet.

Wie genau die Generierung eines Sensorpotentials durch einen thermischen Reiz passiert, ist nach wie vor unklar. Aktuelle Erkenntnisse propagieren eine temperaturabhängige Veränderung der Struktur der Rezeptorproteine, die sich anhand einer veränderten Wärmekapazität des jeweiligen TRP-Kanals im inaktiven und aktiven Zustand nachweisen lässt (Xiao & Xu 2021). Zudem gibt es Hinweise darauf, dass auch temperaturabhängige Veränderungen des Membranpotentials der jeweiligen sensorischen Nervenzelle eine Rolle spielen könnten (Voets et al. 2004).

Die verschiedenen TRP-Kanäle werden in unterschiedlichen Temperaturbereichen aktiv. Eine Aktivierung von Kanälen mit sehr niedrigen oder sehr hohen Temperaturschwellenwerten löst schmerzhafte Temperaturempfindungen aus (Lamas et al. 2019, Vay et al. 2012).

Dies ist ein wichtiger Schutzmechanismus, denn der direkte Kontakt mit sehr heißen und sehr kalten Gegenständen, Flüssigkeiten oder Gasen kann zu lokalen Verbrennungen bzw. Erfrierungen führen. Zudem gefährden sehr hohe und sehr niedrige Umgebungstemperaturen durch Überhitzung bzw. Unterkühlung den Körper als Ganzes.

TRP-Kanäle können auch durch mechanische Reize oder durch chemische Liganden aktiviert werden (Wang et al. 2018). Beispielhaft ist die Aktivierung des TRPV1-Kanals durch Capsaicin, welches in Chilischoten enthalten ist und zu einem schmerzhaften »Scharf«-Gefühl führt. Capsaicin-haltige Salbe auf der Haut löst die Empfindung von Wärme im Anwendungsgebiet aus. Die Aktivierung des TRPM8-Kanals mit Menthol bringt dagegen ein Gefühl von Frische und Kühle.

Die Umgebungstemperatur aktiviert periphere Thermorezeptoren indirekt, sowohl über die Erfassung der aktuellen Temperatur der Körperschale als auch über die Erfassung ihrer Temperaturänderungen. Wärmerezeptoren werden eher durch die jeweils bestehende Temperatur aktiviert, Kälterezeptoren eher durch Temperaturänderungen (Wang et al. 2018, Xiao & Xu 2021). Je schneller die Temperaturveränderungen stattfinden, desto genauer ist ihre Wahrnehmung.

Die Stimulation des Rezeptors führt zu einem Kationen-Einstrom, insbesondere zu einem Ca^{2+}-Einstrom in die sensorische Nervenzelle, und löst dort ein Aktionspotential aus. Nach jetzigem Wissensstand sind sogenannte C-Fasern und Aδ-Fasern an der Temperaturleitung beteiligt (Xiao & Xu 2021). C-Fasern sind nur durch eine dünne Myelinscheide isoliert und haben eine Leitungsgeschwindigkeit von 0,5 bis 2 m pro Sekunde, Aδ-Fasern sind von einer Myelinscheide umgeben und leiten mit einer Geschwindigkeit von 12 bis 30 m pro Sekunde (Persson 2019, S. 79). Thermische Informationen kommen also im Rückenmark zeitversetzt an. Bereits auf der jeweiligen Rückenmarksebene finden komplexe Verarbeitungen dieser Informationen statt, die u. a. dem Schutz des Organismus dienen. Schmerzhafte Temperaturreize lösen z. B. auf Rückenmarksebene eine direkte motorische Antwort, einen Reflex aus: Wir ziehen die Hand von der heißen Herdplatte weg, *bevor* wir alle Temperaturinformationen im Gehirn realisiert haben.

Im Hinterhorn des Rückenmarks werden die eingehenden Informationen zudem auf das zweite sensorische Neuron umgeschaltet, dessen Axone kreuzen und auf der Gegenseite zum Gehirn aufsteigen (▶ Abb. 1.2.1). Hier sind dann zwei Zielregionen zu nennen: zum einen die Hirnrinde, zum anderen der Hypothalamus.

In der Hirnrinde sind mehrere Gebiete an der Prozessierung beteiligt, und zwar die Inselregion, der orbitofrontale Cortex sowie der primäre und der sekundäre somatosensorische Cortex. Der Hypothalamus ist die zentrale Zielregion für die Steuerung der körperlichen Anpassung. In der Regio präoptica, einem kleinen Areal des Hypothalamus, erfolgt die Registrierung der tiefen Hirntemperatur (Wang & Siemens 2015). Zudem kommen hier die Temperaturinformationen aus der Körperschale und dem Körperinneren an. Diese Informationen fließen mit Informationen über die aktuelle Gesamtlage des Organismus, u. a. über den pH-Wert, den Status des Herz-Kreislaufsystems und die Sauerstoffversorgung, zusammen. Nach derzeitigem Wissensstand ist der Hypothalamus das Zentrum für autonome Anpassungsleistungen des Organismus an Kälte und Hitze, während das thermoregulatorische Verhalten eng mit der Inselregion und dem orbitofrontalen Cortex verknüpft ist. Entgegen mechanistischer Vorstellungen eines einfachen Regelkreises handelt es sich beim »thermoregulatorischen Zentrum« also nicht um ein einziges Hirnareal, welches für einen einfachen Soll-Istwert-Abgleich »zuständig« ist, sondern um ein komplexes System, welches aus einem Netzwerk von Zellen in unterschiedlichen Hirnregionen besteht und die physiologische Gesamtlage ebenso integriert wie Vorerwartungen, Erfahrungen und Zielkonflikte.

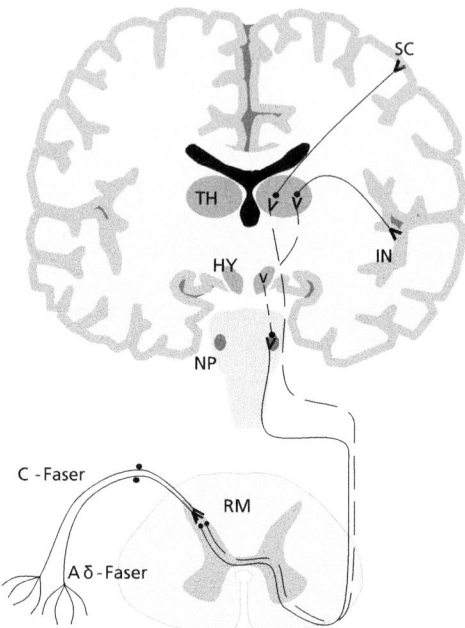

Abb. 1.2.1: Wege und Schaltstellen der Temperaturempfindung. HY: Hypothalamus, IN: Insel, NP: Nucleus parabrachialis lateralis, RM: Rückenmark, SC: Sensorischer Cortex, TH: Thalamus (eigene Darstellung)

Entsprechend den unterschiedlichen Hirnregionen, die an der Verarbeitung von Temperaturinformationen beteiligt sind, besteht auch das Effektorsystem aus unterschiedlichen Komponenten, die sich grob in autonome Antworten und Verhaltens-Antworten unterteilen lassen. Gegenwärtig sind die autonomen, überwiegend vom sympathischen Nervensystem gesteuerten Antworten des Organismus besser erforscht als die nervalen Kommunikationswege für thermoregulatorisches Verhalten. Dabei stellt Letzteres ein wichtiges Element der Thermoregulation dar, welchem gerade in pflegerischen Situationen besondere Aufmerksamkeit zukommen muss.

1.2.3 Autonome Antworten auf thermische Reize

Die autonomen motorischen Antworten des Organismus auf Kälte und Hitze sind seit langem bekannt: Aktivierung des braunen Fettgewebes sowie Vasokonstriktion und Zittern bei Kälte, Gefäßerweiterung und Schwitzen bei Hitze. Sowohl die Anpassungen an Kälte als auch die an Hitze erfolgen über das sympathische Nervensystem, lediglich das Kältezittern wird über somatomotorische Nerven ausgelöst. Koordiniert werden die entsprechenden physiologischen Abläufe über zentrale Bahnen, die vom Hypothalamus zu Arealen des Hirnstamms und zu den präganglionären Neuronen des Sympathikus im Rückenmark ziehen und deren Verlauf noch nicht genau bekannt ist (Madden & Morrison 2019). Ihre Axone werden in sympathischen Ganglien außerhalb des Rückenmarks auf postganglionäre Neurone umgeschaltet, welche die jeweiligen Effektor-Organe innervieren.

Bei der Anpassung an Kälte ist zwischen Prozessen zur Verringerung der Wärmeabgabe und Prozessen der gesteigerten Wärmebildung zu unterscheiden. Die Verringerung der Wärmeabgabe erfolgt über die Kontraktion der glatten Ringmuskulatur der Hautarterien. Eine gesteigerte Wärmebildung wird über das sogenannte Kältezittern der Skelettmuskulatur erreicht. Die rhythmischen schnellen Kontraktionen der quergestreiften Muskulatur werden über Motorneurone im Vorderhorn des Rückenmarks ausgelöst. Bislang ist nicht bekannt, welche absteigenden Bahnen den Impuls des Zitterns vom Hirnstamm an die spinalen Vorderhornzellen weiterleiten (Nakamura 2011, Tan & Knight 2018). Die schnellen Kontraktionen des Kältezitterns sind mechanisch ineffektiv, können aber die Wärmeerzeugung kurzfristig bis auf das 3- bis 5-Fache des Grundumsatzes steigern (Persson 2019, S. 543). Ab dem 1. Lebensjahr gehört Kältezittern zum autonomen Repertoire der Wärmebildung, Neugeborene zittern nur bei extremer Kälte. Im Gegensatz zu Erwachse-nen verfügen Neugeborene jedoch über einen relativ großen Anteil braunen Fettgewebes zur Wärmeproduktion. Braunes Fettgewebe ist sehr stoffwechselaktiv. Der Fettabbau im braunen Fettgewebe mündet nicht in eine ATP-Synthese, sondern in die direkte Umwandlung der chemischen Energie in Wärme, die an das Blut abgegeben wird. Braunes Fettgewebe wird über Rezeptoren des sympathischen Nervensystems aktiviert, der Grundumsatz kann sich bei Aktivierung mehr als verdoppeln und in Folge steigt der Sauerstoffbedarf. Auch bei Erwachsenen lässt sich braunes Fettgewebe nachweisen, allerdings nur in geringer Menge. Seine Funktion im Wärmehaushalt Erwachsener ist bislang ebenso wenig geklärt wie seine mögliche Rolle bei der Gewichtsregulation.

Wärme abgeben zu können, ist bei körperlicher Arbeit und bei hohen Umgebungstemperaturen überlebenswichtig. Schwitzen ist der effektivste Wärmeabgabemechanismus des Menschen. Voraussetzung für die Wärmeabgabe durch Schwitzen ist der Wärmetransport zur Haut. Bei Gesunden kann die Hautdurchblutung bei ausgeprägtem Schwitzen auf das 20-Fache ihres Ruhewertes ansteigen und sich entsprechend das Herzminutenvolumen mehr als verdoppeln (Crandall & Wilson 2015). Damit einher geht ein erhöhter Sauerstoffbedarf. Die Umverteilung des zirkulierenden Blutvolumens in die Haut erfolgt dabei auf Kosten der Durchblutung der inneren Organe. Bei nicht ausgeglichenem Flüssigkeitshaushalt kann dies fatale Folgen haben (▶ Kap. 1.2.6).

Das thermoregulatorische Schwitzen erfolgt über die ca. 2–4 Mio. ekkrinen Schweißdrüsen, die in den ersten beiden Lebensjahren ausreifen und sich dann über das ganze Leben in ihrer Anzahl nicht mehr verändern (Baker 2019). Mit dem Wachstum und anderen Vergrößerungen der Körperoberfläche verringert sich lediglich die Schweißdrüsendichte; ihre Verteilung über die behaarten und unbehaarten Hautflächen mit der höchsten Dichte an Handflächen und Fußsohlen bleibt davon unberührt (Baker 2019).

Schweiß besteht fast ausschließlich aus Wasser (H_2O) und Kochsalz (NaCl). Seine Bildung und Sekretion erfolgt in zwei Phasen (▸ Abb. 1.2.2). In der Tiefe der Schweißdrüsen wird der Primärschweiß sezerniert, welcher dem Blutplasma nahezu isoton, also

sehr elektrolytreich ist. Die Sekretion ist ein aktiver Vorgang und benötigt ATP (Baker 2019). Sie erfolgt durch eine sympathische Stimulation der sezernierenden Klarzellen über den Neurotransmitter Acetylcholin (s. u.).

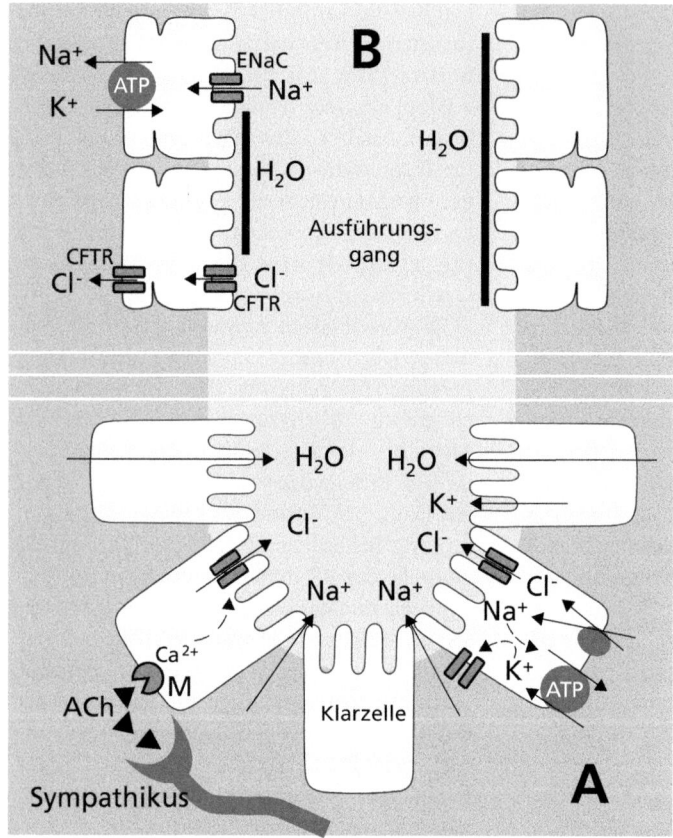

Abb. 1.2.2:
Funktion der ekkrinen Schweißdrüsen, vereinfacht. A: Sekretionsphase; B: Rückresorptionsphase; ACh: Acetylcholin; ATP: Adenosintriphosphat; CFTR: Chlorid-Kanal (Cystic Fibrosis Transmembrane Conductance Regulator); ENaC: Epithelialer Na-Kanal; M: Muskarinischer Rezeptor der Klarzellen. Erläuterungen s. Text (eigene Darstellung)

Während des Flusses durch den Ausführungsgang in Richtung Hautoberfläche erfolgt die sekundär aktive Rückresorption von Kochsalz über den Na-Kanal ENaC (epithelialer Natriumkanal) und den Chlorid-Kanal CFTR (Cystic Fibrosis Transmembrane Conductance Regulator, benannt nach seiner Funktionsstörung bei Mukoviszidose). Wasser kann nicht folgen, da die Zellen des Ausführungsganges wasserundurchlässig sind. Das Ausmaß der

sekundären »Verdünnung« des Schweißes durch die Rückresorption der Salze ist abhängig von der Kapazität der Natrium-Kalium-Pumpen und der Kanäle sowie der Schweiß-Flussrate: Je höher die Flussrate, desto salzhaltiger ist der Schweiß, da die Kontaktzeit für die Rückresorption verkürzt ist (Baker 2019). Die die Rückresorption antreibende Natrium-Kalium-Pumpe wird durch das Hormon Aldosteron aktiviert.

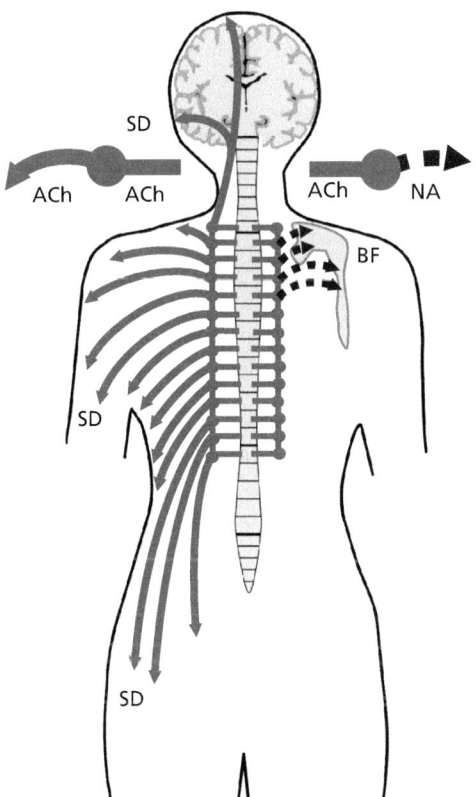

Abb. 1.2.3: Sympathische Innervation der ekkrinen Schweißdrüsen (SD) und des braunen Fettgewebes (BF) mit ihren präganglionären und postganglionären Transmittern. ACh: Acetylcholin; NA: Noradrenalin. (eigene Darstellung)

Ein gesunder Erwachsener kann kurzzeitig bis zu 2 Liter Schweiß pro Stunde sezernieren und pro Liter verdunstetem Schweiß etwa 2.400 kJ (ca. 573 kcal) Wärme abgeben (Persson 2019, S. 544). Bei körperlicher Anstrengung in Hitze kann die Schweißproduktion eines gesunden Erwachsenen 8 bis 12 Liter pro Tag betragen. Pro Liter Schweiß gehen bis zu 2.000 mg Natrium, 500 mg Kalium, 70 mg Kalzium und 50 mg Magnesium verloren (Muth 2020). Obwohl Schweiß im Vergleich zu Blutplasma hypoton ist, kann demnach bei ausgeprägtem Schwitzen über längere Zeit

eine große Menge an Elektrolyten, insbesondere NaCl, verloren gehen. Der Flüssigkeitsersatz bei großer Hitze und entsprechend ausgeprägter Wärmeabgabe durch Schwitzen sollte diesen Verlust berücksichtigen.

Für das Verständnis pharmakologischer Einflüsse auf die Anpassung an Kälte und Hitze ist es wichtig zu wissen, welche Neurotransmitter an welchen Stellen wirken. Präganglionär handelt es sich immer um Acetylcholin, welches an die muskarinischen Rezeptoren des Nervensystems bindet, postganglionär überwiegend um Noradrenalin, welches über Bindung an die α- bzw. β-Rezeptoren der Effektor-Organe den jeweiligen Effekt auslöst (▶ Abb. 1.2.3). Die ekkrinen Schweißdrüsen stellen eine wichtige Ausnahme dar: Hier ist Acetylcholin auch der Transmitter an der Effektorzelle. Medikamente, die vegetative Acetylcholin-Wirkungen beeinflussen, z. B. bestimmte Spasmolytika oder Antidepressiva, verändern somit auch die Fähigkeit zu schwitzen (▶ Kap. 2.2.2).

1.2.4 Thermoregulatorisches Verhalten

Es gibt unterschiedliche Gründe ein warmes Bad zu nehmen: um uns zu säubern oder um zu entspannen oder weil uns kalt ist. Bevor wir einsteigen, prüfen wir die Wassertemperatur, meist mit der Hand, und regeln nach, wenn das Wasser zu heiß oder zu kalt ist.

An diesem einfachen Beispiel erschließen sich viele Facetten der Thermoregulation und ihrer Mechanismen: Prüfen wir die Wassertemperatur mit der Hand, setzen wir ein unbehaartes Körperteil mit hohen diskriminativen Fähigkeiten ein, um die flüssige Umgebung »Badewasser« zu untersuchen. Wir würden dies auch tun, wenn uns selbst nicht kalt wäre, wenn wir beispielsweise das Badewasser für ein Baby oder eine pflegebedürftige Person vorbereiten würden. Diese Exploration der flüssigen Umgebung hat also nichts mit thermoregulatorischem Verhalten zu tun, obwohl thermosensible Nerven aktiviert werden (Romanovsky 2014). Nehmen wir ein warmes Bad, weil uns kalt ist, dient dieses Verhalten thermoregulatorischen Zwecken, und zwar »präventiv«, d. h. bevor die Körperkerntemperatur gefährlich abfällt. Wir suchen dann den direkten Kontakt mit warmem Wasser, um seine hohe Wärmeleitfähigkeit zu nutzen, die uns über Konvektion schneller Wärme zuführt als es Luft identischer Temperatur täte.

Thermoregulatorisches Verhalten ist keine menschliche Besonderheit. Tiere suchen, wie wir, thermisch angenehme Umgebungen auf: Sie rücken im Winter zusammen, um sich gegenseitig zu wärmen, oder sie rollen sich im gepolsterten Bau zusammen, um sich der Idealform einer Kugel anzunähern, die die kleinste Oberfläche bei gegebenem Volumen bietet und somit den Wärmeverlust am geringsten hält. Bei Hitze reduzieren sie, wenn möglich, ihre körperliche Aktivität und ruhen im Schatten. Wir Menschen handeln ähnlich, vorausgesetzt, es liegen keine Anforderungen von »größerer Wichtigkeit« vor. Diese »größeren Wichtigkeiten« können etwa aus Arbeitsanforderungen erwachsen, die wir erfüllen wollen oder müssen, oder aus dem Wunsch, an einem sportlichen Ereignis, für das wir monatelang trainiert haben, trotz großer Hitze teilzunehmen. Gäbe es die genannten Anforderungen nicht, würden wir bei großer Hitze, wie andere gleichwarme Tiere, im Schatten ruhen oder den kühlen Badesee aufsuchen.

Thermoregulatorisches Verhalten bei Hitze dient also zuvorderst dem Ziel der Vermeidung bzw. Reduzierung der Exposition gegenüber der heißen Umgebung sowie der Reduktion der inneren Wärmeproduktion. Im Gegensatz zu Tieren kann sich der Mensch auch über die Wahl seiner Bekleidung an heiße Umgebungen anpassen und dies sogar vorausschauend tun, wenn z. B. der morgendliche Wetterbericht einen heißen Tag vorhersagt (Morrison 2016). Dazu bedarf es kognitiver Fähigkeiten, die über autonome Regulationsmechanismen hinausgehen. Nach aktuellen Erkenntnissen scheint die Inselregion (▶ Abb. 1.2.1) dabei eine besondere Bedeutung zu haben. Bei der Insel handelt es sich um einen »alten« Bereich der Hirnrinde, der im Verlauf der Entwicklungsgeschichte der Primaten durch größer werdende andere Anteile des Cortex ins Innere der Hirnrinde verlagert wurde und u. a. durch den Temporallappen überdeckt wird. Die Insel ist ein integrierendes Hirnareal, da sie neben Temperaturbotschaften eine Fülle anderer Informationen aus dem Körperinneren und aus der Umwelt verarbeitet und u. a. an der Generierung und Bewertung von Gefühlen sowie der Steuerung von Aufmerksamkeit, Motivation und Schmerz beteiligt ist (Meyer 2018, Bokiniec et al. 2018). Der orbitofrontale Cortex könnte für die Initiation und Gestaltung vorausschauenden Anpassungsverhaltens an die thermische Umgebung eine relevante Rolle spielen, indem er »Zielkonflikte« zwischen unterschiedlichen Erfordernissen und Wünschen bewertet und löst (Muzik et al. 2022).

> **Merke**
>
> Thermoregulatorisches Verhalten ist nicht voraussetzungslos. Bettlägerigkeit oder kognitive Einschränkungen können ein adäquates Verhalten behindern bzw. unmöglich machen. Diese Konstellationen gilt es daher unbedingt in der Planung und Umsetzung von Hitzeschutzmaßnahmen mitzubedenken.

1.2.5 Beanspruchung und Gewöhnung

Hitzetage werden häufiger (▶ Kap. 1.1). Wie sich die heißen Tage auf die Sommermonate verteilen, ob es viele heiße Einzeltage geben wird oder eher langandauernde Hitzewellen, bleibt für den Einzelfall ungewiss. Für die Anpassungsmöglichkeiten des Organismus an unterschiedliche Umgebungstemperaturen ist es jedoch von Bedeutung, wie lange er der entsprechenden Temperatur ausgesetzt ist. Kurzdauernde Hitzeperioden werden unseren Körper immer wieder von Neuem beansprucht; längerfristige körperliche Anpassung, genannt Akklimatisation, ist ein Prozess, der Wochen bis Monate dauert.

Die Physiologie körperlicher Antworten auf eine akute Hitzebelastung und die Physiologie der Akklimatisation sind bislang überwiegend im Kontext von Leistungssteigerung bei körperlicher Arbeit oder im Sport untersucht worden. Obgleich dementsprechend fast alle Studien an jüngeren gesunden Erwachsenen, die sich körperlich belasteten, durchgeführt wurden, gibt es Hinweise darauf, dass die Anpassungsfähigkeit nicht per se mit dem Alter nachlässt, auch scheint das Geschlecht als solches eine untergeordnete Rolle zu spielen. Nach derzeitigem Erkenntnisstand ist vielmehr das Ausmaß der körperlichen Fitness entscheidend für die Fähigkeit, sich an plötzliche oder auch an länger andauernde Hitze anzupassen (Baker 2019, Klous et al. 2020).

Diese Anpassung erfolgt über mehrere Mechanismen: über die *Steigerung der Hautdurchblutung*, über die *Absenkung der Schwitzschwelle*, d. h. der Körperkerntemperatur, bei der das Schwitzen beginnt, über die *Veränderung der Schweißrate* und über die *Veränderung der Schweißzusammensetzung*. Auf zellulärer Ebene scheinen *Hitzeschockproteine* eine protektive Rolle vor allem bei der langfristigen Akklimatisation zu spielen. Hitzeschockproteine sind eine Gruppe von kleinen Proteinen, die bei zellulärem Stress unterschiedlicher Ursache verstärkt gebildet werden, zelluläre Proteine ummanteln und dadurch wichtige innermolekulare Bindungen schützen, um die Funktionsfähigkeit der Proteine zu erhalten. Bei leichter Beschädigung der Proteine ermöglicht diese schützende Hülle ggf. eine Reparatur der Proteine, bei starker Zerstörung unterstützen Hitzeschockproteine die Zerlegung der nicht mehr funktionsfähigen Proteine. Dass trainierte Marathonläufer trotz eines Anstiegs ihrer Körperkerntemperatur auf mehr als 40 °C oder sogar 41 °C unbeschadet weiterlaufen konnten (Übersicht bei Lee et al. 2010), könnte zumindest teilweise auf die schützende Funktion von Hitzeschockproteinen zurückzuführen sein. An gesunden Freiwilligen konnte gezeigt werden, dass Akklimatisationstraining zu einem signifikanten Anstieg der Konzentration des Hitzeschockproteins HSP70 in unterschiedlichen Zellen führte, wobei die Dauer der Exposition gegenüber der erhöhten Temperatur ausschlaggebend für das Ausmaß der Zunahme von HSP70 war (Nava & Zuhl 2020).

Hitzebelastung – gleich, ob sie endogen oder durch hohe Umgebungstemperaturen erfolgt – führt zu einer Erhöhung der Körperkerntemperatur. Gegenregulatorische Mechanismen dienen dazu, eine lebensgefährliche Überhitzung des Organismus zu verhindern. Im Arbeitsschutz gilt als Grenzwert der Belastbarkeit eine Erhöhung der Körperkerntemperatur auf 38 °C (▶ Kap. 3.5.1).

Bei akuter Hitzebelastung steigen unabhängig von Alter und Geschlecht zunächst die Schweißrate und der Kochsalzgehalt im Schweiß. Die »Schwitzschwelle«, d. h. die Schwelle der Körperkerntemperatur, bei welcher Schwitzen ausgelöst wird, hängt vom Trainingszustand ab (▶ Abb. 1.2.3): Trainierte Menschen beginnen schon bei niedrigerer Körpertemperatur zu schwitzen als untrainierte. Dies weist auf einen »vorausschauenden« zentralen Regelungsmechanismus hin, welcher einer Überhitzung des Körpers rechtzeitig vorbeugen soll. Zum Wärmetransport an die Peripherie ist eine entsprechende Steigerung der Hautdurchblutung erforderlich, die insbesondere das Herz-Kreislaufsystem und, aufgrund des erhöhten Sauerstoffbedarfs, auch die Lunge fordert. Es ist daher plausibel, dass ein guter Trainingszustand die körperliche Adaptation an Hitze verbessert.

Wichtige Voraussetzungen für effektives Schwitzen sind ein ausgeglichener Elektrolytstatus und eine hinreichende Hydrierung des Körpers. Sowohl Hypovolämie als auch Hyperosmolalität heben die Schwitzschwelle an und reduzieren die Schweißrate (Kenefick & Cheuvront 2016). Sie erhöhen somit das Risiko einer Überhitzung, und dies primär unabhängig vom Alter. Sowohl in Pflege- und Betreuungskonstellationen als auch im Arbeitsschutz sollte daher auf eine ausgeglichene Flüssigkeits- und Elektrolytbilanz geachtet werden (▶ Kap. 2.2.2, ▶ Kap. 2.3.3, ▶ Kap. 3.5.4).

Länger andauernde exogene Wärmebelastung bei körperlicher Inaktivität führt zu einem Anstieg der Schwitzschwelle (Persson 2019, S. 546) (▶ Abb. 1.2.4). Bei Menschen, die körperlich aktiv sind, erniedrigt sich im Gegensatz dazu die basale Körperkerntemperatur (Cramer et al. 2022), das Plasmavolumen

steigt, die Herzfrequenz sinkt, die Schwitzschwelle sinkt und die Schweißrate steigt. Mit der Akklimatisation wird, im Gegensatz zum »akuten Schwitzen«, die Kochsalzkonzentration im Schweiß geringer, da sich die Sensitivität der Schweißdrüsen nicht nur für den Botenstoff Acetylcholin, sondern auch für Aldosteron erhöht (Baker 2019). Über die dadurch ausgelöste verstärkte Rückresorption von Natrium versucht der Organismus den Salzverlust bei Dauer-Wärmebelastung möglichst gering zu halten. Bei langandauerndem Schwitzen kann dieser physiologische Anpassungsmechanismus dennoch nicht verhindern, dass es über die Zeit zu einem erheblichen Elektrolytverlust kommen kann.

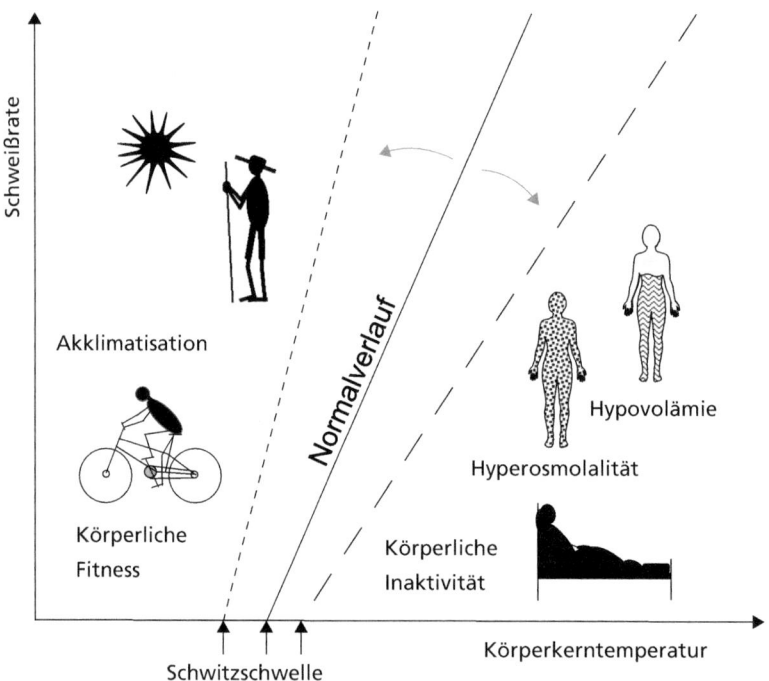

Abb. 1.2.4: Einflüsse auf die Schwitzschwelle und die Schweißrate. Erläuterungen s. Text. (nach Baker 2019, Kenefick & Cheuvront 2016; eigene Darstellung)

Bedingt durch ihre relativ große Körperoberfläche und einen hohen Blutfluss durch die Haut geben Kinder in den ersten Lebensjahren einen höheren Anteil an Wärme

über Strahlung und Konvektion an ihre Umgebung ab als Erwachsene (Arlegui et al. 2021). Voraussetzung dafür ist, dass die Hauttemperatur höher als die Umgebungstemperatur ist (▸ Kap. 1.2.1). Bei Umgebungstemperaturen, die höher als die Hauttemperatur sind, schwitzen auch Kinder. Je jünger sie sind, d. h. je größer ihr Oberfläche-Massenverhältnis ist, umso höher ist das Risiko, trotz maximaler Schweißabgabe den Anstieg der Körperkerntemperatur nicht verhindern zu können.

Kleinkinder (Durchschnittsalter 2,1 Jahre) reagierten in einer Untersuchung auf eine externe Hitzebelastung (35 °C, 70 % Feuchte) mit einer sofort einsetzenden und steiler ansteigenden Erhöhung der Körperkerntemperatur als ihre Mütter, und dies, obwohl die Schweißrate der Kinder pro m^2 Körperoberfläche pro Zeiteinheit fast doppelt so hoch wie die ihrer Mütter war (Tsuzuki-Hayakawa et al. 1995). Die höhere Schweißrate der Kinder könnte durch ihre höhere Schweißdrüsendichte erklärt sein (▸ Kap. 1.2.3). Der starkere Anstieg ihrer rektalen Temperatur zeigt, dass der erhöhte Wärmeeintrag (aufgrund des um ca. 65 % größeren Oberfläche-Masseverhältnisses im Gegensatz zum entsprechenden Verhältnis ihrer Mütter) durch das Schwitzen nicht kompensierbar war. Eine vergleichende Untersuchung von Säuglingen, Kleinkindern, Kindern im Alter zwischen vier und fünf Jahren und achtjährigen Kindern zeigte bei identischer exogener Wärmebelastung (35 °C, 70% Feuchte) einen signifikant geringeren Anstieg der Rektaltemperatur bei den älteren Kindern im Vergleich zu den Säuglingen, wobei die Steigerung der Schweißrate pro °C Anstieg der Rektaltemperatur bei den älteren Kindern größer als bei den jüngeren Kindern war (Tsuzuki 2023). Vergleichende Messungen der Veränderung der Körperkerntemperatur, sowohl bei körperlicher Aktivität in warmer Umgebung als auch unter passivem Hitzestress, ergaben zwischen Kindern im Alter von 6 bis 12 Jahren und Erwachsenen keinen Unterschied, sodass für diese Altersgruppe bereits von vergleichbaren thermoregulatorischen Fähigkeiten ausgegangen werden kann (Cramer et al. 2022).

Ursächlich für die Abhängigkeit der Körperkerntemperatur vom weiblichen Zyklus ist wahrscheinlich eine direkte Interaktion von Östrogen und Progesteron mit wärmesensitiven Neuronen in der Regio präoptica des Hypothalamus (▸ Abb. 2.1.1). Östrogen stimuliert dort Wärmerezeptoren und damit den Mechanismus der Wärmeabgabe, in Konsequenz fällt die Körperkerntemperatur ab. Progesteron dagegen blockiert Wärmerezeptoren, infolgedessen steigt die Körperkerntemperatur. Mit Ansteigen der Körperkerntemperatur erhöht sich auch die Schwitzschwelle. Eine Beeinträchtigung der thermoregulatorischen Fähigkeiten durch die jeweilige hormonelle Konstellation besteht nach gegenwärtiger Datenlage jedoch nicht (Cramer et al. 2022). Gleiches gilt für postmenopausale Frauen, obwohl durch den Wegfall des Östrogens eine leicht erhöhte Körperkerntemperatur nachweisbar ist. Hitzewallungen und Schweißausbrüche in und nach der Menopause haben keine thermoregulatorische Funktion. Sie scheinen mit einem Wegfall der Östrogenwirkung auf ein Kerngebiet im unteren Hypothalamus zusammenzuhängen (Rance et al. 2013).

Merke

Mit dem Alter lässt sowohl bei Frauen wie auch bei Männern die Fähigkeit zu schwitzen nach, insbesondere bedingt durch eine nachlassende Schweißproduktionsrate aufgrund einer reduzierten Sekretionsleistung pro Schweißdrüse (Cramer et al. 2022).

Für das Alter gilt jedoch, wie oben bereits erwähnt, prinzipiell das Gleiche wie für jüngere Erwachsene: Gesunde, körperlich aktive alte Menschen sind gegenüber Jüngeren in ihren thermoregulatorischen Antworten auf Hitzebelastung allenfalls minimal eingeschränkt (Baker 2019, Cramer et al. 2022) und haben nahezu vergleichbare Akklimatisationsfähigkeiten. Entscheidend ist die körperliche Fitness. Im Kontext der medizinischen und pflegerischen Betreuung alter Menschen ist allerdings davon auszugehen, dass die betreuten Personen weder gesund noch körperlich in vollem Maße leistungsfähig sind. Somit gehören sie, wie epidemiologische Untersuchungen immer wieder bestätigen, zu der am stärksten von Hitze bedrohten Bevölkerungsgruppe.

1.2.6 Pathophysiologie der Überhitzung

Überhitzung kann lebensbedrohlich werden, sobald die körpereigenen Kompensationsmechanismen erschöpft sind und die Körperkerntemperatur über 40 °C steigt. Auf dem Weg dahin durchläuft der Organismus mehrere Stadien der Schädigung mit entsprechenden klinischen Zeichen, auf die im Kapitel 2.3.1 ausführlicher eingegangen wird (▶ Kap. 2.3.1). An dieser Stelle werden lediglich die pathophysiologischen Mechanismen, die zum lebensbedrohlichen Zustand »Hitzschlag« führen, kurz erläutert.

Wenn uns warm wird, erweitern sich die kleinen Blutgefäße in der Haut. Mit dem Blut wird die Wärme an die Körperoberfläche transportiert und wir verdunsten Schweiß, d. h. transformieren die Wärmeenergie in Bewegungsenergie der Wassermoleküle. Mit dem Schweiß verlieren wir Wasser und Elektrolyte, in Folge wird unser zirkulierendes Plasmavolumen geringer.

Treffen hitzebedingt Blutverlagerungen in die Hautgefäße und ein relativer Volumenmangel in kurzer Zeit zusammen, kann es zur kurzfristigen Mangeldurchblutung des Gehirns mit Ohnmacht, einer sogenannten Hitzesynkope oder Hitzeohnmacht, kommen. Ist die Wärmebelastung des Organismus länger andauernd, kann der Organismus die Körperkerntemperatur ggf. zunächst noch korrigieren, allerdings nehmen Volumenmangel und Elektrolytverschiebungen durch das Schwitzen

zu. Die resultierende Minderversorgung innerer Organe äußert sich in Symptomen der Hitzeerschöpfung wie Kopfschmerzen, Übelkeit und Erbrechen, Schwindel, Mattigkeit und Tachykardie. Reichen die Kompensationsversuche des Organismus nicht mehr aus, steigt die Körperkerntemperatur, der Übergang in einen Hitzschlag ist möglich. Bei über 40 °C Kernkörpertemperatur besteht das Risiko der Entwicklung schwerer Gesundheitsschädigungen, die direkt, d. h. durch die unmittelbare Einwirkung der Wärmelast auf unsere Körperzellen, oder indirekt, durch die Reaktionen des Organismus auf die hohe Wärmelast, entstehen (Mora et al. 2017). Einen Überblick über wichtige pathophysiologische Abläufe gibt Abbildung 1.2.5 (▶ Abb. 1.2.5).

Indirekte Wege der Schädigung resultieren aus dem Versuch des Organismus, die überschüssige Wärme über die Verdunstung von Schweiß und über die Atmung loszuwerden. Dies geht mit einem massiven Flüssigkeits- und Elektrolytverlust einher. Auf Kosten der Organ- und der Muskeldurchblutung erfolgt zudem eine Umverteilung des Herzminutenvolumens und damit der Wärmelast zur Haut. Dehydratation und Blut-Umverteilung bilden eine fatale Kombination. Die Hypovolämie lässt das Risiko spontaner Thrombusbildungen steigen, durch die Hypoxie kommt es zur Ischämie innerer Organe sowie der Muskulatur.

Elektrolytdefizite durch hohen Schweißverlust können zum Hirnödem bzw. zur Rhabdomyolyse, der Zerstörung von Muskelgewebe, führen. Zerfallendes Muskelgewebe setzt Myoglobin frei, welches wiederum die Niere schädigt und im akuten Nierenversagen enden kann. Ein Hirnödem beeinträchtigt, je nach Ausprägung, nicht nur kognitive, sondern auch vegetative Funktionen. Aufgrund der Empfindlichkeit des Hirngewebes gegenüber Sauerstoffmangel treten Störungen der Hirnfunktion wie Verwirrtheit oder Krampfanfälle sehr früh in Erscheinung, sie sind Leitsymptome für den Hitzschlag.

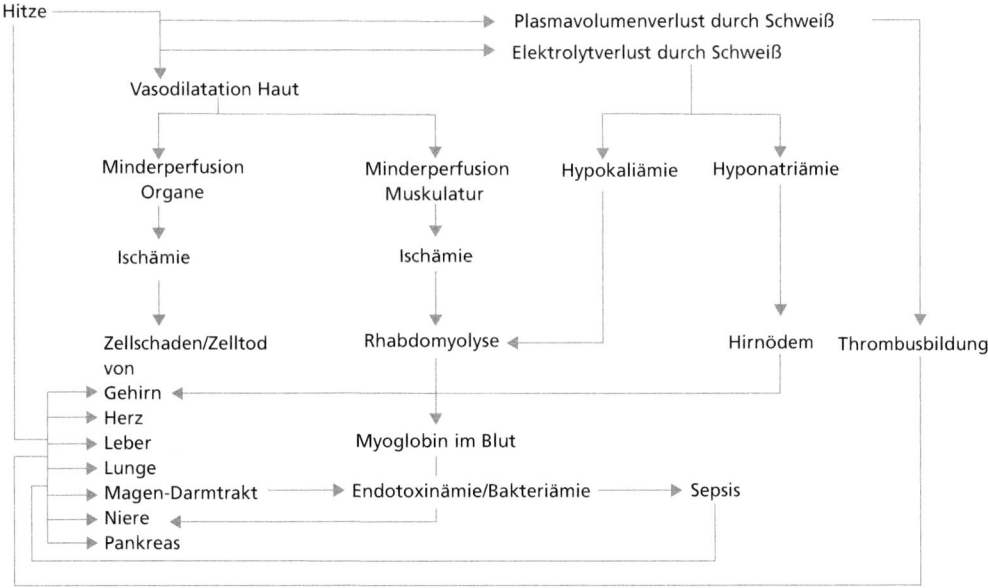

Abb. 1.2.5: Pathophysiologie schwerer Hitzeschäden. Erläuterungen s. Text. (nach Mora et al. 2017; eigene Darstellung)

Die Minderperfusion und in der Folge die Hypoxie innerer Organe und der Muskulatur führen zur Schädigung zellulärer Strukturen und zur Freisetzung von Toxinen, die der Körper mit einer generalisierten Entzündungsreaktion beantwortet. Kommt z. B. durch die Schleimhautschädigung des Magen-Darmtraktes das Eindringen von Erregern bzw. bakteriellen Toxinen in die Blutbahn hinzu, resultiert eine Sepsis. Die Körperreaktionen auf nicht infektiöse Schädigungen und auf eine Überflutung mit Erregern oder ihren Toxinen ähneln sich und dienen eigentlich der Abwehr und dem Schutz des Organismus. Verselbstständigt sich jedoch dieser Prozess, resultiert ein lebensbedrohliches Krankheitsbild: Die Kapillaren werden durchlässig, es kommt u. a. zu Ödemen und zur Ansammlung von Abwehrzellen im Gewebe, zur Freisetzung von Entzündungsmediatoren wie Tumor-Nekrose-Faktor α und Interleukinen, zur Thrombusbildung in kleinen Blutgefäßen und zur Nekrose von Gewebe mit resultierendem Organversagen.

Hohe Temperaturen können Zellstrukturen auch auf direktem Wege schädigen. Bei Körperkerntemperaturen um 40,5 °C beginnt die Denaturierung von Proteinen (Roti Roti 2008). Hitzeschockproteine können die Proteinzerstörung bei ausgeprägtem Hitzestress nicht verhindern. Dabei wird die Tertiärstruktur, d. h. die Faltung der langen Proteinketten, durch thermische Einwirkung aufgehoben. Die hierdurch freigelegten Bindungsstellen an den Molekülen gehen neue Bindungen innerhalb eines Proteins oder zwischen benachbarten Proteinmolekülen ein, es kommt zum Funktionsverlust des Proteins. Betroffen sind prinzipiell alle Proteinstrukturen im Organismus, d. h. innerzelluläre Enzyme gleichermaßen wie Zellmembranproteine oder Transportproteine im Blut. Mit der Denaturierung wird die Integrität von Zellen zerstört, es kommt zur Durchlässigkeit von Zellmembranen, ein geregelter Stoffwechsel kann nicht mehr stattfinden und Funktionseinschränkungen bis zum tödlichen Organversagen sind die Folgen.

1.2.7 Fazit

Gleichwarm zu sein bedeutet eine kontinu-ierliche Auseinandersetzung des Organismus mit variierenden thermischen Rahmenbedin-gungen, die durch physikalische Gesetzmä-ßigkeiten bestimmt sind und eine ständige Anpassung erfordern. Die Mechanismen der Temperaturerfassung, der Temperaturrege-lung im Gehirn sowie der Steuerung der autonomen Antworten und des Verhaltens sind bis heute nicht im Detail verstanden. Vieles deutet darauf hin, dass es sich bei der Regulierung unserer Kerntemperatur um ein komplexes Regelungssystem handelt, welches eingehende thermische Informationen aus der Körperperipherie, dem Körperinneren und dem ZNS zusammenführt, mit Informa-tionen u. a. zur Stoffwechsellage abgleicht und Antworten auf verschiedenen Ebenen initiiert und synchronisiert.

Die Anpassung an hohe Umgebungstem-peraturen ist in Maßen möglich und die wichtigste Form der Wärmeabgabe ist das Schwitzen. Voraussetzung hierfür ist eine hinreichende Flüssigkeits- und Elektrolytver-sorgung. Reichen die Kompensationsmög-lichkeiten des Organismus nicht mehr aus, steigt die Körperkerntemperatur. Ab 40 °C rektaler Temperatur sind lebensbedrohliche Schädigungen zu erwarten, bedingt durch eine Minderperfusion der inneren Organe und die direkten Zellschädigungen durch Protein-Denaturierung.

Thermoregulatorisches Verhalten setzt hin-reichende Bewegungsfähigkeit voraus, um sich der Exposition gegenüber Kälte oder Hitze entziehen zu können. Vorausschauendes thermoregulatorisches Verhalten setzt zudem die Fähigkeit voraus, Risiken einschätzen und Anpassung bzw. Vermeidung planen zu kön-nen. Vor diesem Hintergrund ist es plausibel, dass Neugeborene, Säuglinge und Kleinkin-der, Menschen mit schweren körperlichen oder kognitiven Einschränkungen, Pflegebe-dürftige oder auch Menschen, die durch Sub-stanzabhängigkeit in ihrer Wahrnehmung eingeschränkt sind, in kritischen thermischen Situationen besonders gefährdet sind.

Das Versagen von thermoregulatorischen Mechanismen des Körpers kann zu schweren hitzebedingten Schäden, bis hin zum Tod führen. Prävention und Früherkennung sind daher lebenswichtig.

1.3 Präventionsstrategien

Beate Blättner

Um was geht es?

Angesichts der zusätzlichen Todesfälle im Hitzesommer 2003 haben einige europäi-sche Länder Hitzeaktionspläne (HAP) ein-geführt, die die Bevölkerung vor den gesundheitlichen Folgen von Hitzeextre-men schützen sollen. Die Pläne beschrei-ben regelmäßig, wie Informationen über akute Hitzeperioden verbindlich kommu-niziert und welche konkreten Maßnah-men daraufhin von wem ergriffen werden müssen. Langfristige Maßnahmen zum Schutz der Städte vor Überwärmung sind nach den Empfehlungen der WHO Euro-pa relevant, werden in der Praxis aber oft nicht in HAPs, sondern in anderen Doku-menten geregelt.

Spanien gehört zu den Ländern, die schon 2004 einen HAP eingeführt haben, um die beteiligten Institutionen zu koor-dinieren. Der nationale Hitzeaktionsplan bildet den Rahmen für HAPs der siebzehn Autonomen Regionen, die sich unterscheiden können. Zu den verbindlichen Maßnahmen gehören die Verbreitung von Informationen für die Allgemeinbevölkerung und für bestimmte Hochrisikogruppen sowie die Aktivierung einer Hotline für vulnerable Bevölkerungsgruppen.

In Andalusien z. B. wird zu Beginn des Sommers die Bevölkerung von der Regierung der Region über Risiken von Hitze und notwendige Maßnahmen zur Prävention informiert. Besonders vulnerable Bevölkerungsgruppen erhalten gezielte Informationen. Beschäftigte in den Gesundheits- und Sozialdiensten werden daran erinnert, was bei der Lagerung und Gabe von Medikamenten zu beachten ist, welche präventiven Maßnahmen bei Hitzeperioden durchzuführen sind und was dokumentiert werden muss. Ein Register von Personen, die gefährdet sind und während Hitzeextremen angerufen werden, wird gepflegt und bei Bedarf aktualisiert. Pflegepersonen, die das Fallmanagement übernehmen, führen bei vulnerablen Gruppen ein Assessment durch, welche Risiken bei Hitze bestehen. Auf dieser Basis erfolgt eine Meldung an »Salud Responde«, eine Hotline für Gesundheitsinformationen.

Um als besonders vulnerabel zu gelten, müssen mehrere Kriterien erfüllt sein: Die Person muss älter als 65 Jahre sein, alleine oder mit einer ebenfalls älteren Person zusammenleben, in einer Wohnung leben, die schwer kühl zu halten ist, keinen Besuch erhalten, an mehr als einer der folgenden Krankheiten leiden – chronisch obstruktive Lungenerkrankung (COPD), Herzinsuffizienz, Demenz, Niereninsuffizienz, Adipositas, Hypertonie oder Diabetes mellitus – und mehr als eines der folgenden Medikamente nehmen – Diuretika, blutdrucksenkende Medikamente, Anticholinergika, Antidepressiva oder Psychopharmaka. Personen, für die ein Teil der Kriterien gilt oder die aufgrund ko-

gnitiver Einschränkungen Unterstützung benötigen, sowie Kinder unter vier Jahren, insbesondere Säuglinge, gelten als weniger stark, aber gefährdet. Ein zusätzlicher spezieller Fokus liegt auf Wohngebieten mit überwiegend älteren Menschen und vielen Altenheimen sowie sozial benachteiligten Gebieten.

Ist die höchste Warnstufe erreicht, ruft »Salud Responde« einmal täglich registrierte Personen an, um ihren Gesundheitszustand zu überprüfen und sie zu notwendigen Maßnahmen bei Hitze zu beraten. Besonders gefährdete Personen werden während extremer Hitzephasen tagsüber in gekühlte Zentren oder Räumlichkeiten gebracht. Weniger vulnerable Gruppen erhalten diese zusätzlichen Maßnahmen nicht.

Für Krankenhäuser, Altenheime, Einrichtungen für psychische Gesundheit und in der Primärversorgung gibt es ergänzend eigene Pläne und Empfehlungen. Eine personelle Unterstützung der Gesundheitsversorgung aufgrund der Mehrbelastung ist vorgesehen.

1.3.1 Informiert sein ist nur eine Voraussetzung für Handeln

In Deutschland ist bislang nicht geklärt, ob Hitzeextreme offiziell zu den Katastrophen im Sinne der Regelungen des Katastrophenschutzes zählen oder aufgrund ihrer prinzipiellen Vorhersehbarkeit nur einfach unerwünschte Ereignisse sind, die keines besonderen Eingreifens bedürfen. Im Katastrophenschutz gilt, wie in anderen Bereichen der öffentlichen Hand auch, das Subsidiaritätsprinzip. Dieses Prinzip besagt, dass eine großtmögliche Selbstbestimmung und Eigenverantwortung des Individuums und seiner direkten sozialen Netzwerke wie der Familie anzustreben ist, soweit dies möglich und sinnvoll ist. Staatliche Institutionen sollen erst dann regulativ eingreifen, wenn die Möglichkeiten des Individuums und seiner Netzwerke alleine nicht ausreichen, eine bestimmte Aufgabe zu lösen. Ebenso tritt erst dann das Land oder gar der Bund ein, wenn eine Kommune das Problem nicht mehr alleine lösen kann.

Für den Schutz vor den gesundheitlichen Folgen von Hitzeextremen ist demnach zunächst jede Person selbst zuständig. Wo dies nicht möglich ist, weil die Personen dazu nicht in der Lage sind und auch enge soziale Netze nicht eingreifen können, ist die öffentliche Hand gefordert, zu helfen. Strategien der Prävention der gesundheitlichen Folgen von Hitzeextremen setzen damit zuallererst auf die Verbreitung von Informationen darüber, wann sich die Bevölkerung mit welchen Mitteln selbst schützen soll. So entsteht häufig als erste Idee, einen Informationsflyer zu erstellen oder eine Informations-Webseite zu gestalten.

Das Wissen darum, wann es heiß wird, wann dies gefährlich wird und was bei Hitze zu tun ist, ist aber nur eine der Voraussetzungen, die gegeben sein müssen, damit sich eine Person schützt. Die Gesundheitspsychologie hat theoretische Modelle entwickelt, wie Wissen und Handeln zusammenhängen und wovon sie abhängig sind. Im Kern besagen die Modelle, dass Verhaltensweisen, die als gesund gelten, dann gezeigt werden, wenn sie zu den Wahrnehmungen und Einstellungen der jeweiligen Personen passen. Es geht um den Abwägungsprozess, wie hoch das persönliche Gesundheitsrisiko erscheint und als wie wirksam, ob überwiegend mit Vorteilen verbunden und persönlich gut auszuüben die Verhaltensweisen eingeschätzt werden, die dem entgegenwirken können (Blättner & Waller 2018).

Eines dieser Modelle ist der Health Action Process Approach (HAPA), auch als sozialkognitives Prozessmodell des Gesundheitsverhaltens bezeichnet, das von Ralf Schwarzer zu Beginn der 1990er Jahre unter Einbezug bisheriger Modelle entwickelt und seitdem von ihm beforscht, immer wieder etwas variiert und evaluiert wird (Zhang et al. 2019,

Seibt 2016, Schwarzer & Fleig 2014). Das Modell unterscheidet drei Phasen: In der nicht intentionalen Phase geht es um die Bildung einer Absicht, ein bestimmtes Verhalten auszuüben. In der intentionalen Phase geht es darum, einen Plan zu entwickeln, die Absicht auch umzusetzen. In der aktionalen Phase geht es schließlich um die Umsetzung der Handlung. Für Veränderungen des Verhaltens muss bei noch Unmotivierten auf der nicht intentionalen, bei Motivierten auf der intentionalen und bei bereits Handelnden auf der aktionalen Ebene eingegriffen werden.

Die Intentionsbildung in der nicht intentionalen Phase wird nach dem Modell von der Risikowahrnehmung, der Handlungs-Ergebnis-Erwartung und der motivationalen Selbstwirksamkeitserwartung beeinflusst. Die Risikowahrnehmung wiederum lässt sich analytisch trennen in die wahrgenommene Bedrohung, den wahrgenommenen Schweregrad und die wahrgenommene Verwundbarkeit. Menschen erleben Hitzeextreme demnach als ein Gesundheitsrisiko für sich persönlich, wenn sie die Gefahren kennen, für schwerwiegend erachten und der Überzeugung sind, dass dies persönlich auf sie zutrifft. Es existieren Hinweise, dass ältere Menschen zwar grundsätzlich die Risiken von extremer Hitze kennen, aber davon überzeugt sind, dass diese Risiken für andere alte Menschen gelten, aber nicht für sie selbst (Abrahamson et al. 2009). Dieses Phänomen wird als Optimismus-Bias bezeichnet.

Die Phase der Planung umfasst die Handlungsplanung und Bewältigungsplanung, also die Entwicklung von Strategien zum Umgang mit Hindernissen. Wesentlicher Einflussfaktor ist die auf Bewältigung bezogene Selbstwirksamkeitserwartung. Die Qualität der entwickelten Handlungspläne hängt von der wahrgenommenen Kompetenz ab und der Erfahrung, geplante Handlungen auch ausführen zu können. Dazu gehört die Einschätzung, wie erfolgversprechend und ressourcenschonend die erforderlichen Handlungen sind. Es folgt die aktionale Phase, in der es um die Ausführung, Aufrechterhaltung und Wiederaufnahme der Handlungen geht. Auch hier spielen Selbstwirksamkeitserwartungen eine entscheidende Rolle (Schwarzer & Fleig 2014).

Für den Schutz bei Hitzeextremen bedeutet das, dass Menschen extreme Hitze als ein für sie persönlich relevantes Gesundheitsrisiko wahrnehmen und wissen müssen, welches Verhalten kurz- und langfristig für den Schutz relevant ist. Sie sollten überwiegend positive Konsequenzen eines solchen Verhaltens erwarten und die persönliche Überzeugung haben, aufgrund der eigenen Kompetenz entsprechende Verhaltensweisen ausführen zu können, auch wenn sich dabei Hindernisse auftun. Die Stärke dieses Modells besteht zunächst darin, dass es Entscheidungsprozesse differenziert nachzeichnet und Ansatzpunkte zur Veränderung liefert: Es reicht nicht, nur die Wichtigkeit einer Maßnahme zu vermitteln, sie muss auch mit einer im Alltag umsetzbaren Konsequenz verbunden sein. Damit ist angesprochen, dass präventive Botschaften einfach und klar sein müssen, vom sozialen Umfeld getragen werden müssen und mit realistischen Vorschlägen verbunden sein müssen.

In älteren Versionen des Modells (Schwarzer 1992) war explizit auch von einer sozialen Erwartung die Rede, die in diesen Prozess eingreift. Diese Überlegung geht auf einen Aspekt der Theorie des geplanten Verhaltens von Ajzen (1985) zurück, in der neben der persönlichen Einstellung zu dem geforderten Verhalten und der wahrgenommenen Verhaltenskontrolle die subjektive Norm Einfluss auf die Entstehung einer Absicht nimmt. Mit subjektiver Norm ist die Vorstellung gemeint, dass andere Personen, die einem wichtig sind, dieses Verhalten positiv bewerten. Warum dieser Aspekt im neuen Modell keine Beachtung mehr findet, ist nicht nachvollziehbar.

Keines der Modelle berücksichtigt, dass materielle Ressourcen, Entscheidungsspielräume oder körperliche und kognitive Beeinträchtigungen nicht überwindbare Hindernisse in der Umsetzung von Empfehlungen darstellen können. Beispielsweise entscheidet der oder die Einzelne nicht darüber, in welchem Ausmaß sein oder ihr städtisches Umfeld versiegelt ist oder Frischluftschneisen bzw. schattenspendende Parks bietet. Er oder sie kann allenfalls in eine bessere Gegend umziehen, wenn hierfür entsprechende Ressourcen vorhanden sind. Wenn die Person aus materiellen Gründen eine kleine Wohnung unter dem Dach bewohnt, kann sie nicht in ein kühleres Zimmer ausweichen. Ohne entsprechende kognitive und körperliche Möglichkeiten oder geeignete Hilfe kann sie einen zu heißen Raum nicht verlassen. Information alleine wird also nicht immer ausreichen können, um wirksam zu schützen.

1.3.2 Klimaanpassung erfordert komplexe Interventionen

Wer den gesundheitlichen Folgen extremer Hitze vorbeugen will, wird mehrere, aufeinander abgestimmte Maßnahmen, die an unterschiedlichen Stellen ansetzen, miteinander verbinden müssen. Eine einzelne Intervention wird wahrscheinlich keinen nachhaltigen Effekt haben können. Es handelt sich also sinnvollerweise immer um komplexe Interventionen.

Komplexen Interventionen der Gesundheitsförderung liegt ein sozioökologisches Modell der Entstehung von Gesundheit zugrunde. Dieser Ansatz geht auf eine theoretische Idee von Uri Bronfenbrenner (1981) zurück. Bronfenbrenner (1981) beschrieb Faktoren, die die kindliche Entwicklung beeinflussen, als Wechselwirkungen von sozialen Interaktionen in engen persönlichen Beziehungen (Mikrosystem), in den Settings, in denen sich die Individuen aufhalten (Mesosystem), den gesamtgesellschaftlichen Bedingungen (Makrosystem) sowie in einem Exosystem. Letzteres beschreibt er als Beziehungsgeflecht, dem die Person nicht direkt angehört, das aber erheblichen Einfluss haben kann, da ihm Bezugspersonen angehören. Das Chronosystem erfasst bei Bronfenbrenner (1981) die zeitliche Dimension dieser Entwicklung.

Der sozioökologische Ansatz der Gesundheitsförderung wandelt diese Dimensionen etwas ab, setzt die Person in ihrer körperlichen und psychischen Verfasstheit in den Mittelpunkt und vernachlässigt oft das Chronosystem, obwohl die lebensgeschichtliche Erfahrung für die Gesundheit eines Menschen keineswegs irrelevant ist. Ihm liegt das Wissen über die Gesundheitsdeterminanten, also die Einflussfaktoren auf Gesundheit, zugrunde. Gesundheitsdeterminanten können letztlich aus allen Lebensbereichen resultieren und in der Person oder ihrer Umwelt liegen. Dahlgren und Whitehead (1991) nennen auf der ersten Ebene allgemeine sozioökonomische und umweltbedingte Verhältnisse. Auf der zweiten Ebene bestimmen konkrete Umweltbedingungen wie Wohnen, Landwirtschaft und Lebensmittelproduktion, Bildung, Arbeitsumfeld, Arbeitslosigkeit, Wasser und Hygiene oder Gesundheitswesen. Auf der dritten Ebene geht es um die Lebensweise und auf der vierten Ebene schließlich um Alter, Geschlecht und erbliche Faktoren.

Die gesundheitlichen Risiken von Hitzeextremen lassen sich auf diese Weise gut darstellen: Das durch den Klimawandel veränderte Makroklima, das innerstädtische Mikroklima, die konkreten Wohn- und Arbeitsbedingungen, das ggf. schützende soziale Netzwerk und die körperliche und psychische Grundkonstitution einer Person entscheiden darüber, welche gesundheitlichen Folgen für sie mit Hitze verbunden sein können (▸ Abb. 1.3.1).

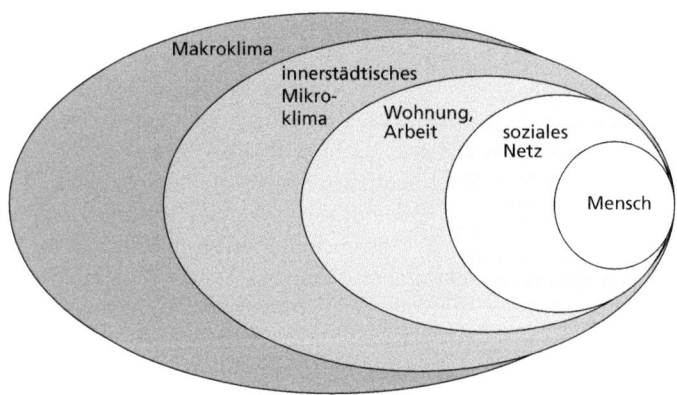

Abb. 1.3.1:
Gesundheitliche Risiken von Hitzeextremen: Wechselwirkungen zwischen verschiedenen Ebenen (eigene Darstellung)

Wichtig ist aber nicht nur die Betrachtung der einzelnen Ebenen, sondern auch die ihrer Wechselwirkungen. Der Kern des sozioökologischen Modells der Entstehung von Gesundheit besagt, dass Gesundheitsdeterminanten auf den verschiedenen Ebenen in einer Wechselbeziehung zueinander stehen. Diese Wechselbeziehung entschiedet über das Veränderungspotential in Richtung Gesundheit. Informationen über Gesundheitsrisiken und Verhaltensstrategien, um sich zu schützen, werden beispielsweise dann besser akzeptiert, wenn für den Einzelnen erkennbar auch an einer Verbesserung des innerstädtischen Mikroklimas gearbeitet wird (▸ Kap. 2.4.4).

Auf der Makroebene geht es darum, dass der von Menschen gemachte Klimawandel weltweit zur Häufigkeit und Intensität von Hitzeextremen beiträgt. Soll die Gesundheit der Menschen geschützt werden, braucht es folglich Strategien des Klimaschutzes, Mitigation genannt. So ist die aktive Kühlung von Wohnungen mit Klimaanlagen aufgrund ihres hohen Energieverbrauches prinzipiell keine sinnvolle Strategie zum Schutz vor Hitze, da auf diese Art und Weise langfristig der Klimawandel nicht abgemildert, sondern weiter verschärft wird. Da auch mit den besten Strategien des Klimaschutzes der Klimawandel inzwischen nicht mehr völlig aufzuhalten ist, müssen diese Strategien der Mitigation durch Strategien der Adaptation, d. h. der Anpassungen an den Klimawandel, ergänzt werden. Schutz der Gesundheit der Bevölkerung ist einer der Aufgabenbereiche der Adaptation.

Auf einer Mesoebene geht es darum, die Wohnumgebungen von Menschen einer Stadt möglichst so zu gestalten, dass das innerstädtische Mikroklima günstig beeinflusst wird. Dafür müssen eine weitere Versiegelung vermieden werden, Frischluftschneisen freigehalten, Grünanlagen erhalten und mit schattenspendenden Bäumen und kühlendem Wasser aufgewertet oder auch Dächer und Fassaden begrünt werden. Solche Maßnahmen der Raumplanung gehören zu den langfristig angelegten Interventionsstrategien (▶ Kap. 2.4).

Auf der nächstkleineren Ebene geht es darum, konkrete Wohn- und Arbeitsbedingungen trotz Hitze erträglich zu halten. Dies erfordert ein Zusammenspiel von Gebäudesanierung und verantwortlichem Verhalten von Personen mit Entscheidungsbefugnis, z. B. Arbeitgeberinnen oder Arbeitgebern, und Betroffenen, also Beschäftigten und betreuten Personen. Beispielsweise kann eine Wohnung oder ein Arbeitsraum nur dann während Hitzeperioden kühl gehalten werden, wenn in den kühlen Tageszeiten gelüftet, während der warmen Tageszeit aber die Luftzirkulation der heißen Luft von außen nach innen unterbrochen und die Fenster beschattet werden. Dies erfordert ein Zusammenspiel entsprechender technischer Voraussetzungen (Außenjalousien) und dem entsprechenden Handeln der Beteiligten (Fenster schließen und beschatten). Auch auf dieser Ebene geht es um sich widersprechende Interessen und Bedürfnisse, etwa Einbruchsicherheit versus

Belüftung, Sonnenlicht versus Schutz vor Hitze oder Autonomie versus technische Lösungen, die vom Einzelnen unabhängig sind. Sozioökonomische Einflussfaktoren differenzieren spätestens auf dieser Ebene, bei welchen Bevölkerungsgruppen welche Ressourcen dafür vorliegen. Wer beispielsweise in einem Slum überleben muss oder im reichen Deutschland als Geflüchteter in einem schlecht isolierten Container lebt, kann wenig Einfluss auf die Raumkühlung nehmen.

Auf der Mikroebene entscheidet das enge soziale Netz darüber, inwieweit adäquate Verhaltensweisen der Anpassung an Hitzeextreme praktiziert und Menschen mit Unterstützungsbedarf dabei unterstützt werden. Dem Subsidiaritätsprinzip folgend soll das Gesundheits- und Sozialwesen erst dann unterstützend eingreifen, wenn die Person und ihr soziales Umfeld selbst dazu nicht hinreichend in der Lage sind. Gesunden Erwachsenen oder hilfebedürftigen Menschen, die mit gesunden Erwachsenen in hinreichend geeigneten Wohnungen zusammenleben, wird unterstellt, dass sie selbst in der Lage sind, sich der Hitze angepasst zu verhalten, wenn sie hinreichend über die Risiken und korrekte Verhaltensweisen informiert sind. Muss die öffentliche Hand oder das Nachbarschaftsnetzwerk unterstützend eingreifen, dann reicht keine Information alleine, sondern der Gesundheitszustand muss auch kontrolliert und im Zweifelsfall muss eingegriffen werden.

Auf der persönlichen Ebene schließlich geht es um die physischen und psychischen Voraussetzungen der betroffenen Person, d. h. um ihre Sensibilität und ihre persönliche Anpassungsfähigkeit gegenüber Hitze. Die Höhe der Sensibilität in Verbindung mit der Stärke der Anpassungsfähigkeit bilden die Vulnerabilität einer Person gegenüber Hitzeextremen. Die Anpassungsfähigkeit ist auch von sozialen Faktoren wie materiellen Voraussetzungen und sozialer Unterstützung abhängig. Auf dieser Ebene spielt die Gesundheitsversorgung insoweit eine Rolle, als sie Krankheiten beeinflusst und Medikamente verschreibt, die die Thermoregulation, den Flüssigkeits- oder den Elektrolythaushalt beeinflussen und damit die Vulnerabilität von Personen gegenüber Hitze erhöhen können. Zugleich muss sie Menschen behandeln, deren Gesundheitszustand sich aufgrund der Hitze verschlechtert hat (▶ Kap. 1.2, ▶ Kap. 2.3).

Bis zur dritten Ebene wird vor allem die Exposition von Personen gegenüber Hitze beeinflusst, auf der Ebene fünf die Vulnerabilität. Entscheidend ist, dass alle Ebenen bei der Planung verschiedener Interventionen bedacht und aufeinander abgestimmt werden.

Die Komplexität ergibt sich aus den Wirkebenen, die Makroklima, Mikroklima, Raumklima, Kleidung bzw. Hautkühlung

und physiologische Prozesse der Thermoregulation, des Flüssigkeits- und des Elektrolythaushaltes umfassen. Sie zielen also auf kurz- und langfristige Veränderungen der Exposition, müssen aber in der Akutsituation auch die Vulnerabilität beachten. Grundsätzlich gilt: Maßnahmen, die die Exposition reduzieren, haben im Sinne eines bevölkerungsbezogenen Ansatzes Priorität vor Maßnahmen, die nur die Vulnerabilität reduzieren, dennoch sind Letztere bei einem Teil der Bevölkerung unverzichtbar. Während die Reduktion der Exposition durch Maßnahmen der Stadtplanung und der Sanierung von Gebäuden eher zu den Public-Health-Maßnahmen gehört, setzt die Versorgung von Individuen eher bei ihrer Vulnerabilität an. Beides muss sich ergänzen.

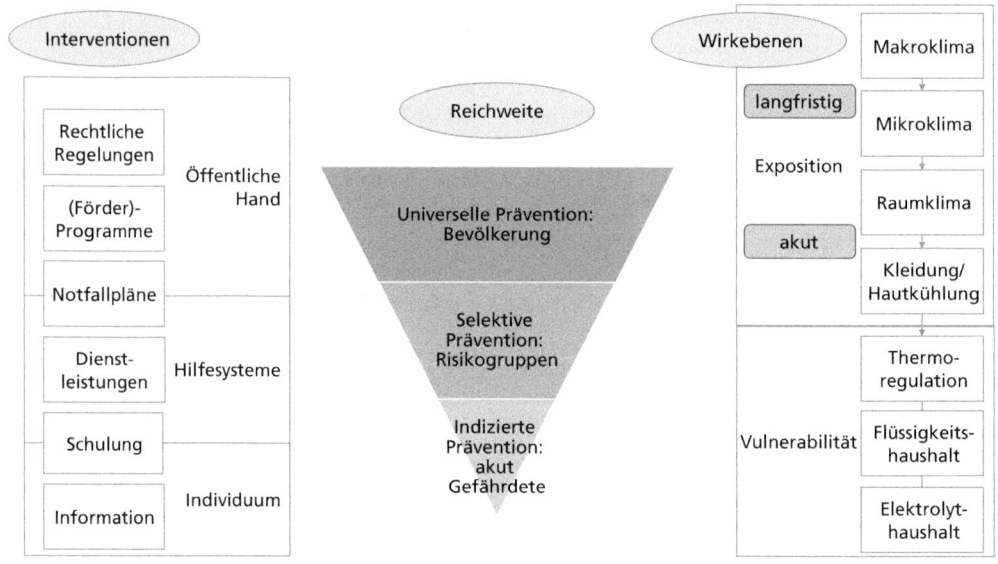

Abb. 1.3.2: Komplexität eines Interventionskonzeptes, das Interventionsebenen, Reichweite und Wirkebene einbezieht (eigene Darstellung)

Komplexität ergibt sich zugleich aus der Vielzahl möglicher Interventionsformen, die den Wirkebenen mehr oder weniger angemessen sein können. Komplexität ergibt sich schließlich auch aus der Reichweite der Interventionen. Universelle Prävention ist an die gesamte Bevölkerung gerichtet, von hoher Reichweite, aber unspezifisch. Selektive Prävention richtet sich an Risikogruppen, ist damit spezifischer, aber auch aufwändiger.

Indizierte Prävention richtet sich an die Gruppe akut Gefährdeter, die zunächst identifiziert und erreicht werden muss. Sie ist spezifisch und aufwändig (▸ Abb. 1.3.2).

Wie kann in der Praxis mit einer solchen Komplexität umgegangen werden? Der Vorschlag ist, Hitzeaktionspläne zu entwickeln, die verbindlich regeln, was von wem wann getan werden muss, und die jeweils alle relevanten Maßnahmenpakete umfassen.

1.3.3 Hitzeaktionspläne von Ländern und Kommunen

2008 hat die Weltgesundheitsorganisation (WHO) Europa auf Basis der Erfahrungen einiger europäischer Länder in Folge des Hitzesommers 2003 Empfehlungen zur Gestaltung von Hitzeaktionsplänen veröffentlicht, die dieser Komplexität gerecht werden können (Matthies et al. 2008). Inzwischen ist eine weitere Publikation erschienen, die neue Erkenntnisse dazu zusammenträgt (WHO Europe 2021).

Anders als Frankreich, Italien oder Spanien sind die (überwiegend) deutschsprachigen Länder nicht zentralstaatlich, sondern föderal organisiert. Dort hat jeweils nicht der Bund, sondern haben die Länder oder Kantone die Aufgabe, die Gesundheit der Bevölkerung sicherzustellen. In der Schweiz haben die fünf westschweizerischen Kantone und das Tessin Hitzeaktionspläne entwickelt, andere Kantone halten bislang Informationskampagnen für hinreichend (Ragettli & Röösli 2019). In Österreich wurde 2011 der Steirische Hitzeschutzplan als erster Hitzeaktionsplan öffentlich vorgestellt und das dazugehörige Hitzewarnsystem installiert (Pollhammer 2016). Das Land Kärnten folgte 2013 mit einem Hitzeschutzplan Kärnten, der in Anlehnung an den Steirischen Hitzeschutzplan entwickelt wurde. 2017 wurde schließlich ein nationaler Hitzeschutzplan für Österreich vorgestellt, der unter der Beteiligung der Bundesländer erarbeitet worden ist (FG 2017).

In Deutschland gibt es seit 2005 ein bundesweites Hitzewarnsystem (▸ Kap. 2.1). Die Bund/Länder Ad-hoc Arbeitsgruppe ›Gesundheitliche Anpassung an die Folgen des Klimawandels‹ (GAK 2017) hat sich im Jahr 2017 darauf geeinigt, Handlungsempfehlungen für Länder und Kommunen zu veröffentlichen, die den Empfehlungen der WHO Europa folgen. Im Aktionsplan II der Deutschen Anpassungsstrategie (BMU 2016) wurde von der Bundesregierung angeregt zu prüfen, ob die einzelnen Länder Hitzeaktionspläne erarbeiten können. Im Policy Brief für Deutschland des »Lancet Countdown on Health and Climate Change« wird gefordert, die Umsetzung von Hitzeaktionsplänen zum Schutz der menschlichen Gesundheit gemäß den Empfehlungen der GAK zu beschleunigen (Bundesärztekammer et al. 2019). Im Rahmen ihrer 93. Konferenz sprachen sich die Gesundheitsministerinnen und -minister der Länder am 01.10.2020 für die Erstellung von kommunalen Hitzeaktionsplänen innerhalb eines Fünf-Jahreszeitraums aus (GMK 2020).

Ein Hitzeaktionsplan hat nach den Empfehlungen der WHO (Matthies et al. 2008) und der GAK (2017) acht Kernelemente, die allerdings nicht ganz trennscharf sind:

- Zentrale Koordinierung und interdisziplinäre Zusammenarbeit
- Nutzung eines Hitzewarnsystems
- Information und Kommunikation
- Reduzierung von Hitze in Innenräumen
- Besondere Beachtung von Risikogruppen
- Vorbereitung der Gesundheits- und Sozialsysteme
- Langfristige Stadtplanung und Bauwesen
- Monitoring und Evaluation der Maßnahmen

Der erste Punkt bezieht sich auf die Struktur, der zweite auf die Notwendigkeit, mit einem Wetterdienst zusammenzuarbeiten, um Hitze definieren und Warnstufen festsetzen zu können. Der achte Punkt betont die Notwendigkeit, die Wirkung der Interventionen zu überwachen. Die Punkte drei bis sieben beschreiben Interventionen. Aufbauend auf einem Vorschlag aus der Schweiz (Swiss TPH 2017) lassen sich diese Interventionen, die ein Hitzeaktionsplan umfassen sollte, drei Bereichen zuordnen, mit denen jeweils

spezifische Ziele erreicht werden sollen. Unterschieden wird die Risikokommunikation an die Allgemeinbevölkerung und die Hilfesysteme, das Management von Akutereignissen zum Schutz von vulnerablen Gruppen sowie langfristige Maßnahmen zur Reduktion der Exposition gegenüber Hitze (▶ Abb. 1.3.3).

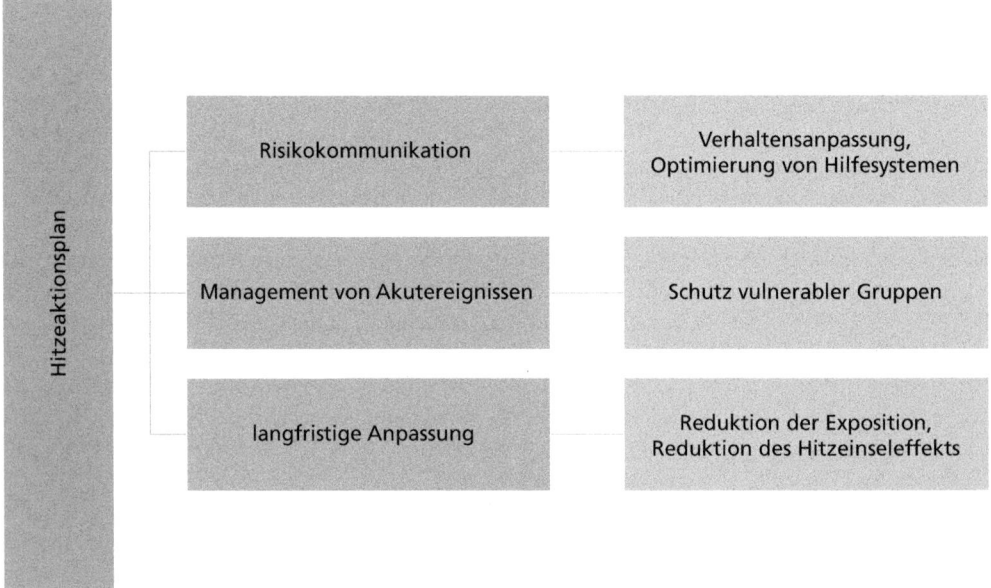

Abb. 1.3.3: Zentrale Bestandteile eines Hitzeaktionsplans (eigene Darstellung)

Eine alternative Unterteilung wird in den Empfehlungen der GAK (2017) vorgeschlagen. Hier wird nach der zeitlichen Dimension zwischen langfristiger Entwicklung und Planung, Vorbereitung auf den Sommer, Schutz während des Sommers und speziellen Maßnahmen während akuter Hitzeperioden unterschieden. Um im Blick zu haben, zu welchen Bereichen ein Hitzeaktionsplan Maßnahmen enthalten sollte, bietet sich eher die Differenzierung nach Strategiearten an, während die Unterscheidung der GAK (2017) eher hilft, die geplanten Maßnahmen zeitlich zu ordnen.

1.3.4 Entwicklung einrichtungsspezifischer Maßnahmenpläne

Die WHO (Matthies 2008) und die GAK (2017) fordern Maßnahmenpläne für Alten- und Pflegeheime, Einrichtungen für Menschen mit körperlichen und geistigen Einschränkungen, Krankenhäuser, Not- und Rettungsdienste und Einrichtungen zur Rehabilitation. Die Sanitätsdirektion Wien (2018) hat in der Folge einen Leitfaden für medizinische und pflegerische Einrichtungen zur Erstellung solcher Pläne herausgegeben. Die Betreuungs- und Pflegeaufsicht Hessen hat für die Einrichtungen der Alten- und Behindertenhilfe bereits 2007 Informationen zur Vorbereitung auf Hitzeperioden vorgelegt und diese inzwischen in überarbeiteter Form veröffentlicht (Regierungspräsidium Gießen 2017). Während des Sommers wird in hessischen Einrichtungen die Einhaltungen der Maßnahmen von der Heimaufsicht überprüft und Beratung angeboten (Krampen 2020).

Um zu konkretisieren, welchen Beitrag Einrichtungen des Gesundheitswesens zum Schutz vor Hitze leisten können, sind jeweils folgende Fragen zu stellen:

- Was kann die Einrichtung für den Klimaschutz (Mitigation) tun und wie können Maßnahmen der Anpassung an den Klimawandel (Adaptation) so gestaltet sein, dass sie den Zielen des Klimaschutzes nicht widersprechen?
- Wie kann die Einrichtung dazu beitragen, das innerstädtische Mikroklima zu verbessern, z. B. durch Begrünung von Gebäuden oder Verzicht auf weitere Versiegelung?
- Wie kann die Einrichtung die Innenraumtemperaturen im Gebäude durch Maßnahmen am Gebäude (Sanierung) oder durch anderes Verhalten bei Hitzeextremen (Lüftung, Beschattung) als Arbeitsschutzmaßnahme für die Beschäftigten und zum Schutz der betreuten Personen erträglich halten?
- Wie kann die Einrichtung dazu beitragen, während Hitzewellen die Versorgung und die medizinische Prävention in der Region und der von ihr betreuten Personen zu verbessern? Auf welche Mehrbelastungen oder Veränderungen von Arbeitsabläufen muss sie sich dabei einstellen?

Es macht Sinn, solche Fragen systematisch in Form eines Projektes der Einrichtung zu entwickeln und die Maßnahmen der Adaption in einem einrichtungsspezifischen Maßnahmenplan oder Hitzeaktionsplan festzuhalten. Wie dies geht, wird im dritten Teil dieses Buches deutlich (▶ Kap. 3). Aufgrund der Komplexität sollten Fragen des Klimaschutzes zunächst getrennt von Fragen der Klimaanpassung bearbeitet werden.

Bewertung durch Pflegepersonen

In Andalusien vermerken Krankenhäuser in einem Register, welche fragilen Patientinnen und Patienten von ihnen entlassen wurden und ob diese eines der folgenden Medikamente verwenden: Diuretika, blutdrucksenkende Medikamente, Antidepressiva, Neuroleptika oder Medikamente gegen Parkinson.

Anschließend erfolgt eine Bewertung durch die fallmanagenden Krankenpflegepersonen und ggf. werden die Daten der betroffenen Personen in den Plan zur telefonischen Nachverfolgung durch »Salud Responde« aufgenommen.

Eine Verbindung mit dem Qualitätsmanagement der Einrichtung kann helfen, eine nachhaltige Implementierung sicherzustellen. An der Entwicklung sollten neben den entscheidenden Personen alle wichtigen Bereiche der Institution in einer Lenkungsgruppe beteiligt sein. Systematisches Vorgehen bedeutet, mit einer Analyse der augenblicklichen Situation zu beginnen, konkrete Strategien zu entwickeln, für ihre verbindliche Umsetzung zu sorgen und zu überprüfen, ob die festgelegten Ziele erreicht wurden (▶ Abb. 1.3.4).

Diese Schritte orientieren sich an der Beschreibung des Klimaanpassungsprozesses der United Nations Climate Change (UNCC 2020), sie finden sich aber genauso im Public Health Action Cycle oder in Qualitätskreisläufen wieder. Eine Beteiligung der Beschäftigten am gesamten Prozess ist schon deshalb sinnvoll, weil sie damit für das Thema sensibilisiert werden.

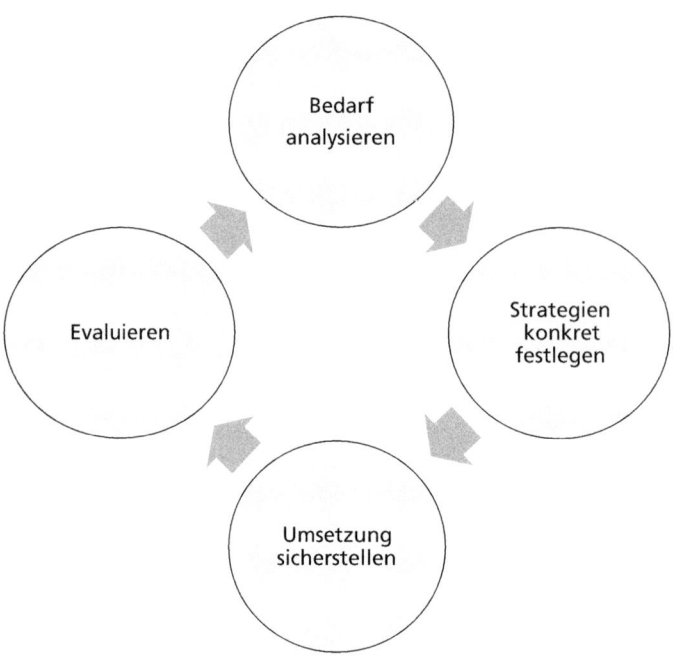

Abb. 1.3.4:
Systematisches Vorgehen bei der Entwicklung von Maßnahmenplänen (eigene Darstellung)

Die Bedarfsanalyse kann z. B. eine Befragung der Beschäftigten beinhalten oder eine Analyse der Stärken und Schwächen der Einrichtung unter dem Aspekt Hitzeschutz. Idealerweise wird analysiert, ob ein höheres Aufkommen an Patientinnen und Patienten (z. B. Notaufnahme im Krankenhaus) oder eine höhere Komplikationsrate bei Hitze in der Einrichtung vorkommen. Unter Beteiligung der Leitungspersonen ist konkret zu planen, welche Strategien verfolgt werden sollen und was dafür ggf. noch zu klären ist. Die Verschriftlichung im Hitzeaktionsplan ist eine der Strategien, um die Umsetzung sicherzustellen. Es soll überprüft werden, ob die Maßnahmen umgesetzt wurden, ob sie machbar sind, auf welche Akzeptanz sie treffen und ob die gewünschte Wirkung eingetreten ist.

1.3.5 Fazit

Interventionen zum Schutz vor Hitze sind komplex und nicht alle Ansatzpunkte können von der Gesundheitsversorgung alleine realisiert werden. Es macht Sinn, wenn sie sich in die Strategien der Kommunen einbindet und mit Akteuren außerhalb der Gesundheitsversorgung vernetzt. Informations- und Beratungsangebote für Beschäftigte wie Klientel, die auf spezifische Problemlagen eingehen, sind eine gute Basis, wenn sie berücksichtigen, dass Wissen nicht automatisch auch zu dem entsprechenden Handeln führt, insbesondere ein Optimismus-Bias möglich ist oder Ressourcen fehlen können. Zentrale Aufgabe der Gesundheitsversorgung ist einerseits, vulnerable Bevölkerungsgruppen in der Kommune zu unterstützen, andererseits sich vor allem auch um ihre eigenen Patientinnen und Patienten zu kümmern und beispielsweise die Medikation während Hitzephasen zu überprüfen und Verordnungen anzupassen.

Zugleich ist die Gesundheitsversorgung auch ein Arbeitsort und Arbeitgeber sind verpflichtet, für einen entsprechenden Schutz während Hitzetagen zu sorgen. Abhängig von der Größe der Einrichtung ist sie immer auch ein Teil der Stadt und trägt zu deren Mikroklima ggf. nicht unwesentlich bei. Die Umsetzung guter Ideen kann an rechtlichen und finanziellen Hürden zu scheitern drohen. Entscheidend ist es, dafür nach Lösungen zu suchen.

2   Praxis des Hitzeschutzes

2.1   Das Hitzewarnsystem des Deutschen Wetterdienstes

Henny Annette Grewe und Dea Niebuhr

Um was geht es?

Hitzeaktionspläne im Sinne der WHO legen verbindliche Strukturen, Verantwortlichkeiten, Kommunikationsabläufe und Maßnahmen fest, die im Falle einer Hitzewelle durchzuführen sind (▶ Kap. 1.3). Sie ähneln somit den nach Landesrecht aufgestellten Katastrophenschutzplänen, allerdings mit grundsätzlichen Unterschieden. Übereinstimmend wird in beiden Fällen der Plan in Kraft gesetzt, wenn der Ereignisfall eintritt. Der Ereignisfall »Katastrophe« tritt ein, wenn die untere Katastrophenschutzbehörde, dies ist in aller Regel der Landkreis bzw. die kreisfreie Stadt, eine Katastrophe nach jeweiligem Landesrecht feststellt. Die Kriterien für eine Katastrophe sind in den Katastrophenschutzgesetzen der Länder festgelegt, allerdings ist die Entscheidung des oder der Verantwortlichen, ob die jeweilige Situation vor Ort diese Kriterien erfüllt, eine Ermessenssache.

Analog müsste ein Hitzeaktionsplan in Kraft treten, wenn die zuständige Behörde einen »Hitzefall« nach Landesrecht feststellt. Da es aber bislang in Deutschland keine gesetzliche Regelung für den behördlichen Umgang mit Hitze gibt, existieren auch keine verbindlichen Vorgaben für einen »extremen Hitzefall«, der auf kommunaler Ebene koordinierte Schutzmaßnahmen auslösen müsste. In Hessen wurde 2004 jedoch ein verpflichtender Handlungsalgorithmus für stationäre Einrichtungen der Pflege und der Behindertenhilfe bei Hitze geschaffen (▶ Kap. 3.1). In dessen Zuge entwickelte der Deutsche Wetterdienst (DWD) ein Hitzewarnsystem und legte die Kriterien der Wärmebelastung für zwei Gefährdungsstufen fest. Mittlerweile ist das Hitzewarnsystem des DWD auf ganz Deutschland ausgeweitet und gezielt für spezielle Adressaten sowie für die Allgemeinbevölkerung zugänglich. Es handelt sich um eine Serviceleistung, die online abrufbar ist und eine wertvolle Hilfe im Hitzeschutz sein kann, insbesondere für alle Einrichtungen der Gesundheitsversorgung und der Pflege.

2.1.1   Hitzewellen und Hitzewarnsysteme

Während der Hitzewellen in New York und St. Louis im Sommer 1966 starben überwiegend Menschen, die durch Armut, höheres Alter oder vorbestehende Herz-Kreislauferkrankungen charakterisiert waren (Schuman 1972). Prävention, so die damalige Schlussfolgerung, müsse an medizinischen, sozialen und an Umgebungsfaktoren ansetzen. Die genannten Hitzewellen dauerten 14 (New York) bzw. 28 (St. Louis) Tage (Schumann 1972). Eine Hitzewelle wurde als eine Episode mit anhaltend hohen Temperaturen mit oder ohne erhöhte Luftfeuchte charakterisiert.

Hitzewellen gab es in den 1960er Jahren nicht nur in den USA, sondern u. a. auch in Europa. Zum Beispiel identifizierte die retrospektive Betrachtung des Zeitraumes 1960 bis 2017 in den Jahren 1962 und 1963 in Athen insgesamt drei Hitzewellen mit einer Dauer von drei, vier und sechs Tagen, die längste im gesamten Zeitraum bis 2017 nachgewiesene Hitzewelle dauerte elf Tage (Katavoutas & Founda 2019). In dieser Studie wurde eine Hitzewelle als ein Zeitraum von mindestens drei aufeinanderfolgenden Tagen definiert, an denen die Tageshöchsttemperatur die 95ste Perzentile des Referenzzeitraumes 1971 bis 2000 überschritt.

Andere Untersuchungen definieren eine Hitzewelle mittels anderer Wetterdaten, anderer Referenzzeiträume und/oder einer anderen Mindestdauer des Ereignisses. In einer vergleichenden Untersuchung von neun europäischen Städten wurde beispielsweise eine Zeitdauer von mindestens zwei Tagen als Kriterium für die Zuschreibung »Hitzewelle« gesetzt (Analitis et al. 2019). Für Deutschland gilt entsprechend der Definition einer Hitzewelle durch den DWD eine minimale Dauer von drei aufeinanderfolgenden Tagen (▸ Kap. 1.1.2).

Ungeachtet der unterschiedlichen Charakterisierung von Hitzewellen ergaben und ergeben sich aus ihren nachgewiesenen Auswirkungen auf die menschliche Gesundheit Handlungsanforderungen für die Prävention und den Gesundheitsschutz, denen weltweit mit unterschiedlicher Intensität nachgegangen wird. Ein Element des Maßnahmenkatalogs zur Reduktion des Impacts von Hitzewellen ist die Etablierung von Frühwarnsystemen. In den USA wurden als Konsequenz aus den hohen Sterbezahlen und der erhöhten Inanspruchnahme der Gesund-

heitsversorgung während Hitzeperioden bereits vor mehr als 30 Jahren Hitzewarnsysteme implementiert (Kalkstein et al. 1995). Sie basierten überwiegend auf dem sogenannten Heat-Index, einem Klimasummenmaß, in das neben der im Schatten gemessenen Lufttemperatur auch die relative Luftfeuchte eingeht. Der Heat-Index, ausgewiesen in ° F (Fahrenheit), ist ein Maß für die thermische Belastung des Menschen und ab Lufttemperaturen von ca. 20 bis 25 °C (68–77 °F) aussagekräftig.

Als weiteres Summenmaß zur Einschätzung des gesundheitlichen Risikos insbesondere bei körperlicher Belastung im Freien wurde der sogenannte Wet-Bulb Globe Temperature Index oder Feuchtkugel-Globe-Temperatur-Index (WBGT-Index) entwickelt, welcher die in der Sonne gemessene Lufttemperatur mit der relativen Feuchte, dem Ausmaß der Wolkenbedeckung, der solaren Strahlung und der Windgeschwindigkeit kombiniert, im Gegensatz zur Wet Bulb Temperature (▸ Kap. 1.2.1) also die Strahlungstemperatur der Sonne mitberücksichtigt (National Weather Service o. J., Budd 2008). Der Heat-Index und der WBGT-Index sind nicht die einzigen existierenden Klimasummenmaße. Ihnen wie allen weiteren liegt eine Bewertung der gesundheitlichen Auswirkungen von Hitze auf Basis epidemiologischer Evidenz und/oder thermophysiologischer Untersuchungsergebnisse zugrunde.

Erlebte Hitzewellen in der Kombination mit den Klimaprognosen führten in den letzten Jahrzehnten nicht nur in den USA dazu, dass die gesundheitlichen Folgen von Hitze eine verstärkte Aufmerksamkeit erfuhren. Es hat sich dabei in einer Vielzahl von Untersuchungen gezeigt, dass weder allgemeingültige Kriterien für Hitze noch für die Schwellenwerte zur Warnung oder für die Alarmauslösung festgelegt werden können, da zu viele Faktoren die Auswirkungen hoher Umgebungstemperaturen auf die Gesundheit von Bevölkerungen beeinflussen (▸ Abb. 2.1.1).

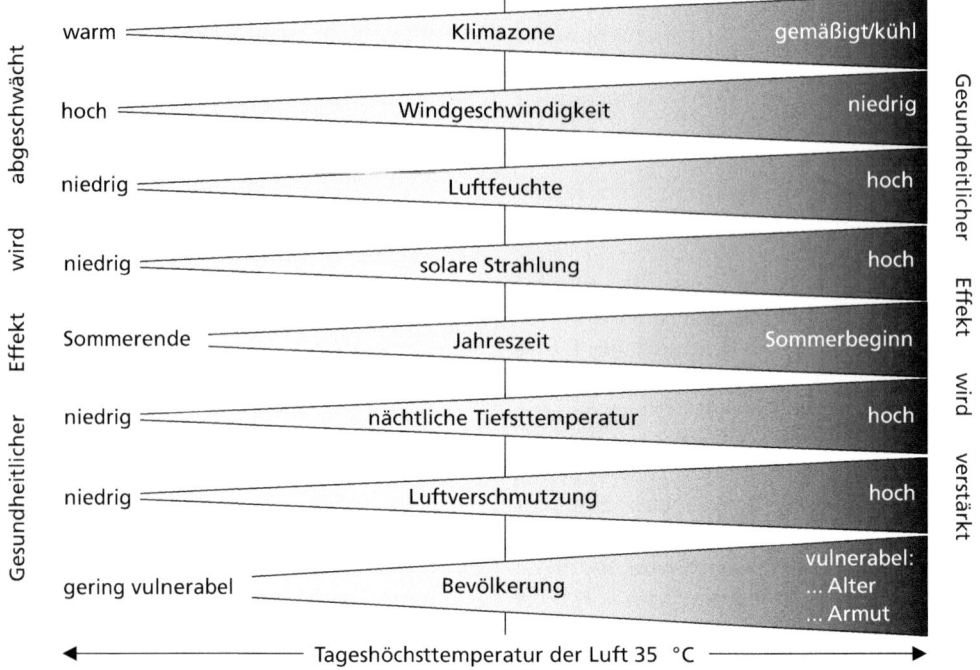

Abb. 2.1.1: Abschwächende und verstärkende Einflussfaktoren auf die gesundheitlichen Auswirkungen hoher Lufttemperaturen am Beispiel eines Tages mit einer Höchsttemperatur von 35 °C. Kleinräumige Faktoren wie der Grad der Versiegelung in einem Stadtgebiet oder der Gebäudezustand sind nicht aufgeführt. (eigene Darstellung)

Eine gegebene Lufttemperatur wie beispielsweise 35 °C im Schatten hat in eigentlich kühleren Klimazonen stärkere Auswirkungen auf die Sterblichkeit und die Krankheitslast als in wärmeren Regionen; Hitzeperioden zu Beginn des Sommers sind belastender als nach der Gewöhnung an höhere Temperaturen. Eine hohe Luftfeuchte führt zu Schwüle und erschwert die Wärmeabgabe (▶ Kap. 2.1.3), windarme Wetterlagen halten die Hitze insbesondere in versiegelten städtischen Gebieten auch nachts (Sun et al. 2017) und verhindern die Erholung des Organismus. Die Konzentration vieler Luftschadstoffe ist in Städten in der Regel höher als im ländlichen Umland, windarme Wetterlagen verhindern ihre »Auswaschung« aus den Straßenschluchten. Die verstärkende Wirkung von bodennahem Ozon und von Feinstaub (PM10) auf die Sterblich-

keit während Hitzewellen ist nachgewiesen (Analitis et al. 2014). Hitze in Kombination mit Trockenheit erhöht die Feinstaubbelastung, intensive Sonneneinstrahlung begünstigt die Reaktion von Stickoxiden sowie flüchtigen organischen Verbindungen (volatile organic compounds – VOC) und führt zu hohen Konzentrationen von bodennahem Ozon (▶ Kap. 2.4). Nicht zuletzt hängt der Effekt einer hohen Wärmebelastung auch von der Empfänglichkeit der jeweiligen Bevölkerung ab (▶ Kap. 1.1).

Welche Faktoren neben der Lufttemperatur in ein Hitzewarnsystem aufgenommen werden, muss also für jedes Land und für jede Region nach dem jeweils vorliegenden Erkenntnisstand entschieden werden. Bislang basieren die meisten europäischen Hitzewarnsysteme noch auf der täglichen Durchschnittstemperatur oder der Höchsttemperatur (Casa-nueva et al. 2019). Dies kann sich im Rahmen der Weiterentwicklung derartiger »lernender Systeme« über die Jahre verändern. Das Hitze-warnsystem des DWD ist ein Beispiel für ein komplexes Warnsystem, in das unterschiedliche Parameter eingehen (▶ Kap. 2.1.2).

2.1.2 Wärmebelastung als Warnkriterium

Ob wir uns bei 20 °C Lufttemperatur wohl-fühlen oder es uns zu warm ist oder wir frieren, hängt von vielen Einflussfaktoren ab: von unserer körpereigenen Wärmeproduktion, von der Bekleidung, von der Sonneneinstrah-lung und der Strahlung von Oberflächen, der Luftfeuchtigkeit und dem Wind (▶ Kap. 1.2). Aus diesem komplexen Zusammenspiel resul-tieren thermische Konstellationen, die wir als behaglich oder unangenehm wahrnehmen. Über unsere Wahrnehmung hinaus können thermische Umgebungen auch eine Gefahr für uns sein (▶ Kap. 1.2, ▶ Kap. 2.3). Um diese Gefahr einzuschätzen und rechtzeitig zu war-nen, sind sogenannte Klimaindizes sinnvoll, welche über die Lufttemperatur hinaus den Einfluss von Luftfeuchte, Strahlung und Wind in Vorhersagen einbeziehen. Noch weiter ge-hen Wärmebilanzmodelle, die neben den Um-gebungsparametern die Interaktion eines »Mo-dellmenschen« mit seiner thermischen Umge-bung abbilden.

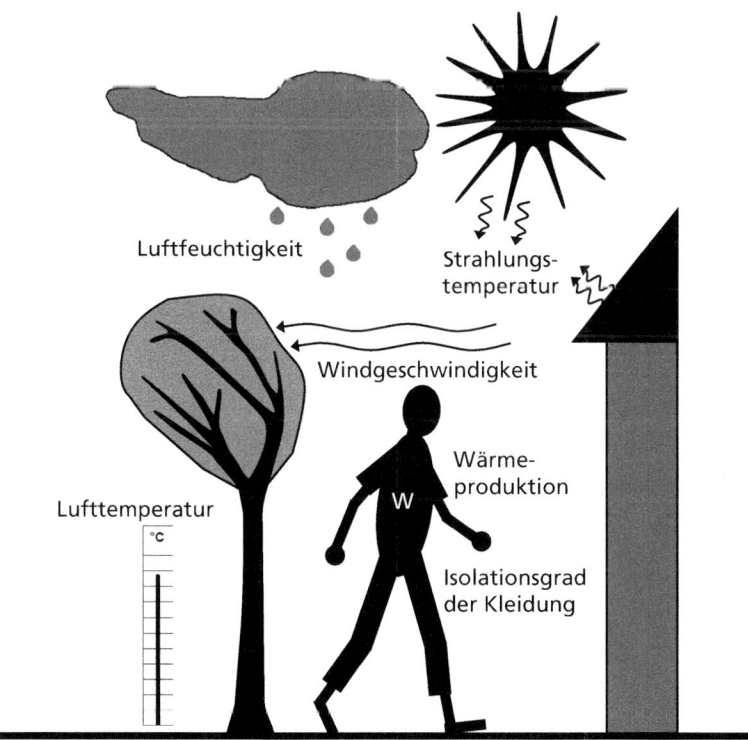

Abb. 2.1.2: Eingangsgrößen des Klima-Michel-Modells (eigene Darstellung)

Eines dieser Wärmebilanzmodelle ist das vom DWD entwickelte »Klima-Michel-Modell«; das Ergebnis der Berechnungen dieses Mo-dells ist die »Gefühlte Temperatur«, angegeben in °C. Beim Klima-Michel handelt es sich um einen modellierten »Standard-Menschen« (DWD o. J. (a), ▸ Abb. 2.1.2). Dieser ist 35 Jahre alt, 1,75 m groß und wiegt 75 kg. Seine Bekleidung ist dem jeweiligen Wetter angepasst, d. h. er trägt im Sommer leichte und im Winter warme Kleidung. Er bewegt sich mit 4 km/h auf ebener Fläche, sein Arbeitsumsatz entspricht dem bei schnellem Spazierengehen (▸ Kap. 1.2). Sein Empfinden der thermischen Umgebung basiert auf einem Vorhersagemodell für Innenräume, welches aus der realen Einschätzung verschiedener thermischer Umgebungen durch gesunde männliche und weibliche Versuchspersonen unter standardisierten Bedingungen abgeleitet wurde (Fanger 1973). Dieses Modell wurde als »vorausgesagtes mittleres Votum« bzw. »predicted mean vote« (PMV) in die DIN EN ISO 7730 aufgenommen. Es unterscheidet sieben Stufen der thermischen Bewertung. Für das Klima-Michel-Modell wurde diese Skala um die beiden Stufen »sehr kalt« und »sehr heiß« erweitert und jedem Bereich eine Belastungsstufe zugeordnet (▸ Tab. 2.1.1). Alle Belastungsstufen zusammen bilden den Thermischen Gefahrenindex. Aus den Berechnungen mithilfe des Klima-Michel-Modells resultiert eine aktuelle bzw. prognozierte Gefühlte Temperatur, die einer Belastungsstufe und somit auch einer Gefährdungsstufe innerhalb des Thermischen Gefahrenindex zugeordnet werden kann.

Tab. 2.1.1: Gefühlte Temperatur, thermische Belastungsstufen und Thermischer Gefahrenindex (eigene Zusammenstellung nach Koppe 2009)

Gefühlte Temperatur in °C	thermisches Empfinden	Belastungsstufe	Thermischer Gefahrenindex: Gesundheitliche Gefährdung…
< -39	sehr kalt	extremer Kältestress	… sehr hoch
-39 bis -26	kalt	starker Kältestress	… hoch
-26 bis -13	kühl	mäßiger Kältestress	… mittel
-13 bis 0	leicht kühl	leichter Kältestress	… gering
0 bis 20	behaglich	kein thermischer Stress	… keine
20 bis 26	leicht warm	leichte Wärmebelastung	… gering
26 bis 32	warm	mäßige Wärmebelastung	… mittel
32 bis 38	heiß	starke Wärmebelastung	… hoch
38 und höher	sehr heiß	extreme Wärmebelastung	… sehr hoch

Das Hitzewarnsystem des DWD beruht auf zwei Belastungsstufen, nämlich »starke Wärmebelastung« und »extreme Wärmebelastung«. Der DWD erläutert diese beiden Warnstufen folgendermaßen:

»Eine Warnung vor einer ›starken Wärmebelastung‹ wird dann herausgegeben, wenn die Gefühlte Temperatur am frühen Nachmittag einen bestimmten Schwellenwert überschreitet. Dieser Schwellenwert liegt bei etwa 32°C, kann aber aufgrund eines Akklimatisationseffektes bei Ereignissen im Frühsommer etwas niedriger und im Hochsommer etwas höher liegen. Als weiteres Kriterium einer Warnung wird die nächtliche Temperatur von Innenräumen herangezogen. Denn bleibt die Nacht zu warm, verschlechtert sich die Schlafqualität. Durch diese zusätzliche Belastung wird die Hitze tagsüber schlechter verkraftet.

Überschreitet die Gefühlte Temperatur am frühen Nachmittag einen Wert von 38°C, so wird vor einer ›extremen Wärmebelastung‹ gewarnt« (DWD o. J.).

In den Algorithmus der Generierung einer Hitzewarnung gehen demnach auch durch Adaptation bedingte jahreszeitliche Veränderungen ein, indem die Schwellenwerte der Belastungsstufen auf Basis der gefühlten Temperatur der letzten 30 Tage verschoben werden können.

Bei dem Kriterium der nächtlichen Wärmebelastung in Innenräumen handelt es sich auch um eine Modellierung (Pfafferott & Becker 2008). Basis des »operativen Standardgebäudes« sind Erkenntnisse über das thermische Verhalten unterschiedlicher Gebäudetypen und Geschosslagen bei unterschiedlichem Nutzerverhalten, z. B. nächtlicher Lüftung versus geschlossenen Fenstern. Die modellierten Werte wurden durch umfangreiche Messungen in und an Gebäuden validiert. Die nächtliche Wärmebe-

lastung ist relevant, weil sie abschätzen lässt, ob der menschliche Organismus eine thermische Erholungsphase während der Nacht erfährt. Von einer fehlenden Erholung bzw. Verschlechterung der Schlafqualität und -dauer wird ausgegangen, wenn eine sogenannte Tropennacht vorliegt (▶ Kap. 1.1), d. h., wenn die nächtliche Temperatur im Außenbereich nicht unter 20 °C absinkt. Auswertungen von Sterbedaten verschiedener Länder zeigen allerdings, dass die sommerliche Sterblichkeit, regional differenziert, auch schon ab 14 °C nächtlicher Minimumtemperatur ansteigen kann (Koppe & Deutschländer 2011). Zu bedenken ist, dass Lufttemperaturen in Räumen deutlich höher sein können als die zeitgleich gemessenen Temperaturen im Außenbereich, die derartigen Sterblichkeitsstatistiken zugrunde liegen. Für Hessen ließ sich sogar ein Anstieg der Sterblichkeit bereits ab nächtlichen Temperaturen im Außenbereich von ca. 11 °C nachweisen (▶ Abb. 2.1.3).

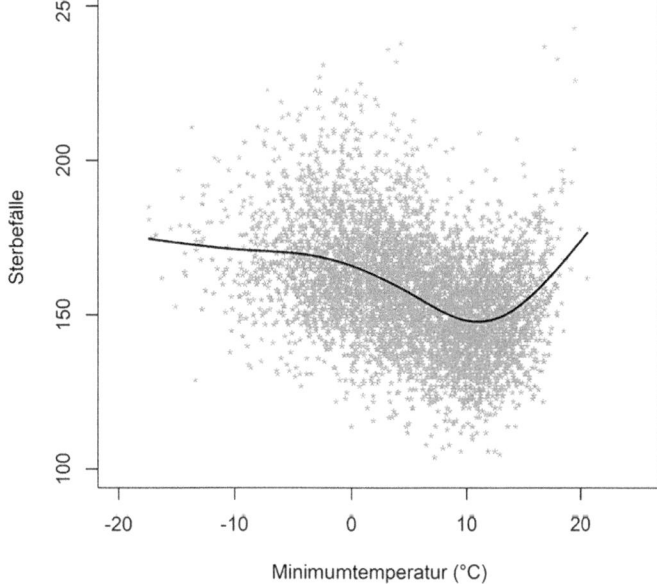

Abb. 2.1.3:
Sterbezahlen in Abhängigkeit von der Minimumtemperatur der Außenluft in den Jahren 2005 bis 2012 in Hessen. Der Wert der X-Achse am tiefsten Punkt der Kurve zeigt die Temperatur der geringsten Sterblichkeit. (Daten des Hessischen Statistischen Landesamtes, eigene Darstellung nach Siebert et al. 2017, S. 54)

Wie die Abbildung zeigt, ist der Anstieg der Sterblichkeit bei unter 11 °C fallenden Nacht-

Tiefsttemperaturen niedriger als bei ansteigenden Nacht-Tiefsttemperaturen. Dies ist auf den schützenden Effekt der Beheizung von Innenräumen in kalten Jahreszeiten zurückzuführen. Der Anstieg der Sterblichkeitszahlen bei höheren Nacht-Tiefsttemperaturen unterstreicht die präventive Bedeutung, die eine nächtliche Abkühlung nach heißen Tagen für den menschlichen Organismus hat. Die Berücksichtigung der nächtlichen Innenraum-Wärmebelastung in den Hitzewarnungen des DWD stellt also eine wertvolle Ergänzung der Warnkriterien dar.

Ein weiteres Warnkriterium betrifft ältere Menschen. Analog zum »Klima-Michel« hat der DWD einen »Klima-Michel Senior« modelliert (Matzarakis et al. 2020). Dieser ist 75 Jahre alt, 1,75 m groß, wiegt 70 kg und bewegt sich auf ebener Fläche mit einer Geschwindigkeit von 1 km/h. Auch seine Kleidung ist der Jahreszeit angepasst. Der »Klima-Michel Senior« ist sensibler gegenüber Hitze, bereits 36 °C

gefühlte Temperatur sind für ihn bzw. für viele ältere Menschen eine extreme Hitzebelastung. Im Falle einer erwarteten Gefühlten Temperatur von 36 °C wird die Hitzewarnung der Stufe 1 daher um einen speziellen Warnhinweis mit Verhaltenstipps für ältere Menschen erweitert.

Die automatisierte Auswertung aller genannten Parameter führt zu einem kreisbezogenen Warnvorschlag, welcher vor Herausgabe noch einmal biometeorologisch gesichtet wird. Nach der Expertenentscheidung für eine Warnmeldung wird sie in den Verteiler eingestellt (▶ Abb. 2.1.4). In der Newsletter-Version sind die Warnungen mit allgemeinen situationsbezogenen Verhaltensempfehlungen verbunden (Matzarakis & Muthers 2020). Bislang werden die Newsletter-Warnungen in deutscher Sprache verbreitet; die Unwetterwarnungen auf der WarnWetter-App oder GesundheitsWetter-App sind auch in englischer Sprache verfügbar.

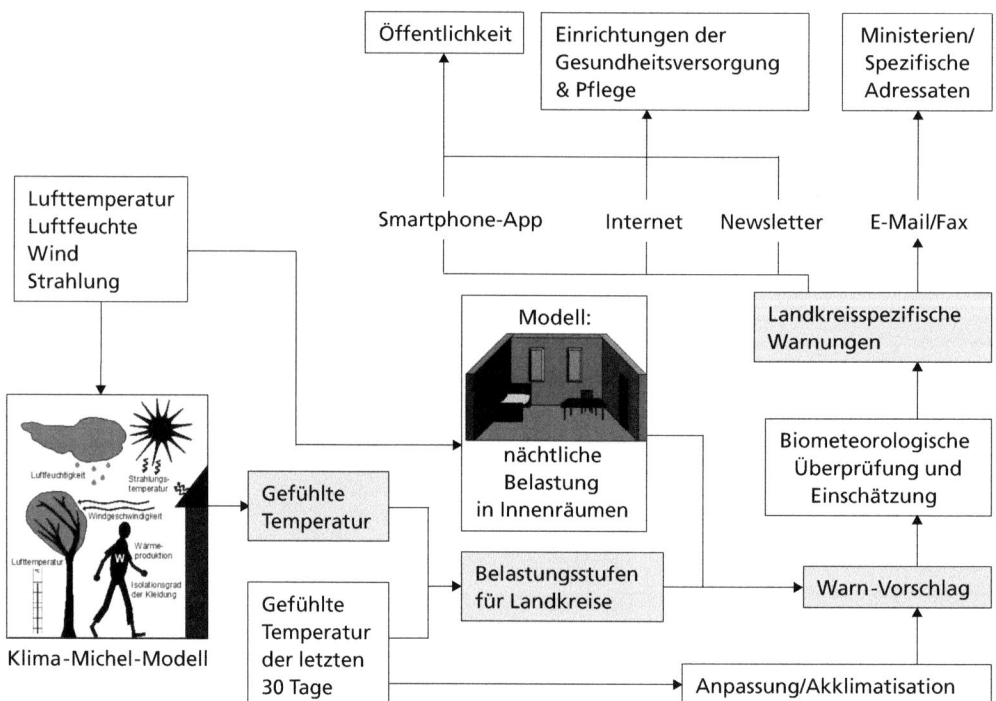

Abb. 2.1.4: Hitzewarnsystem des DWD: Arbeitsschritte und Verteilung (nach Matzarakis & Muthers 2020; eigene Darstellung)

Empfehlung

Die Hitzewarnungen des DWD werden bis 10:00 Uhr für den Tag, an dem gewarnt wird, und den Folgetag herausgegeben. Für die adäquate Vorbereitung von Maßnahmen, insbesondere für die vorausschauende Planung des Personaleinsatzes, ist diese Zeitspanne zu kurz. Es bietet sich daher an, zusätzlich zum Empfang der amtlichen Hitzewarnungen via Newsletter oder der mobilen App auch die bis zu fünf Tage vorausschauende Hitzeprognose für Landkreise zur Kenntnis zu nehmen. Diese Vorhersage kann ebenfalls als Newsletter abonniert werden oder ist alternativ auf der vom DWD betriebenen Homepage www.hitzewarnungen.de als Hitzetrend kartografisch dargestellt. Die Vorhersage des Hitzetrends wird täglich gegen 13 Uhr aktualisiert und wird für bis zu acht Tage ausgegeben.

Eine weitere Serviceleistung des DWD ist die Vorhersage der Gefühlten Temperatur und von Schwüle für die nächsten drei Tage (DWD o. J. (b)). Bei strahlungsintensivem wolkenlosem Himmel und Windstille kann die Gefühlte Temperatur im Sommer um mehr als 5 °C über der Lufttemperatur liegen. Im Winter führen vor allem hohe Windgeschwindigkeiten zu einer niedrigeren Gefühlten Temperatur als die Lufttemperatur. Unterschiede von mehr als 10 °C sind möglich (Staiger et al. 1997). Diese Diskrepanzen schließen einen direkten Vergleich mit prognostizierten oder tatsächlich gemessenen Lufttemperaturen aus und erschweren die Evaluierung der Vorhersagegenauigkeit von Hitzewarnungen für die eigene Institution und den Vergleich mit eigenen Messungen im Außenbereich. Der DWD wendet komplexe Evaluationsverfahren an mit dem Ziel, die bereits hohe Treffsicherheit der Warnungen kontinuierlich und qualitätsgesichert weiter zu optimieren.

In länger andauernden Hitzeperioden wird täglich aufs Neue gewarnt, ggf. mit unterschiedlichen Warnstufen. Eine Hitzewarnung sagt somit nicht zwangsläufig aus, dass eine Hitzewelle vorliegt, da für die Zuschreibung »Hitzewelle« bestimmte Kriterien über einen Zeitraum von mindestens drei Tagen erfüllt sein müssen (▶ Kap. 1.1.2). Eine Hitzewelle wird zudem anhand der tatsächlich gemessenen Wetterparameter festgestellt (DWD 2020). Dies sind neben der Lufttemperatur auch die Luftfeuchte, die Strahlung und der Wind.

Für alle Bemühungen um den Schutz vor und bei Hitze ist es zunächst nachrangig, ob es sich bei dem prognostizierten Ereignis um eine kurze Hitzeperiode oder um eine ggf. auch länger andauernde Hitzewelle handelt. Epidemiologische Untersuchungen haben gezeigt, dass sich ein Hitzeereignis in einem engen zeitlichen Zusammenhang auf die Sterblichkeit auswirkt (Siebert et al. 2019, Arbuthnott et al. 2020). Dies spricht für eine unmittelbare Gefährdung vulnerabler Personen durch Hitze, unabhängig von der Dauer einer Hitzeperiode. Daher sollte jede Hitzewarnung ernst genommen werden.

2.1.3 Das Phänomen der Schwüle

Schwüle ist ein subjektives Empfinden, das bei Gesunden ab einem Wasserdampfdruck der Luft von etwa 18,8 hPa (DWD o. J. (a)) bzw. einer absoluten Feuchte, d. h. einem Wassergehalt in Gasform, von 11,5 g/kg Luft auftritt (ASR A3.6). Diese »Schwülegrenze« wurde bereits vor Jahrzehnten empirisch mit gesunden Freiwilligen ermittelt (Scharlau 1950), eine physiologische oder meteorologische Erklärung für das Phänomen der Schwüle gibt es bislang nicht. Unbestritten ist jedoch, dass Schwüle eine körperliche Belastung darstellt und die Wärmeabgabe erschwert, insofern sollte Schwüle ein Kriterium für die Reduzierung körperlicher Aktivitäten sein. Dies gilt insbesondere für vulnerable Gruppen, auch wenn keine spezifischen Untersuchungen über das Schwüleempfinden sehr junger, älterer, kranker oder pflegebedürftiger Menschen vorliegen.

Da ein konstanter Wasserdampfdruck bei unterschiedlichen Lufttemperaturen zu einem unterschiedlichen Sättigungsgrad der Luft mit Wasserdampf führt, variieren die Werte der relativen Luftfeuchtigkeit, die Schwüleempfinden auslösen: Je höher die Umgebungstemperatur, desto niedriger ist die relative Luftfeuchtigkeit, bei der ein Gefühl der Schwüle ausgelöst wird. So liegt die Schwülegrenze bei einer Umgebungstemperatur von 20 °C bei etwa 80 % relativer Feuchte, bei einer Umgebungstemperatur von 28 °C bei etwa 50 % relativer Feuchte und bei 35 °C bei 33 % relativer Feuchte (ASR A3.6). Die Vorstellung, dass Schwüle durch eine hohe relative Luftfeuchtigkeit gekennzeichnet ist, trifft also für höhere Umgebungstemperaturen *nicht* zu. Für die vorausschauende Planung von sommerlichen Außenaktivitäten kann die Kenntnis der Schwüleentwicklung der kommenden Tage hilfreich sein. Unabhängig vom Milieu im Außenbereich kann sich während heißer Tage allerdings auch im Innenbereich eine Anreicherung von Wasserdampf mit Überschreiten der Schwülegrenze ergeben, beispielsweise bei Aufenthalt vieler Personen in Räumen mit geschlossenen Fenstern oder bei der Raumkühlung mit feuchten Tüchern oder Verdunstern. Es empfiehlt sich also neben der Messung der Temperatur auch die Messung der relativen Luftfeuchtigkeit im Innenbereich der jeweiligen Einrichtung (▶ Kap. 2.3.2).

2.1.4   Fazit

Das umfangreiche Informations- und Warnangebot des DWD bietet eine gute Planungsgrundlage für den Hitzeschutz in Einrichtungen der Gesundheitsversorgung und der Pflege. Zwei Einschränkungen sind jedoch mit diesem Warnsystem verbunden: Zum einen kann eine landkreisbezogene Hitzewarnung nicht das Mikroklima vor Ort und die raumklimatischen Verhältnisse eines konkreten Gebäudes abbilden. Es wird daher immer erforderlich sein, sich hierüber selbst Kenntnisse zu verschaffen. Dies gelingt mit der relativ einfachen Methode der Raumtemperatur- und der Feuchtemessung an festgelegten strahlungsgeschützten Orten innerhalb des jeweiligen Gebäudes und idealerweise zusätzlich an einem beschatteten Platz außerhalb des Gebäudes (▶ Kap. 3.5.4).

Zum anderen werden die Warnungen des DWD elektronisch verbreitet. Ihre direkte Nutzung durch ältere Menschen ist gegenwärtig noch fraglich (▶ Kap. 3.2). Über Newsletter, Internet oder Warn-Apps können jedoch nahezu alle im Gesundheitswesen Tätigen von den offiziellen Hitzewarnungen erreicht werden. Innerhalb der eigenen Institution sollte im Zuge der Erstellung eines Hitzeschutzplans verbindlich festgelegt werden, wer für den Empfang der Warnungen und Prognosen verantwortlich ist und welche Maßnahmen bei welcher Warnstufe umgesetzt werden müssen. Zudem sollte über die Einbeziehung anderer Warnangebote wie z. B. der UV-Warnung entschieden werden. Das Warnangebot des DWD sollte ein festes Element in der Information und Beratung Betroffener sowie ihrer Angehörigen sein (▶ Kap. 3.2.4, ▶ Kap. 3.3, ▶ Kap. 3.4). Über die Einbeziehung ggf. auch entfernt lebender, jüngerer Angehöriger können die etwaigen Nachteile des ausschließlich digitalen Warnangebotes kompensiert werden, indem die Jüngeren die Warnungen für den Wohnort der älteren, betreuungsbedürftigen Person beziehen und telefonisch an diese weitergeben.

Ein Hitze-Telefondienst wäre als präventives Zusatzangebot von Hausnotruf-Anbietern denkbar und würde die Chance erhöhen, dass Angehörige einer besonders vulnerablen Bevölkerungsgruppe von den Hitzewarnungen auch sicher erreicht werden. Der enge Kontakt zu den Kundinnen und Kunden während Hitzeperioden könnte für die anbietenden

Wohlfahrtsorganisationen gleichermaßen Vorteile bieten, da kritische Situationen rechtzeitig erkannt und somit Notfalleinsätze vermieden werden könnten.

Nicht zuletzt könnten kommunale Aktivitäten dazu beitragen, gefährdete Menschen über die Hitzewarnungen des DWD zu informieren. Bereits vor mehr als einem Jahrzehnt wurde in der Stadt Kassel die telefonische Weitergabe von Hitzewarnungen an registrierte Personen etabliert (Heckenhahn et al. 2013). Im Rahmen von Aktivitäten der Kommunen zum Schutz der Bevölkerung vor den gesundheitlichen Ge-

fahren durch Hitze könnten sich zukünftig Nachahmer für ein derartiges Serviceangebot in anderen Kommunen finden. Solche Angebote gilt es für jede Kommune in Erfahrung zu bringen, ggf. mit anzuschieben und seitens der Akteure in der Gesundheitsversorgung und der Pflege gegenüber den betreuten Personen zu bewerben. Mit einer direkten telefonischen Informationsweitergabe könnte der Zugang zu den Hitzewarnungen des DWD möglicherweise auch für Menschen mit einem anderen sprachlichen Hintergrund als Deutsch oder Englisch erleichtert werden.

2.2　Vor dem Sommer

Henny Annette Grewe und Vanessa Holt

Um was geht es?

Wie der nächste Sommer wird, wissen wir zwar nicht genau, aber alle Prognosen zeichnen ein düsteres Bild der Zukunft: Es wird immer öfter heiß, immer länger heiß und immer heißer. Darauf gilt es in jedem Jahr aufs Neue vorbereitet zu sein. Ein Blick in die Nachbarländer, die aus dem Sommer 2003 Lehren gezogen haben, hilft für die Anpassung der eigenen Institution an die Zukunft.

Neben Spanien (▶ Kap. 1.1) führte auch Frankreich nach dem »Hitzesommer« 2003 einen nationalen Hitzeaktionsplan – Plan National Canicule – ein. In ihm wird geregelt, welche administrativen Ebenen und welche Institutionen bei welcher Alarmstufe was zu tun haben. Für jede Kommune ist z. B. die Führung eines Registers vulnerabler Personen gesetzlich verpflichtend. Dies impliziert einen hohen Daueraufwand der Kommunen in der Werbung für diese Registrierung, die freiwillig ist.

Stationäre Einrichtungen der Pflege und Betreuung von Menschen mit besonderen Handicaps müssen einen Notfallplan – »Plan Bleu« – für Krisensituationen und Katastrophen implementieren, Krankenhäuser ebenso (»Plan Blanc«). Hitzewellen zählen in Frankreich zu den kritischen Naturgefahren und werden genauso ernst genommen wie andere Naturkatastrophen. Die regionalen Gesundheitsbehörden (Agences régionales de Santé) unterstützen die Pflegeeinrichtungen bei der Erstellung der Katastrophenpläne. Die Pläne umfassen eine detaillierte Beschreibung von Maßnahmen, die die jeweilige Einrichtung zur Vorbereitung und im Falle eines Hitzewellenalarms verbindlich durchführen muss. Der Plan Blanc für Krankenhäuser beinhaltet z. B. für den Akutfall die Bildung eines internen Krisenstabes, die Bereitstellung von Krankenhausbetten durch Verschiebung nicht dringlicher Eingriffe sowie die Mobilisierung zusätzlichen Personals. Auch Pflegeheime müssen die Rekrutierung zusätzlichen Personals vorsehen. Zu Beginn des Sommers müssen sie zudem die Raumausstattungen für Verschattung und Kühlung überprüfen und optimieren, eine Gefährdungsanalyse ihrer Bewohnerinnen und Bewohner durchführen, mit den behandelnden Ärztinnen und Ärzten mögliche Therapieanpassungen bei Hitze klären, über Familienangehörige bzw. Betreuungspersonen für geeignete Bekleidung der Bewohnerinnen und Bewohner sorgen, Vorbereitungen für die Essensumstellung sowie die Getränkemenge und Getränkeauswahl bei Hitze treffen und vieles mehr. Als Besonderheit sieht der Plan Bleu die Vorhaltung mindestens eines großen kühlen bzw. kühlbaren Raumes in jedem Pflegeheim vor, dessen Funktionstüchtigkeit vor dem Sommer selbstverständlich kontrolliert werden muss.

In Deutschland sollte der Vorbereitung auf den Sommer ein vergleichbar hohes Gewicht zugesprochen werden, auch wenn die gesetzlichen Regulative dafür bislang fehlen. Es wird immer darum gehen, das jeweilige Risiko der anvertrauten Personen einzuschätzen, gleich, ob in der Beratung, in ambulanten oder in stationären Betreuungskonstellationen. Dass diese Einschätzung sich nicht auf vorbestehende Krankheiten oder das Alter der Person beschränken darf, ist sowohl aus Kenntnis des Zusammenhangs zwischen Hitze und gesundheitlichen Folgen (▶ Kap. 1.1, ▶ Abb. 1.1.4) als auch aus dem sozioökologischen Modell der Gesundheitsförderung (▶ Kap. 1.3, Abb. 1.3.1) ableitbar.

Es empfiehlt sich daher, bei der individuellen Gefährdungseinschätzung nach dem Drei-Faktorenmodell in Abb. 1.1.4 vorzugehen. Dies bedeutet

1. die räumliche Umgebung der betreuten Personen zu erfassen und zu optimieren,

2. die Vulnerabilität der betreuten Personen einzuschätzen und zu reduzieren,
3. die gesundheitliche Versorgungssituation zu analysieren und zu verbessern.
4. Akutkrankenhäuser sollten sich auf höhere Notaufnahmezahlen vorbereiten.

2.2.1 Die räumliche Umgebung vorbereiten

In stationären Pflegeeinrichtungen, in Krankenhäusern, in Werkstätten, in Praxen, in häuslicher Umgebung kann man sich durch Messung der Raumtemperatur schon zu Beginn des Sommers ein Bild über das thermische Verhalten der Räume machen. Wichtig ist, dass die Erfassung der Raumtemperaturen über den ganzen Sommer erfolgt, aus Gründen des Arbeitsschutzes möglichst in Zusammenschau mit einer Messstation im beschatteten Außenbereich des Gebäudes (▶ Kap. 3.5.4). Über investive Maßnahmen wie Außenverschattung kann ggf. noch rechtzeitig für eine Optimierung des Raumklimas gesorgt werden (▶ Kap. 2.4). Ist dies nicht möglich, sollten zumindest die kühlsten Räume identifiziert und für eine Umnutzung vorbereitet werden. In Pflegeheimen wäre der kühlste Raum z. B. für den vorübergehenden Aufenthalt von Bewohnerinnen und Bewohnern zur Abkühlung geeignet, ein zweiter kühler Raum als Pausenraum für die Mitarbeitenden (▶ Kap. 3.5.), ein dritter für die Aufbewahrung von Medikamenten. Die regionalen Gesundheitsbehörden empfehlen französischen Pflegeheimen auch die Prüfung der Verlagerung des Eingangsbereichs, falls beispielsweise ein Nebeneingang an der sonnenabgewandten Seite zu einem geringeren Wärmeeintrag in das Gebäude führen würde. In Krankenhäusern sollte für nicht klimatisierte Stationen mit überwärmten Räumen ein Plan für die Patientenzimmerbelegung gemacht werden, der sich an den möglichen Risiken für Patientinnen und Patienten, z. B. fieberhaften Erkrankungen oder hohem Alter, orientiert.

Ob zur Ausstattung einer Station, einer Praxis oder eines Wohnbereichs auch die Installation eines (mobilen) Klimagerätes gehört, muss unter Abwägung der in diesem Falle konkurrierenden Schutzgüter Mensch und Klima entschieden werden. Diese dilemmatische Entscheidungssituation wird in jedem Sommer wiederkehren. Um sie zu vermeiden, helfen nur langfristig wirkende bauliche Anpassungen, die ein kühles Raumklima schaffen (▶ Kap. 2.4), nachrangig zumindest die Vermeidung der Nutzung fossiler Energieträger zur Raumkühlung. Mobile Klimageräte oder »Hausmittel« wie feuchte Tücher werden in vielen Einrichtungen bis zur erfolgten baulichen Anpassung der jeweiligen Gebäude als Maßnahmen eingesetzt werden müssen (▶ Kap. 2.3). Die Vorhaltung entsprechender funktionstüchtiger Materialien in hinreichender Menge sollte bereits vor dem Sommer organisiert werden. Gleichfalls gilt es, die Zuständigkeiten für ihre Bedienung zu planen, einen Lüftungsplan zu erstellen und auch hier Verantwortlichkeiten festzulegen (▶ Kap. 3.1).

Eine zentrale, viel diskutierte Frage betrifft die Raumtemperatur, die für unterschiedliche Nutzerinnen und Nutzer als tolerabel angesehen werden kann. Die Raumtemperatur wird neben der Lufttemperatur durch die Strahlungstemperatur der Flächen im Raum (z. B. Strahlung von den Fensterflächen) bestimmt. Auf die subjektive Bewertung der Umgebungstemperatur als bspw. »behaglich«, »zu kalt«, »zu warm« oder »unbehaglich« nehmen auch die Feuchtigkeit im Raum sowie Luftbewegungen Einfluss, dazu die körpereigene Wärmeproduktion (▶ Kap. 2.1).

In aller Regel reicht es zur Beurteilung der Raumtemperatur aus, die Lufttemperatur an einem strahlengeschützten Ort im Raum zu messen. Es empfiehlt sich, entsprechend der Anleitung der Technischen Regel ASR A.3.5, die zur Arbeitsstättenverordnung gehört, vorzugehen (▶ Kap. 3.5.4). Allerdings kann auch die Luftfeuchte eine zu berücksichtigende Größe werden, wenn z. B. die Raumkühlung mithilfe von Verdunstung erreicht werden

soll (▶ Kap. 2.3.2). Entsprechend muss das Messsystem dann um ein Hygrometer erweitert werden.

Es gibt bislang lediglich für Beschäftigte, somit auch für Beschäftigte in Werkstätten für Menschen mit Behinderungen, über die ASR A.3.5 einen rechtlichen Rahmen für Temperaturobergrenzen in Räumen (▶ Kap. 3.5.4). Diese gelten jedoch nicht für Schülerinnen und Schüler, Kita-Kinder, Bewohnerinnen und Bewohner von Pflegeheimen und Wohnheimen für Menschen mit Beeinträchtigungen oder für den privaten Wohnbereich. Mangels anderer Regelungen dienen sie in vielen Kontexten dennoch als Orientierung. Nur für wenige Betroffenengruppen und Raumsituationen existieren darüber hinaus wissenschaftliche Untersuchungen, auf deren Ergebnisse sich Empfehlungen zur idealen oder tolerablen Raumtemperatur stützen können.

Der folgende Überblick (▶ Tab. 2.2.1) fasst vorhandene Daten und Empfehlungen zur optimalen bzw. noch tolerablen Raumtemperatur für unterschiedliche Nutzergruppen und Kontexte zusammen. Nochmals sei betont, dass nicht alle recherchierten Empfehlungen auf einer empirischen Basis stehen, vielmehr beruhen sie zum Teil auf biologischer Plausibilität oder sind aus anderen Kontexten übernommen. Der Vollständigkeit halber sind in der Tabelle 2.2.1 Empfehlungen für die räumliche Umgebung von Säuglingen aufgeführt. In Kapitel 3.3 wird auf die Schlafbedingungen von Säuglingen – auch unter dem Gesichtspunkt der Prävention des plötzlichen Kindstodes (SIDS)[2] – näher eingegangen (▶ Kap. 3.3).

Die WHO empfiehlt für den *häuslichen Wohnbereich* der Allgemeinbevölkerung 32 °C als Höchsttemperatur während des Tages und 24 °C in der Nacht (WHO Europa 2019). Das Gebäudeenergiegesetz (GEG) verweist in seinen Bestimmungen für den Neubau von Gebäuden auf die DIN 4108-2: 2013-02 »Wär-

---

2 SIDS: Sudden Infant Death Syndrome

meschutz und Energie-Einsparung in Gebäuden – Teil 2: Mindestanforderungen an den Wärmeschutz«; in Kapitel 2.4.1 wird ausführlich darauf eingegangen (▶ Kap. 2.4.1). Verbindliche Raumtemperaturregeln für Bestandsgebäude existieren bislang nicht.

In *Kitas* sollten 26 °C während Hitzeperioden nicht überschritten werden. Die Unfallkasse Nordrhein-Westfalen listet unterschiedliche »gesunde und zuträgliche Raumtemperaturen« für unterschiedliche Funktionsbereiche auf, die im Falle hoher Umgebungstemperaturen jedoch ohne entsprechende bauliche Anpassung des Gebäudes in vielen Fällen nicht eingehalten werden können (Unfallkasse NRW 2023, S. 23 f.).

Die Deutsche Gesetzliche Unfallversicherung DGUV empfiehlt für *Klassenräume* eine Raumlufttemperatur zwischen 20 und maximal 26 °C bei einer relativen Luftfeuchtigkeit zwischen 30 und 55 % und minimaler Luftbewegung (DGUV 2023).

Die Regeln für mögliches »Hitzefrei« in *Schulen*, meist in Verwaltungsvorschriften oder Erlassen bekannt gegeben, variieren zwischen den Bundesländern. Zumeist bleibt es den Schulleiterinnen und Schulleitern überlassen, ob und wann der Unterricht für welche Klassenstufen abgebrochen wird. In denjenigen Bundesländern, in denen Temperatur-Richtwerte für die Kann-Entscheidungen vorgegeben sind, liegen diese meist zwischen 25 und 27 °C Raumtemperatur. In Nordrhein-Westfalen entscheidet die Schulleitung beispielsweise, ob bei Raumtemperaturen oberhalb von 27 °C Hitzefrei gegeben wird (Ministerium für Schule und Bildung des Landes Nordrhein-Westfalen 2015).

Die Empfehlungen der WHO für den häuslichen Bereich gelten auch für *stationäre Pflegeeinrichtungen*. Das englische Gesundheitsministerium setzt im »Heatwave-Plan for England« für Hochrisikopersonen, u. a. Pflegeheimbewohnerinnen und -bewohner, eine Raumtemperaturobergrenze von 26 °C. Bei höheren Umgebungstemperaturen müssen Hochrisikopersonen für mehrere Stunden an einen Ort mit Lufttemperaturen < 26 °C gebracht werden oder es muss Körperkühlung erfolgen (UK Health Security Agency 2023a, 2023b). Im französischen Hitzewellenplan »Plan National Canicule« ist für jede Pflegeeinrichtung die Vorhaltung eines größeren gekühlten Raums vorgeschrieben, eine Raumtemperatur von 25 °C wird für diesen gekühlten Raum empfohlen (Ministère de la Santé, de la Jeunesse, des Sports et de la Vie Associative 2009, S. 56).

Eigene Untersuchungen zur thermischen Behaglichkeit pflegebedürftiger Personen in zwei Pflegeheimen ergaben eine Präferenz für den Bereich 23–24 °C, Temperaturen oberhalb von 27 °C wurden von mehr der Hälfte der Befragten als »eher warm« bzw. »zu warm« empfunden. Ein umfangreiches systematisches Review kam zu dem Schluss, dass für Risikopersonen der obere Grenzwert der thermischen Behaglichkeit bei 26 °C liegt (Tham et al. 2020).

In der Zusammenschau aller Empfehlungen und vor dem Hintergrund der ASR A3.5, des bislang einzigen Regelwerks in Deutschland, sollte in Wohn- und Arbeitsumgebungen, in denen sich durch Hitze gefährdete Personen aufhalten, eine Raumtemperatur von maximal 26 °C angestrebt werden. Medikamente müssen entsprechend des jeweils angegebenen Temperaturbereichs aufbewahrt werden, der häufig unterhalb von 26 °C liegt.

In der ambulanten Pflege oder in der Betreuung Schwangerer unterstützt die Kenntnis der thermischen Wohnverhältnisse eine gezielte Beratung, z. B. zur Verlegung des Schlafplatzes in den kühlsten Raum oder zur Verschattung sonnenexponierter Fenster. Beratungen zur thermischen Umgebung müssen bei mobilen Personen auch die täglichen Aktivitäten und den Verlauf der Wegstrecken im Außenbereich berücksichtigen. Ggf. müssen die Aufenthaltszeiten im Freien angepasst und unbeschattete Wege gemieden werden, ggf. bietet die Kommune schon kühle Orte an, ggf. kann eine Fahrt in einem klimatisierten Fahrzeug des öffentlichen Nahverkehrs oder eine Pause in einem klimatisierten Supermarkt Erholung schaffen.

Tab. 2.2.1: Veröffentlichte Raumtemperaturempfehlungen für unterschiedliche Nutzergruppen (eigene Zusammenstellung)

Nutzungsart/ Institution *Zielgruppe* • Ort	empfohlene Temperatur	empfohlene Obergrenze Temperatur	Quelle
häuslicher Bereich *Allgemeinheit*	< 32 °C tagsüber	max. 24 °C nachts	WHO (Hrsg.) (2019). *Heatwaves: How to stay cool.* Zugriff am 14.08.2023 unter: https://www.who.int/news-room/questions-and-answers/item/heatwaves-how-to-stay-cool
Neubau Wohngebäude *Allgemeinheit* • Aufenthaltsräume	• drei Klimazonen: 25–27 °C • 1.200 Übertemperatur-Gradstunden in Wohngebäuden erlaubt		Gebäudeenergiegesetz (GEG)/DIN 4108-2013-02, ► Kap. 2.4.1
häuslicher Bereich *Säuglinge* • Schlafzimmer	18 °C	keine Angabe	Deutsche Gesellschaft für Schlafforschung und Schlafmedizin (DGSM) et al. (Hrsg.) (2022). *S1-Leitlinie Prävention des Plötzlichen Säuglingstods*
häuslicher Bereich *Säuglinge/Kleinkinder* • alle Räume	keine Angabe	26 °C	BZgA (Hrsg.) (o. J.). *Tipps für Eltern von Babys und Kleinkindern.* Zugriff am 14.08.2023 unter: https://www.klima-mensch-gesundheit.de/hitzeschutz/babys-und-kinder/
häuslicher Bereich *Kinder* • Schlafzimmer	16–18 °C	keine Angabe	Berufsverband der Kinder- und Jugendärzte e. V. (Hrsg.) (2003). *Plötzlicher Kindstod meist zu vermeiden.* Zugriff am 14.08.2023 unter: https://www.kinderaerzte-im-netz.de/news-archiv/meldung/article/ploetzlicher-kindstod-meist-zu-vermeiden/
Kita *Kleinkinder* • Aufenthalt • Wickelraum • Schlafräume	21–22 °C 24 °C 18 °C	bei Außenluft-Temperatur > 26 °C: 26 °C	Unfallkasse NRW (Hrsg.) (2023). *Sichere Kita.* S. 23 f. Düsseldorf. Zugriff am 14.08.2023 unter: https://sika.rms2cdn.de/files/pdf-brochures/sichere_kita_1673011768.pdf
Klassenräume	20–22 °C	26 °C	DGUV (Hrsg.) (2023). *Raumluftqualität und Raumklima.* Zugriff am 14.08.2023 unter: https://www.sichere-schule.de/lernraumunterrichtsraum/lernraum-unterrichtsraum/raumluftqualitat-raumklima
Schule *Schulkinder*	• nach jeweiliger Landesbestimmung für »Hitzefrei« • Bsp. NRW: Hitzefrei bei Raumtemperatur > 27 °C gemäß Entscheidung der Schulleitung möglich (Ministerium für Schule und Bildung des Landes Nordrhein-Westfalen (Hrsg.) (2015). *Runderlass des Ministeriums für Schule und Weiterbildung v. 29.05.2015.* Zugriff am 20.08.2023 unter: https://bass.schul-welt.de/15402.htm)		

Tab. 2.2.1: Veröffentlichte Raumtemperaturempfehlungen für unterschiedliche Nutzergruppen (eigene Zusammenstellung) – Fortsetzung

Nutzungsart/ Institution *Zielgruppe* • Ort	empfohlene Temperatur	empfohlene Obergrenze Temperatur	Quelle
Betriebsstätten *Berufstätige*			ASR A3.5: 26 °C, wenn Außentemperatur > 26 °C • 26–30 °C: Maßnahmen sollen ergriffen werden; Gefährdungsbeurteilung! • 30–35 °C: Maßnahmen müssen ergriffen werden • > 35 °C: Räume nicht mehr als Arbeitsräume geeignet
Pflegeheime *Pflegebedürftige* • alle Räume		26–32 °C 26–28 °C	Tham et al. 2020 eigene Untersuchungen
Pflegeheime *Pflegebedürftige* • alle Räume		26 °C	• UK Health Security Agency (Hrsg.) (2023a). *Supporting vulnerable people before and during hot weather: social care managers, staff, and carers.* Zugriff am 14.08.2023 unter: https://www.gov.uk/government/publications/hot-weather-and-health-supporting-vulnerable-people/supporting-vulnerable-people-before-and-during-hot-weather-social-care-managers-staff-and-carers • UK Health Security Agency (Hrsg.) (2023b). *Supporting vulnerable people before and during hot weather: healthcare professionals.* Zugriff am 14.08.2023 unter: https://www.gov.uk/government/publications/hot-weather-and-health-supporting-vulnerable-people/supporting-vulnerable-people-before-and-during-hot-weather-healthcare-professionals
Pflegeheime *Pflegebedürftige* • ein Aufenthaltsraum	25 °C	25 °C	Ministère de la Santé, de la Jeunesse, des Sports et de la Vie Associative (Hrsg.) (2009). *Les Recommandations »Canicule«.* Zugriff am 14.08.2023 unter: https://sante.gouv.fr/IMG/pdf/Les_recommandations_canicule_.pdf

2.2.2 Die Vulnerabilität der betreuten Personen verringern

In stationären Versorgungssituationen, aber auch im Kontext von ambulanter Betreuung und Beratung, empfiehlt es sich, in der Vorbereitung auf Hitzeperioden zum einen den Überblick über das Ausmaß der Sensibilität, d. h. die Risikokonstellationen der betreuten Personen, zu gewinnen, zum anderen aktivierbare Ressourcen zu identifizieren, die die Anpassungsfähigkeit in Hitzeperioden verbessern könnten. Länger bestehende Betreuungsbeziehungen bieten hierfür die besten Voraussetzungen, da die Gesundheitsdeterminanten, d. h. die Einflussfaktoren auf die Gesundheit der betroffenen Personen und ihre Wechselwirkungen, bereits bekannt sind (▶ Kap. 1.3.2, ▶ Abb. 1.3.1) und ggf. an bewährte Maßnahmen des Vorjahres angeknüpft werden kann. Eine Strukturierung des Assessments in die Kategorien Sensibilität und Anpassungsfähigkeit bietet sich an (▶ Kap. 3.2.2, ▶ Tab. 3.2.1).

Risikoerhöhende körperliche und kognitive Beeinträchtigungen sind überwiegend in vorbestehenden Krankheiten begründet, aber auch durch die zur Behandlung der Krankheiten eingesetzten Medikamente und nicht zuletzt durch das Alter der jeweiligen Person bedingt. Vor allem in ambulanten Kontexten spielen zudem soziale und sozioökonomische Aspekte eine nicht unbedeutende Rolle. Hier gilt es mögliche Ressourcen zu erkennen und zu mobilisieren. Diese Ressourcen können durchaus auch sozialer Art sein – eine nette Nachbarin, deren Wohnung nach Norden ausgerichtet ist und die die gebrechliche Person zu einem kühlen Früchtetee einlädt, oder der Sohn, der die Mutter vorübergehend in sein kühles Haus holt.

Erkenntnisse über chronische Erkrankungen, die bei Hitze risikoerhöhend sind, lassen sich innerhalb von Bevölkerungen aus epidemiologischen Untersuchungen über das Sterbegeschehen und die Krankheitslast gewinnen (▶ Kap. 1.1). Tabelle 2.2.2 fasst den derzeitigen Erkenntnisstand, gewonnen aus überwiegend internationalen Studien, für die in diesem Buch relevanten Personengruppen zusammen (▶ Tab. 2.2.2). Beachtet werden muss, dass bislang nicht für alle potentiellen Risikofaktoren auch Daten aus Deutschland vorliegen. Aufgrund thermophysiologischer Plausibilität sollte bis zum Beweis des Gegenteils davon ausgegangen werden, dass Erkenntnisse aus Ländern mit ähnlichen klimatischen Bedingungen und einer vergleichbaren Gesundheitsversorgung auch für Deutschland Gültigkeit haben.

Tab. 2.2.2: Chronische Vorerkrankungen, die das Risiko einer Gesundheitsbeeinträchtigung bei Hitze erhöhen (nach WHO 2011, Ebi et al. 2021, Hayes et al. 2012, McCornack et al. 2016, Kenny et al. 2010, Borg et al. 2019, Fritze 2020; Thompson et al. 2022)

Krankheit	(mögliche) pathophysiologische Mechanismen
Herz-Kreislauf-Erkrankungen	Steigerung des Herzminutenvolumens zum Wärmetransport an die Körperoberfläche nicht möglich & Hämatokriterhöhung durch Flüssigkeitsverlust → Dekompensation/Thrombusbildung
Asthma bronchiale/COPD	reflektorischer Bronchospasmus/direkte Zellschädigung durch heiße Einatmungsluft/erhöhte Schadstoffgehalte der Luft → entzündliche Reaktion → verringerter Luftumsatz
bösartige Tumorerkrankungen	unterschiedliche Mechanismen je nach Art und Stadium
Zerebrovaskuläre Erkrankungen	Reduktion des zerebralen Blutflusses durch Umverteilung zur Haut; Flüssigkeitsverlust → Risiko der Thrombusbildung erhöht
Demenz/geistige Behinderung	Risikowahrnehmung vermindert, Anpassungsverhalten eingeschränkt oder nicht möglich
Dehydratation	Erhöhung der Schwitzschwelle, verminderte Schweißrate
Neurologische (z. B. Parkinson-Krankheit)/psychische Erkrankungen (z. B. Schizophrenie)	Temperaturempfinden und motorische Antwort eingeschränkt, Anpassungsverhalten kognitiv und/oder motorisch eingeschränkt

Tab. 2.2.2: Chronische Vorerkrankungen, die das Risiko einer Gesundheitsbeeinträchtigung bei Hitze erhöhen (nach WHO 2011, Ebi et al. 2021, Hayes et al. 2012, McCornack et al. 2016, Kenny et al. 2010, Borg et al. 2019, Fritze 2020; Thompson et al. 2022) – Fortsetzung

Krankheit	(mögliche) pathophysiologische Mechanismen
Chronischer Substanz-/Alkoholkonsum	Temperaturempfinden und motorische Antwort eingeschränkt, Anpassungsverhalten kognitiv und/oder motorisch eingeschränkt, Flüssigkeits-/Elektrolytverschiebungen
Diabetes mellitus	Mikroangiopathie/periphere Neuropathie → Wärmeleitung zur Haut erschwert & Schweißabgabe vermindert
chronische Niereninsuffizienz	Flüssigkeits- und Elektrolytverschiebungen, veränderte Kinetik von Medikamenten
Adipositas	verminderte Temperaturwahrnehmung, ungünstiges Oberflächen-Masseverhältnis → Wärmeabgabe vermindert
Cystische Fibrose	hoher Elektrolytverlust

Gesichert gilt auch für Deutschland, dass mit höherem Alter das Risiko für hitzebedingte Gesundheitsschäden steigt (Wöhl et al. 2020). Unter anderem aufgrund kleiner Fallzahlen bilden sich die Gesundheitsgefährdungen von Neugeborenen und Kleinkindern nicht gleichermaßen statistisch ab, allerdings ist ihre Gefährdung aus den physiologischen Gegebenheiten ableitbar (► Kap. 3.3) und die Auswertung großer Fallzahlen zeigt einen Anstieg der Krankenhausaufnahmen um ca. 5 % für die Altersgruppe 0 bis 9 Jahre an heißen Tagen (Karlsson & Ziebarth 2018).

Abhängig von der Art und der Anzahl vorliegender körperlicher Risikofaktoren können selbstverständlich Personen aller Altersgruppen gefährdet sein. Für chronische Atemwegserkrankungen, insbesondere COPD (chronic obstructive pulmonary disease), sowie für ischämische Herzerkrankungen ist eine Erhöhung des Sterberisikos während Hitzeperioden auch in Deutschland nachgewiesen (Schlegel et al. 2020). Tumorerkrankungen können je nach Stadium und damit verbundener körperlicher und kognitiver Einschränkung risikoerhöhend bei Hitze sein, was sich an steigender Mortalität während Hitzewellen zeigt (Hoffmann et al. 2008, Thompson et al.

2022). Eine besondere Gefährdung trifft auch Menschen mit Cystischer Fibrose (Mukoviszidose). Ihr per se erhöhter Kochsalzbedarf steigt bei vermehrter Schweißsekretion, weil die Rückresorption von Chlorid aufgrund des genetischen Defekts des CFTR-Kanals (► Kap. 1.2) nicht hinreichend ist. Dies bildet sich in einer Zunahme der Arztkontakte während Hitzeperioden ab (Schillo et al. 2019).

Pflegebedürftigkeit führt zu einer erhöhten Inanspruchnahme der Gesundheitsversorgung bei Hitze (Schillo et al. 2019), Gleiches gilt für Schwangerschaft (Schillo et al. 2019). Dass Dehydratation und ein unangepasster Elektrolythaushalt die Wärmeabgabe durch Schwitzen erschweren, ergibt sich allein schon aus der Physiologie (► Kap. 1.2). Bei älteren, insbesondere bei pflegebedürftigen Menschen ist nicht selten eine Exsikkose auf dem Boden einer langandauernden negativen Flüssigkeitsbilanz vorbestehend. Ein zusätzlicher rascher Flüssigkeitsverlust durch Schwitzen birgt die Gefahr der Dekompensation hin zu einer Hitzesynkope, Hitzeerschöpfung oder einem Hitzschlag (► Kap. 2.3).

Dehydratation und Elektrolytentgleisungen sind häufige Gründe für den Anstieg der Notaufnahmekontakte, vor allem von Kindern (Uibel et al. 2022) und älteren Menschen (Hopp et al. 2018, Semenza et al. 1999) während Hitzewellen. In Deutschland noch nicht beobachtet, in anderen Regionen der Welt jedoch seit einigen Jahren beschrieben, wird eine spezielle Form des chronischen Nierenversagens auf dem Boden einer chronischen Dehydratation bei Hitze. Bei den Betroffenen handelte es sich um jüngere Menschen, die in sehr heißen Umgebungen unter schlechten Arbeitsbedingungen ohne hinreichende Flüssigkeitssubstitution schwere körperliche Arbeit verrichteten (Glaser et al. 2016). Die sogenannte Hitzestress-Nephropathie (heat stress nephropathy) kann bis zum dialysepflichtigen Nierenversagen führen. Es scheint nicht ausgeschlossen, dass in Zukunft auch in Deutschland höhere Dialysekapazitäten während heißer Sommer erforderlich werden könnten (Bein et al. 2020).

Im Falle der Hitzestress-Nephropathie wird die Bedeutung eines ausgeglichenen Flüssigkeitshaushalts bei Hitze deutlich. Nicht nur bei Menschen, die in Hitze schwere körperliche Arbeit verrichten, kann ein gutes Ernährungs- und Flüssigkeitsregime die Anpassungskapazität erhöhen und somit ihre Vulnerabilität verringern, sondern auch bei Menschen mit (chronischen) Vorerkrankungen.

Grundlage der Nahrungszusammenstellung bzw. der Ernährungsberatung in Betreuungskontexten können die D-A-CH-Empfehlungen der deutschsprachigen Fachgesellschaften für Ernährung sein. Obwohl die Referenzwerte für gesunde Menschen gelten und Einflussfaktoren wie chronische Krankheiten und Arzneimitteleinwirkungen nicht abbilden, können sie als Orientierung dienen. Sie sind für alle Altersstufen sowie für Schwangere und Stillende einfach über das Referenzwerte-Tool https://www.dge.de/wissenschaft/referenzwerte-tool/ abzurufen (Zugriff: 20.08.2023). Allgemeine Empfehlungen für gesunde Ernährung sind zudem auf der Internetseite des Bundeszentrums für Ernährung (BZfE) abrufbar und gelten grundsätzlich auch in Zeiten hoher Umgebungstemperaturen.

> **Merke**
>
> Besonders wichtig beim Transport und der Verarbeitung von Lebensmitteln zu heißen Jahreszeiten sind die Einhaltung der Kühlkette, gutes Waschen der rohen Zutaten, die Zubereitung unmittelbar vor dem Verzehr und die Vermeidung langer Standzeiten, um das Risiko von Lebensmittelinfektionen zu verringern. Mehrere kleine Mahlzeiten belasten das Verdauungssystem nicht übermäßig und erleichtern die für die Wärmeabgabe notwendige Blutumverteilung in die Körperschale (▶ Kap. 1.2.3). Mahlzeiten mit einem hohen Flüssigkeitsgehalt kommen dem erhöhten Wasserbedarf des Körpers zugute.

Die Umsetzung entsprechender Empfehlungen in stationären Einrichtungen bedeutet eine organisatorische Anpassung nicht nur der Küche, sondern der gesamten Institution und sollte bereits vor dem Sommer abgesprochen und in die Ablaufplanung integriert werden.

Neben Wasser benötigt der Organismus bei starkem und langanhaltendem Schwitzen auch Elektrolyte, insbesondere Kochsalz. Auf das normale Salzen der Mahlzeiten muss daher in Hitzeperioden nicht verzichtet werden, die Getränkeauswahl sollte dem erhöhten Salzbedarf angepasst werden (s. u.).

Bereits in der Vorbereitung auf den Sommer sollte bei pflegebedürftigen Menschen ein Screening auf Mangelernährung durchgeführt werden. Dazu kann das »Instrument zur pflegerischen Erfassung von Mangelernährung und deren Ursachen (PEMU)« des Deutschen Netzwerks für Qualitätsentwicklung in der Pflege (DNQP) verwendet werden (DNQP 2017).

Merke

Das sicherste Kriterium für das Vorliegen einer Exsikkose ist eine erhöhte Plasma-Osmolalität (> 300 mOsm/kg) (Volkert et al. 2019, S. 37), die unbedingt vor dem Sommer normalisiert werden sollte. Gleiches gilt für den Elektrolytstatus.

Die D-A-CH-Richtwerte für die tägliche Wasseraufnahme Gesunder durch Getränke nach Altersgruppen sind in Tabelle 2.2.3 zusammengefasst (▶ Tab. 2.2.3). Sie gelten für thermisch indifferente Umgebungen. Die Angaben für Schwangere, Stillende und Säuglinge finden sich in Kapitel 3.3.3 (▶ Kap. 3.3.3).

Tab. 2.2.3: Referenzwerte für den Wasserbedarf durch Getränke in ml/Tag (nach dem Referenzwerte-Tool der DGE 2000)

Alter	alle Geschlechter
4 bis unter 7 Jahre	940
7 bis unter 10 Jahre	970
10 bis unter 13 Jahre	1.170
13 bis unter 15 Jahre	1.330
15 bis unter 19 Jahre	1.530
19 bis unter 25 Jahre	1.470
25 bis unter 51 Jahre	1.410
51 bis unter 65 Jahre	1.230
65 Jahre und älter	1.310

Selbst für die Formulierung des Mehrbedarfs Gesunder in Hitzeperioden fehlt bislang die wissenschaftliche Basis; Einzelstudien betrachten überwiegend sportlich aktive Menschen bzw. besondere Konstellationen im Arbeitszusammenhang. Die dort ermittelten Werte sind zu einem nicht geringen Anteil durch die innere Wärmeproduktion bei körperlicher Be-

lastung erklärt und können nicht auf vulnerable Gruppen übertragen werden. Für alte Menschen gilt ein täglicher Flüssigkeitsbedarf von 30 ml/kg Körpergewicht (Volkert et al. 2013). Zusätzlich zum Normalbedarf, der die Perspiratio insensibilis mitberücksichtigt, muss der erhöhte Verlust durch Schweiß und die Ausatemluft in Hitzeperioden ersetzt werden. Im Versorgungskontext lässt sich dieser Verlust allerdings nicht messen, insofern bleiben nur klinische Parameter zur Einschätzung des Hydratationszustandes. Diese sind jedoch nicht sicher (Bunn & Hooper 2019). Besonders problematisch ist in diesem Zusammenhang, dass es für ein sich rasch entwickelndes Flüssigkeitsdefizit keine eindeutigen diagnostischen Kriterien gibt und sich die (Verdachts-) Diagnose auf mehrere Symptome stützen muss. Tabelle 2.2.4 gibt einen Überblick über die wichtigsten Zeichen, die auf ein Flüssigkeitsdefizit hindeuten können, und über mögliche Ursachen für eine unzureichende Flüssigkeitsaufnahme alter Menschen (▶ Tab. 2.2.4). Dabei ist zu beachten, dass Mundschleimhäute und Zunge bei Mundatmung auch unabhängig von Hydratationszustand trocken sind. Wenn standardisierte Bedingungen beim täglichen Wiegen eingehalten werden, gibt der Gewichtsverlauf einen guten Hinweis auf kurzfristige Flüssigkeitsverschiebungen (Institute of Medicine 2005, S. 101 f., NICE Guideline CG 32, 2006, S. 18) und wird insbesondere bei der Nachjustierung der Diuretikatherapie empfohlen (Hoffmann 2021).

In Vorbereitung auf den Sommer sollte in stationären und ambulanten Betreuungskontexten sichergestellt werden, dass die Trinkmenge bei Bedarf überwacht werden kann und bei medizinisch indizierter Notwendigkeit auch die Ausscheidungsmenge erfasst wird. In ambulanten Betreuungs- oder Beratungskonstellationen müssen Betroffene und Angehörige rechtzeitig informiert und ggf. geschult werden. Auf die Besonderheiten im Flüssigkeitsregime von Säuglingen, Schwangeren und während der Stillzeit wird in Kapitel 3.3 eingegangen (▶ Kap. 3.3).

Tab. 2.2.4: Klinische Zeichen und mögliche Ursachen für eine negative Flüssigkeitsbilanz alter Menschen bei hohen Umgebungstemperaturen und starkem Schwitzen (nach Hoffmann 2021, Institute of Medicine 2005, NICE 2006)

klinische Zeichen	mögliche individuelle Faktoren für unzureichende Flüssigkeitsaufnahme	mögliche Umgebungsfaktoren für unzureichende Flüssigkeitsaufnahme
• (zunehmende) Verwirrtheit • (zunehmende) Gangunsicherheit/Fallneigung • undeutliche Sprache • trockene Mundschleimhäute • trockene Zunge • gefurchte Zunge • eingefallene Augen • rasche Gewichtsabnahme	• vorbestehende kognitive Einschränkungen • Müdigkeit • geringes Durstempfinden • Dysphagie • Abneigung gegen angebotene Getränke • Inkontinenzangst • Sturzangst • eingeschränkte Mobilität	• unzureichende Anregung zum Trinken • unpassendes Getränkeangebot • Nicht-Erreichbarkeit der Getränke • unzureichende Unterstützung beim Trinken • unzureichende Unterstützung bei Toilettengängen

Noch herausfordernder als ihre Überwachung stellt sich bei Pflegebedürftigen oder Menschen mit kognitiven oder körperlichen Einschränkungen die Sicherstellung einer hinreichenden Flüssigkeitszufuhr in Hitzeperioden dar, da hohe Umgebungstemperaturen schläfrig machen und damit auch die Eigenmotivation zum Trinken herabsetzen können. Dies gilt es in der Planung, auch in der Personaleinsatzplanung, zu berücksichtigen. Weiterhin muss sichergestellt sein, dass das Getränkeangebot für Hitzeperioden geeignet ist und in der Akutsituation in hinreichender Menge zur Verfügung steht. Es sollte den erhöhten Salzbedarf berücksichtigen, insofern ist es sinnvoll, Leitungswasser, natriumarmes Mineralwasser, Smoothies oder ungesüßte Früchtetees durch natriumreiches Mineralwasser und lauwarme Brühen ergänzen zu können. In der wissenschaftlichen Literatur finden sich keine hinreichenden Belege für den kompletten Verzicht auf Kaffee oder niedrigprozentige alkoholhaltige Getränke (Hajat et al. 2010). Dieser Umstand wird auch in der ESPEN-Leitlinie hervorgehoben, der zufolge koffein- und alkoholhaltige Getränke < 4 Vol.% wie Kaffee, schwarzer Tee oder Bier zur Hydrierung beitragen können, sofern keine medizinischen Gründe gegen deren Konsum sprechen (Volkert et al. 2019).

Der negative Einfluss von Arzneimitteln auf die physiologische Anpassung an Hitze sollte nicht unterschätzt werden. Im Jahr 2020 bekamen 60,3 % der pflegebedürftigen Personen in Deutschland mehr als fünf verschiedene Medikamente verschrieben, erfüllten also die Kriterien der Polymedikation oder Polypharmazie (Matzk et al. 2022, S. 274). Polypharmazie ist mit einem erhöhten Risiko unerwünschter Neben- und Wechselwirkungen verknüpft. Hitze als Einflussfaktor, der sowohl die Wirkmechanismen der Medikamente als auch die physiologischen Voraussetzungen der einnehmenden Personen beeinflussen kann, verstärkt das Risiko unerwünschter und ggf. gefährlicher Nebenwirkungen nochmals. Aber schon eine Monotherapie kann bei Hitze gefährlich werden, wenn es sich dabei um ein Medikament handelt, das die physiologische Anpassung an Hitze erschwert oder verhindert. Und damit nicht genug: Viele der Medikamente mit ungünstigen Auswirkungen bei Hitze sind ausgerechnet bei denjenigen Krankheiten und Beeinträchtigungen indiziert, die für sich genommen schon die physiologische Anpassung an Hitze einschränken. Ein Teufelskreis oder nur zwei Seiten derselben Medaille?

Tabelle 2.2.5 gibt eine Übersicht über die wichtigsten Arzneimittelgruppen, die in Hitzeperioden ggf. angepasst werden müssen

71

(▶ Tab. 2.2.5). Die Veränderung des Medikationsregimes ist in Deutschland ausschließlich ärztliche Aufgabe. Betroffene und betreuende Personen sollten jedoch über spezifische Arzneimittelrisiken informiert sein, um mit den zuständigen Ärztinnen und Ärzten bereits vor dem Sommer einen Anpassungsplan für Hit-

zeperioden abzustimmen. Um die Diuretikadosierung den aktuellen Gegebenheiten anzupassen, ist ggf. während Hitzewellen die tägliche Gewichtskontrolle der betroffenen Personen notwendig (Hoffmann 2021) – auch diesen Aufwand gilt es bereits vor dem Sommer mitzudenken.

Tab. 2.2.5: Pharmakologische Mechanismen und Wirkstoffgruppen, die zu einer Einschränkung der Thermoregulation bei Hitze führen können (nach Stöllberger et al. 2009, WHO 2011, Westaway et al. 2015; Kälin et al. 2007, Haefeli & Czock 2020)

Pharmakologischer Mechanismus	Relevante pharmakologische Gruppen (Auswahl)	Effekt bei Hitzebelastung
Dehydratation und Elektrolytverschiebung	• Diuretika, insbes. Schleifendiuretika • ACE-Hemmer • Angiotensin-II-Antagonisten • Antibiotika • ASS in Dosen > 500 mg	Flüssigkeits-/Elektrolytverlust • kognitive Beeinträchtigung • Erhöhung der Schwitzschwelle mit Gefahr der Überhitzung
Blockade peripherer muskarinischer Acetylcholinrezeptoren = (periphere anticholinerge Wirkung/Nebenwirkung)	• Anticholinergika • Antidepressiva • Antipsychotika, insbes. Neuroleptika • Anxiolytika/Sedativa • Antiparkinsonmittel • Opioide • Urologische Spasmolytika • Muskelrelaxanzien • und andere	Reduzierte Schweißdrüsenstimulation • verminderte Wärmeabgabe durch Verdunstung
Reduktion der Herzkraft	• β-Adrenozeptor-Antagonisten • Calciumkanalblocker	Vermindertes Herzminutenvolumen, Blutdrucksenkung • beeinträchtigter Wärmetransport zur Haut
Psychische Veränderung, insbesondere Sedierung	• Antidepressiva • Antipsychotika, insbes. Neuroleptika • Antiepileptika • Anxiolytika/Sedativa	Beeinträchtigung der Wahrnehmung • vermindertes thermisches Unbehagen • verminderte Mitteilungsfähigkeit • vermindertes Vermeidungsverhalten
Veränderung der zentralen Wärmeregulation	• Anticholinergika • Antipsychotika • Antidepressiva (SSRI) • Antipyretika • Schilddrüsenhormone	Erhöhung der Sollwerttemperatur im Hypothalamus • beeinträchtigte Wärmeabgabe Steigerung des Grundumsatzes • erhöhte Wärmeproduktion

Tab. 2.2.5: Pharmakologische Mechanismen und Wirkstoffgruppen, die zu einer Einschränkung der Thermoregulation bei Hitze führen können (nach Stöllberger et al. 2009, WHO 2011, Westaway et al. 2015; Kälin et al. 2007, Haefeli & Czock 2020) – Fortsetzung

Pharmakologischer Mechanismus	Relevante pharmakologische Gruppen (Auswahl)	Effekt bei Hitzebelastung
Verminderung der Durstwahrnehmung	• ACE-Hemmer • Angiotensin-II-Antagonisten • β-Adrenozeptor-Antagonisten • Diuretika (insbes. Schleifendiuretika) • Antipsychotika • Antiepileptika • Antibiotika (Ciprofloxacin)	Hypovolämie; ggf. Elektrolytveränderung • kognitive Beeinträchtigung • Erhöhung der Schwitzschwelle mit Gefahr der Überhitzung
Veränderte Kinetik bei Hypohydratation	• Antiarrhythmika • Antiepileptika • Orale Antidiabetika • Herzglykoside (Digoxin) • Moderne Antikoagulanzien • Statine & Fibrate • und andere	Erhöhte Toxizität
Gesteigerte Freisetzung bei Hyperthermie	• Opioide transdermal • Organische Nitrate	ggf. Überdosierung

Empfehlung

Eine ausführliche Übersicht mit Empfehlungen zur Risikominimierung gibt die regelmäßig aktualisierte »Heidelberger Hitze-Tabelle« des Universitätsklinikums Heidelberg:

- https://dosing.de/ Zugriff: 20.08.2023
- https://www.dosing.de/Hitze/Medikamentenmanagement_bei_Hitzewellen.pdf Zugriff: 20.08.2023

Sie kann Ärztinnen und Ärzten in jeglichem Setting als Orientierung für die individuelle Medikamentenanpassung ihrer Patientinnen und Patienten dienen.

Zur Vorbereitung auf den Sommer gehört auch die Planung der korrekten Aufbewahrung von Medikamenten sowie ihres sicheren Transports. Auf jeder Originalverpackung ist die jeweils zulässige Höchsttemperatur für die Lagerung vermerkt. Für viele Medikamente gilt eine Obergrenze von 25 °C, welche in Innenräumen und noch mehr im Auto während heißer Tage schnell überschritten wird. Die Kenntnis kühler Zonen in der jeweiligen Wohnung/Einrichtung hilft passende Orte zu finden, ggf. müssen das Gemüsefach im Kühlschrank bzw., bei großen Mengen, ein Kühlschrank herhalten. Für den Transport von Medikamenten sollten Kühltaschen und Kühlakkus vorgehalten werden.

Ein möglicher Faktor, der u. a. zu einer nicht hinreichenden Flüssigkeitsaufnahme oder zu einer mangelnden Adhärenz bei der Arzneimitteltherapie führen kann, ist eine eingeschränkte Mobilität. Nachweislich erhöht eine ausgeprägte Mobilitätseinschränkung, die ein adäquates thermoregulatorisches Verhalten behindert bzw. im Falle von Bettlägerigkeit unmöglich macht, das Sterberisiko während Hitzewellen (Bouchama et al. 2007). Dabei ist Mobilitätseinschränkung nicht gleichzusetzen mit »nicht laufen können«. Ein querschnittsgelähmter Mensch kann unter Nutzung von Ressourcen, z. B. Hilfsmitteln, durchaus sehr mobil sein, ein gebrechlicher alter Mensch trotz noch vorhandener Gehfähigkeit an die Wohnungsumgebung gebunden sein und dort jeden zusätzlichen Weg scheuen. Auch Neugeborene und Säuglinge sind nicht in der Lage, eigenständig eine thermisch angenehme Umgebung aufzusuchen. Zudem haben sie ihr Trinkregime nicht in der Hand, können nicht artikulieren, wenn es ihnen zu heiß ist, und können ihre Kleidung nicht aussuchen. Kleidung isoliert, behindert die Wärmeabgabe durch Konvektion und erschwert die Schweißverdunstung. Vor dem Sommer sollte daher bei allen Menschen, die auf Fremdhilfe angewiesen sind, dafür gesorgt werden, dass leichte Kleidung für heiße Tage in hinreichender Menge vorhanden ist.

In einigen Studien erwies sich Alleinleben als Risikofaktor während Hitzewellen, eine gute soziale Vernetzung als protektiv (Semenza et al. 1996, Naughton et al. 2002). Auf den Zusammenhang zwischen sozialer Benachteiligung und möglicher Anfälligkeit gegenüber Hitze wurde in Kapitel 1.1 bereits hingewiesen (▶ Kap. 1.1). Vorsorge sollte insbesondere in ambulanten Versorgungskontexten Alleinlebender die Auslotung des sozialen Netzes und evtl. bestehender Unterstützungsangebote umfassen. Neben Angehörigen oder der Nachbarschaft könnten im Rahmen von Hitzeaktionsplänen kommunale Aktivitäten während Hitzeperioden in den kommenden Jahren an Bedeutung gewinnen. Entsprechende Informationen müssen rechtzeitig eingeholt und mit den Betroffenen diskutiert werden, da insbesondere aufsuchende Hilfeangebote Dritter eine freiwillige Registrierung erfordern.

In Akutkrankenhäusern schränken die hohe Fluktuation sowie relativ kurze Verweilzeiten der Patientinnen und Patienten die Möglichkeiten der Vorbereitung individualzentrierter vorsorgender Maßnahmen ein

(s. o.). Hier sollte eine Risikofaktoren-Liste erstellt werden, anhand derer die Gefährdung neu aufgenommener Patientinnen und Patienten durch hohe Umgebungstemperaturen schnell eingeschätzt und dementsprechend zielgerichtet gehandelt werden kann. Das Spektrum der chronischen, nachweislich risikoerhöhenden Erkrankungen in Tabelle 2.2.2 sollte um akute Erkrankungen, aber auch um vorbestehende körperliche Einschränkungen ergänzt werden (▶ Tab. 2.2.2). Unter den Akuterkrankungen sind z. B. alle direkten hitzebedingten Gesundheitsstörungen einschließlich des überanstrengungsbedingten Hitzschlags zu nennen, daneben fiebrige Erkrankungen und akute Intoxikationen, z. B. durch Alkohol oder psychoaktive Substanzen. Vorbestehende körperliche Einschränkungen betreffen z. B. querschnittsgelähmte Menschen, da je nach Ausmaß der Rückenmarksverletzung ggf. nicht nur die Temperaturwahrnehmung, sondern auch die Schweißproduktion unterhalb der Schädigung eingeschränkt bzw. aufgehoben ist. Bei Tetraplegie ist keinerlei Thermoregulation über den Rumpf und die Extremitäten mehr möglich, da die Verbindung zwischen Gehirn und den motorischen Rückenmarkskernen des sympathischen Nervensystems im unteren Halsmark und Brustmark zerstört ist.

2.2.3 Die gesundheitliche Versorgung anpassen

Krankenhäuser, Pflegeheime, ambulante Pflegedienste, Hebammenpraxen, ärztliche und therapeutische Praxen – sie alle sind Teil des gesundheitlichen Versorgungssystems. Vor dem Sommer gilt es, die eigene Institution auf Hitzeperioden vorzubereiten, und zwar räumlich und organisatorisch. In allen Krankenhäusern sollte die Belegung der Patientenzimmer raumklimatische Gegebenheiten berücksichtigen, in Praxen sollte der kühlste Raum prioritär den gebrechlichsten Patientinnen und Patienten zur Verfügung gestellt werden können. Verschattung am Tag und Lüftung in den frühen Morgenstunden sollten in allen Einrichtungen der Gesundheitsversorgung eingeplant werden, Getränkeangebote rechtzeitig beschafft und installiert werden, Medikamente sollten kühl gelagert und transportiert werden können.

Organisatorische Fragen betreffen insbesondere eine hinreichende Personaldecke, auch während Hitzeperioden, sowie die Terminplanung. Möglichst sollte vermieden werden, besonders gefährdete Patientinnen und Patienten während Hitzeperioden zur Mittagszeit oder am frühen Nachmittag einzubestellen. Da Hitzetage nicht vorhersehbar sind und Terminvergaben teilweise Wochen im Voraus erfolgen, ist eine kurzfristige Umplanung mit erhöhtem Aufwand verbunden, den es bereits vor dem Sommer mitzudenken gilt. Ambulante Pflegedienste müssen davon ausgehen, dass einige Klientinnen und Klienten an Hitzetagen einer intensiveren Betreuung bedürfen, u. a. zur Optimierung der Flüssigkeitsaufnahme. Dies spricht für eine rechtzeitige Sensibilisierung des sozialen Umfeldes (▶ Kap. 2.2.1,▶ Kap. 2.2.2). Jede Institution des Gesundheitswesens sollte die Hitzewarnungen des DWD abonnieren und die Vorwarnungen zur Kenntnis nehmen (▶ Kap. 2.1). Jährlich sollte rechtzeitig vor dem Sommer eine Schulung der Mitarbeitenden entlang des einrichtungsspezifischen Hitzeaktionsplans erfolgen, um Handlungsunsicherheiten während Hitzewellen vorzubeugen (▶ Kap. 3.1).

Obgleich in Deutschland verheerende Hitzewellen wie die des Jahres 2003 bislang noch eher eine Seltenheit sind, müssen sich Akutkrankenhäuser auf ein erhöhtes Patientenaufkommen an Hitzetagen einstellen (▶ Kap. 3.1.2). Dazu gehört, sich als kritische Infrastruktur mit Hitze nicht nur unter dem Aspekt einer möglichen inneren Gefahrenlage auseinanderzusetzen, sondern Hitzewellen auch als externe Gefahrenlage zu berücksichtigen. Im Handbuch des Bundesamts für Bevölkerungsschutz und Kata-

strophenhilfe (BBK) zur Erstellung eines Krankenhausalarm- und -einsatzplans (KAEP) ist Hitze mit den Charakteristika »ggf. erhöhtes Patientenaufkommen«, »erhöhter Pflegeaufwand« und »besondere Anfälligkeit von Betriebs-, Medizin-, Kommunikationstechnik« als mögliches Risiko gelistet (BBK 2020, S. 115). Weitergehend ist zu bedenken, dass bei Hitze, insbesondere in der Kombination mit Dürre, das Brandrisiko zunimmt und es daher zu komplexen Schadenslagen kommen kann. Diejenigen Kliniken, die gemäß der jeweiligen landesrechtlichen Bestimmungen im Katastrophenschutz mitzuwirken haben, verfügen mit ihrem KAEP bereits über einen Struktur- und Ablaufplan für das Management von derartigen kritischen Situationen. Die Handhabung des KAEP sollte, ebenso wie die des Hitzeaktionsplans, durch regelmäßige Schulungen bei allen Mitarbeitenden der Institution präsent bleiben.

Eine mögliche innere Gefahrenlage, die zu schwerwiegenden Folgen sowohl in Krankenhäusern als auch in stationären Pflegeeinrichtungen führen könnte, wäre beispielsweise ein Stromausfall während einer Hitzewelle. Da Krankenhäuser technische Vorkehrungen treffen müssen, um eine Zeitspanne von 24 Stunden in Selbstversorgung überbrücken zu können (BBK 2020, S. 124), sind sie im Vergleich zu den meisten Pflegeeinrichtungen für derartige Schadenslagen besser vorbereitet. Auch wenn stationäre Pflege- und Betreuungseinrichtungen nach offizieller Definition nicht zu den kritischen Infrastrukturen zählen, da ihr Ausfall weder »nachhaltig wirkende Versorgungsengpässe« noch »erhebliche Störungen der öffentlichen Sicherheit oder andere dramatische Folgen« für die Allgemeinheit haben würde (Bundesministerium des Innern 2009, S. 3), lohnt es sich für sie aufgrund ihrer Hitzevulnerabilität dennoch, z. B. einen länger andauernden Stromausfall während einer Hitzewelle oder ein ähnliches Szenario als Planspiel zu durchdenken und an der Behebung möglicher Schwachstellen zu arbeiten.

Zur Vorbereitung auf heiße Zeiten gehören weiterhin, insbesondere in langandauernden ambulanten und stationären Betreuungskontexten, die rechtzeitige Überprüfung des Medikationsregimes und des Hydratationsstatus gefährdeter Personen, einschließlich der Korrektur ihrer Elektrolytwerte im Blut. Epidemiologische Studien über Notfallaufnahmen, u. a. aus den USA, der Schweiz, Italien und Schweden, weisen immer deutlicher auf das erhöhte Risiko einer Hyponatriämie insbesondere bei älteren Menschen im Kontext heißer Tage hin (Bobb et al. 2014, Mannheimer et al. 2022). Eine chronische Hyponatriämie ist bei älteren Menschen nicht selten. Ursächlich kommen u. a. Störungen der Adiuretinsekretion, Herzinsuffizienz, die Einnahme insbesondere von Thiaziddiuretika, aber auch Elektrolytverluste durch Schwitzen und eine verstärkte Aufnahme von Wasser in Frage (Hensen 2012, Huwyler et al. 2016). Eine schwere Hyponatriämie mit Werten unter 125 mmol/l kann ein Hirnödem mit Krampfanfällen und/oder Koma auslösen und lebensbedrohlich werden. Lethargie, Verwirrtheit, Gangunsicherheit und Sturzneigung sind auch bei milderer Ausprägung häufig. Es ist gut vorstellbar, dass sich eine vorbestehende milde Hyponatriämie an heißen Tagen durch Schweißverluste und kompensatorisches Trinken von Wasser verschlechtern kann. Daher gilt es, eine Hyponatriämie vor dem Sommer zu erkennen, um rechtzeitig gegensteuern zu können. Neben der Überprüfung der Diuretikatherapie gehört auch die Anpassung der erlaubten Trinkmenge in Hitzeperioden dazu (Hoffmann 2021). Im Kontext der Überarbeitung ärztlicher Verordnungen können die Erreichbarkeit der zuständigen niedergelassenen Ärztinnen und Ärzte bzw. ihrer Vertretungen während des Sommers geklärt und Versorgungspfade für Akutsituationen abgesprochen und hinterlegt werden.

Einen zusammenfassenden Überblick über die notwendigen Handlungen zur Vorbereitung auf einen heißen Sommer gibt die folgende Tabelle (▶ Tab. 2.2.6). Den besonderen Anforderungen des Arbeitsschutzes in Hitzeperioden widmet sich Kapitel 3.5 (▶ Kap. 3.5).

Tab. 2.2.6: Checkliste für die Vorbereitung auf Hitzeperioden entlang der drei Faktoren Exposition, Vulnerabilität und Zugang zur und Qualität der Gesundheitsversorgung (eigene Zusammenstellung)

A – Exposition	• für (Außen-)Verschattung sorgen • Thermometer besorgen • Hygrometer besorgen • Messplätze festlegen • Raumtemperaturen messen & dokumentieren • kühle und warme Räume identifizieren • Raumnutzung überdenken, auch für die kühle Aufbewahrung der Medikamente • Lüftungsmanagement vorbereiten • Raumkühlung vorbereiten • Außenbereiche auf Hitze vorbereiten
B – Vulnerabilität	• Gesundheitscheck durchführen, einschließlich Blutwertkontrolle (Elektrolyte, Nierenfunktion, Osmolalität) • Medikationscheck durchführen, einschließlich Medikationsplan für Hitzeperioden • Hydratationsstatus optimieren, einschließlich Trinkplan für Hitzeperioden

Tab. 2.2.6: Checkliste für die Vorbereitung auf Hitzeperioden entlang der drei Faktoren Exposition, Vulnerabilität und Zugang zur und Qualität der Gesundheitsversorgung (eigene Zusammenstellung) – Fortsetzung

	• Elektrolytanpassung, einschließlich Handlungsanweisung für Hitzeperioden
	• (besonders) gefährdete Personen identifizieren
	• individuelle Schutzmaßnahmen planen
	• Ernährungsanpassung in Hitzeperioden vorbereiten
	• Getränkemengen und Getränkeauswahl für Hitzeperioden planen
	• für adäquate Bekleidung/Bettwäsche sorgen
	• Tagesablauf während Hitzeperioden planen, einschließlich Reduktion der körperlichen Aktivität/der Aufenthaltszeiten im Freien
	• Körperkerntemperaturkontrollen vorbereiten
	• mögliche Körperkühlung vorbereiten
	• soziales Netz aktivieren
	• Angebote in der Kommune recherchieren; Kooperationen anregen/eingehen
C – Gesundheitsversorgung	• Praxis-/Behandlungsräume gemäß A anpassen
	• bei betreuten Personen Gesundheits-/Medikationscheck, einschließlich Optimierung gemäß B durchführen
	• individuelle Schutzmaßnahmen (Medikationsumstellung etc.) planen
	• Personalbedarf kalkulieren
	• Terminplanung anpassen
	• medizinische (Notfall-)Versorgung sicherstellen
	• auf innere und äußere Schadenslage/Katastrophe vorbereitet sein
A, B, C	• zum Gegenstand innerbetrieblicher Fortbildung machen, einschließlich der Erkennung und Notfallversorgung hitzebedingter Erkrankungen (▶ Kap. 2.3.1)

2.2.4   Fazit

Es empfiehlt sich für jede Einrichtung der Gesundheits- bzw. Pflegeversorgung, vor dem Sommer eine umfassende Gefährdungsbeurteilung entlang der drei Faktoren *Exposition*, *Vulnerabilität* sowie *Zugang zur und Qualität der Gesundheitsversorgung* durchzuführen. In stationären Einrichtungen, in Praxen oder in Betreuungskonstellationen im häuslichen Bereich sollte es vordringliches Planungsziel sein, über kühle Räumlichkeiten während Hitzeperioden verfügen zu können. Was unter »kühl« zu verstehen ist, bleibt mangels einheitlicher Empfehlungen oder Grenzwertsetzungen zwar offen, es gibt jedoch Argumente dafür, 26 °C Innenraumtemperatur anzustreben. Da dies trotz Verschattung und eines optimal vorbereiteten Lüftungsmanage-

ments voraussichtlich nicht in allen Räumen einer Einrichtung erreichbar sein wird, müssen auch Umnutzungen für den Fall einer Hitzewelle in die Planungen aufgenommen werden.

Die Reduzierung der Vulnerabilität betreuter Personen muss an biologischen und sozialen Einflussfaktoren ansetzen. Vorerkrankungen und Medikation können für die individuelle Gefährdungseinstufung leitend sein, insbesondere im häuslichen Bereich kommen soziale Faktoren wie Vereinsamung hinzu. Die Arzneimitteltherapie sowie der Flüssigkeits- und Elektrolytstatus jeder gefährdeten Person sollten vor dem Sommer überprüft und optimiert, das soziale Netz aktiviert und informiert werden. Adäquate Bekleidung, die Anpassung der Ernährung und die Reduktion körperlicher Aktivität an Hitzetagen sind im

Voraus zu bedenken und in die Planung aufzunehmen, das Equipment für Körpertemperaturkontrollen sowie Körperkühlung sollte zur Verfügung stehen.

Zu einer vorausschauenden Planung gehört die Sicherstellung der gesundheitlichen Versorgung. Krankenhäuser müssen sich auf ein erhöhtes Fallaufkommen an Hitzetagen einstellen, ambulant betreute Patientinnen und Patienten bedürfen ggf. eines häufigeren und intensiveren Kontaktes. Die Gefährdungsbeurteilung der eigenen Institution sollte auch besondere Gefahrenlagen durch oder bei Hitze einbeziehen, wie z. B. den Ausfall von Kühlanlagen bei Stromausfall. Je umsichtiger die Vorbereitung auf den Sommer ist, desto besser werden Hitzeperioden bewältigt werden können.

2.3 Akutmaßnahmen

Henny Annette Grewe und Hendrik Siebert

Um was geht es?

Es ist heiß, seit zwei Tagen kommen die Hitzewarnung des DWD und die Einrichtung, in der Sie arbeiten, steht mitten in der Stadt am Rand einer breiten Straße. Der Rasen und die Blumenbeete im Garten der Einrichtung werden frühmorgens gegossen, es gibt auch ein paar Bänke unter Bäumen, aber selbst dort ist es ab der Mittagszeit kaum auszuhalten. Das Gebäude der Einrichtung stammt aus den 1970er Jahren, ein Betonbau mit großen Fenstern, an denen vor drei Jahren Markisen angebracht wurden. Trotzdem ist es in den Bewohnerzimmern, vor allem in den nach Süden und Westen gelegenen, sehr warm – zum Teil um die 30 °C. Einige Bewohnerinnen und Bewohner wirken deutlich schläfriger als normalerweise, das macht es schwieriger, sie zum Trinken zu motivieren. Gestern ist ein älterer Angehöriger, der regelmäßig seine Frau besucht, in der Eingangshalle kollabiert und musste ins Krankenhaus gebracht werden. Ob das etwas mit der Hitze zu tun hatte?

Eine berechtigte Frage. Die Antwort darauf und auf weitere Fragen könnte helfen, Gesundheitsrisiken zu vermeiden und Leben zu retten: Wie erkenne ich Hitzebelastung und durch Hitze ausgelöste Gesundheitsstörungen? Was ist präventiv und im Ernstfall zu tun? Welche Maßnahmen wirken?

2.3.1 Hitzebedingte Erkrankungen erkennen und richtig handeln

Wenn das thermoregulatorische System versagt und keine Gegenmaßnahmen ergriffen werden, besteht das Risiko einer schweren Schädigung, die in letzter Konsequenz zum Tod führen kann. Bei der Entwicklung von hitzebedingten Gesundheitsstörungen kommen zwei Faktoren zusammen: die Wärmeüberlastung des Organismus und die Unfähigkeit des Organismus, diese Wärme loszuwerden. Dabei ist es unter pathophysiologischen Gesichtspunkten nachrangig, ob die Wärmeüberlastung durch zu hohe endogene Wärmeproduktion bei körperlicher Anstrengung oder durch Aufheizen des Körpers bei hohen Umgebungstemperaturen erfolgt ist. Lediglich die Diagnose wird erleichtert: Ein Zusammenbruch nach vorausgegangener sportlicher Höchstleistung oder schwerer Arbeit wird, vor allem im Sommer, den Verdacht eher in Richtung Hitzeerschöpfung oder Hitzschlag lenken als Bewusstseinsveränderungen mit »Fieber« bei einer bettlägerigen Person. Umso wichtiger ist es, Hitze als möglichen Auslöser auch bei körperlich nicht aktiven Menschen mitzudenken.

Die Klassifikation hitzeassoziierter Krankheiten ist uneinheitlich und lässt die Vermutung zu, dass es sich bei der Abgrenzung einzelner Krankheitsbilder zumindest zum Teil eher um verschiedene Stadien des Prozesses hin zum thermoregulatorischen Versagen handelt, welcher in den schwersten und lebensbedrohlichen Zustand des Hitzschlags münden kann.

Die WHO Europa unterteilt hitzebedingte Erkrankungen in Hitzeausschlag, Hitzeödeme, Hitzeohnmacht, Hitzekrämpfe und Hitzeerschöpfung als »leichte und moderate Erkrankungen« und den Hitzschlag als »lebensbedrohliche Erkrankung« (WHO 2019). Andere Einteilungen zählen Hitzeausschlag nicht zu den Hitzeerkrankungen, dafür aber den Sonnenstich (Muth 2020). Die Internationale Klassifizierung der Krankheiten (ICD-10-GM-2022) subsummiert Hautveränderungen bei Hitze gleichfalls nicht unter Schäden durch Hitze und Sonnenlicht (T67.-), fasst Hitzschlag und Sonnenstich im Kode T67.0 zusammen und unterteilt die Hitzeerschöpfung in jene durch Wasserverlust (T67.3), durch Salzverlust (T67.4) und nicht näher bezeichnete Hitzeerschöpfung (T67.5). Zudem führt sie neben Hitzesynkope (T67.1), Hitzekrampf (T67.2) und Hitzeödem (T67.7) die passagere Hitzeermüdung (T67.6) auf.

Ungeachtet der unterschiedlichen Einteilungen herrscht Einigkeit über die kritischen bzw. lebensbedrohlichen Stadien, die es rechtzeitig zu erkennen gilt. Dabei sollten bereits alle »harmlosen« Gesundheitsstörungen durch Hitze durchaus ernst genommen werden, weisen sie doch darauf hin, dass die betroffene Person durch Hitze belastet ist.

Beim *Hitzeausschlag*, der *Miliaria*, sind die Ausführungsgänge der Schweißdrüsen aufgrund einer Verstopfung durch zu hohe Schweißproduktion, meist in feuchtwarmer Umgebung, entzündet. Besonders betroffen sind Säuglinge, Übergewichtige und Menschen, bei denen der Schweiß aufgrund isolierender Kleidung oder isolierender Auflageflächen wie Rollstuhlsitz oder Matratze nicht verdunsten kann. Das juckende Exanthem bedarf in der Regel keiner speziellen Therapie, da die Symptome verschwinden, sobald die Hitzeexposition beendet wird und die betroffenen Hautareale der Luft ausgesetzt werden. *Hitzeödeme* treten vor allem an den Füßen und Knöcheln nach längerem Stehen oder Sitzen in warmer Umgebung auf. Die Therapie besteht in Beinhochlagerung und Kühlung.

Nach exzessiver körperlicher Belastung können, unabhängig von der Umgebungstemperatur, Krämpfe vor allem der Bauch- und Beinmuskulatur auftreten. Wird das Ereignis durch hohe Umgebungstemperaturen getriggert, spricht man von *Hitzekrämpfen*. Die pathophysiologischen Mechanismen sind nicht genau bekannt, wahrscheinlich handelt es sich um eine vorübergehende neurophysiologische Störung auf dem Boden einer Muskelermüdung. Die Behandlung besteht in Muskeldehnung, leichter Massage und oralem elektrolythaltigem Flüssigkeitsersatz; ein kühler Ort sollte aufgesucht werden.

Eine *Hitzesynkope* oder *Hitzeohnmacht* wirkt ggf. dramatisch, da die Betroffenen kollabieren und kurzzeitig bewusstlos sein können. Damit vergesellschaftet ist das Risiko, sich durch den Sturz zu verletzen. Ursache der Hitzesynkope ist ein relativer Volumenmangel, bedingt durch Vasodilatation in warmer Umgebung. Die Betroffenen sollten umgehend an einen kühlen Ort gebracht werden. Ansonsten entspricht die Therapie der bei einem orthostatischen Kollaps: Beinhochlagerung und Zufuhr von isotoner Flüssigkeit.

Kritisch ist die *Hitzeerschöpfung*, weil sie in einen Hitzschlag übergehen kann. Lebensbedrohlich und ein medizinischer Notfall ist der

Hitzschlag. Ihn zu vermeiden, ist Ziel aller präventiven Bemühungen, ihn zu erkennen, ist Voraussetzung für korrektes Handeln in der Notfallsituation. Abb. 2.3.1 fasst den Werdegang und die Symptome beider Krankheitsbilder zusammen (▸ Abb. 2.3.1).

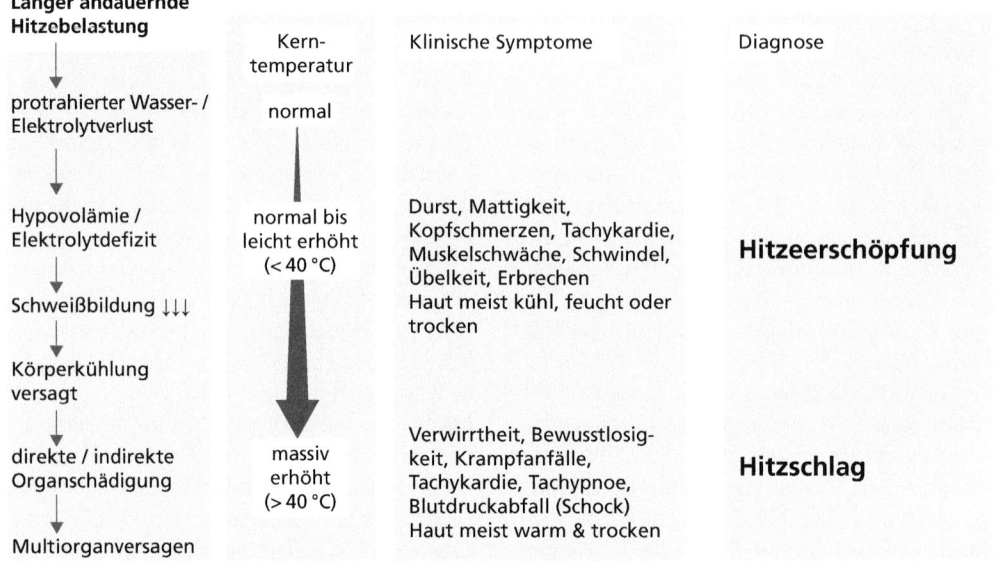

Abb. 2.3.1: Entwicklung und Symptome von Hitzeerschöpfung und Hitzschlag (eigene Darstellung)

Eindeutige Leitsymptome einer *Hitzeerschöpfung* gibt es nicht. Umso wichtiger ist eine Betrachtung der Gesamtsituation, einschließlich der Umgebungsbedingungen, unter denen die Symptome auftraten. Eine erhöhte Körpertemperatur kann anderenfalls als infektiöses Fieber interpretiert werden, vegetative Symptome wie Übelkeit, Erbrechen oder Kopfschmerzen können den Infektionsverdacht stützen, eine (noch) kühle Haut kann vom Gedanken an eine Überhitzung als Auslöser der Symptome ablenken. Die Körpertemperatur sollte immer rektal gemessen werden, und das wiederholt, auch wenn sie bei der ersten Messung nicht erhöht war. Es gilt, den möglichen Übergang in einen Hitzschlag rechtzeitig zu erkennen bzw. zu verhindern. Erste-Hilfe-Maßnahmen umfassen die Flachlagerung der betroffenen Person an einem kühlen Ort und, wenn möglich, die orale Flüssigkeitssubstitution mit elektrolythaltigen Getränken.

Bei erhöhter Körperkerntemperatur muss die Person zusätzlich gekühlt werden.

Die beiden Leitsymptome des *Hitzschlags* sind schwere zerebrale Veränderungen bis hin zu Krampfanfällen und Bewusstlosigkeit bei einer rektalen Temperatur von 40 °C und höher (Lott et al. 2021). Im Gegensatz zu einem Infektionsgeschehen muss der Symptomatik entweder eine massive körperliche Anstrengung vorausgegangen und/oder die erkrankte Person muss hohen Umgebungstemperaturen ausgesetzt gewesen sein. Die ggf. irreversible Schädigung des Organismus erfolgt entweder durch die direkte thermische Zerstörung von Zellmembranen oder indirekt über eine Verkettung von pathophysiologischen Abläufen, wie sie auch durch andere Auslöser wie schwere Verletzungen initiiert werden können (▸ Kap. 1.2.4).

Beim Verdacht auf Hitzschlag muss sofort die Notfallkette aktiviert werden. Bis zum

Eintreffen des Rettungsteams gilt in der Erstversorgung vor Ort: kühlen mit allem, was geht! Dies beginnt beim umgehenden Transfer in eine kühle Umgebung. Zusätzlich muss auch die betroffene Person gekühlt werden.

Merke

Von der Effektivität der unmittelbaren Körperkühlung sind das Überleben und die Langzeitprognose beim Hitzschlag abhängig!

Dabei muss auf eine vor Ort machbare Kühlmethode zurückgegriffen werden, um die Körperkerntemperatur möglichst schnell unter 38,5 °C zu bringen. Einen Überblick über die Effektivität verschiedener Kühlmethoden gibt die folgende Tabelle (▶ Tab. 2.3.1). Die effektivste Form ist das Eintauchen der betroffenen Person vom Kopf abwärts in kaltes oder in Eiswasser (DeGroot 2022). Dies ist allerdings in vielen Notfallsituationen vor Ort nicht möglich. Gleiches gilt für das kontinuierliche Begießen/Abbrausen des Rumpfes und der Extremitäten mit kaltem Wasser. In kaltes Wasser getauchte Tücher müssen so viel Körperoberfläche wie möglich bedecken und in schneller Folge gewechselt werden, zudem sollten Eispackungen in die Leisten, die Achselhöhlen und den Nacken platziert werden (DeGroot 2022).

Merke

Sollte eine Reanimation nötig sein, darf die Kühlung auf keinen Fall unterbrochen werden!

Tab. 2.3.1: In der Praxis bei lebensbedrohlicher Überhitzung eingesetzte Kühlungsmethoden und ihr Abkühlungseffekt (nach DeGroot et al. 2022)

Methode der Körperkühlung	Vorgehen	Abkühleffekt (°C/min)
Eiswasserbad (ca. 2 °C) oder Kaltwasserbad (ca. 20 °C)	Eintauchen des gesamten Körpers mit Ausnahme des Kopfes in ein Wasserbecken; Wasser durch Rühren ständig in Bewegung halten, Wassertemperatur mit Eisstücken konstant halten	0,13–0,35
Kaltwasserdusche	kontinuierliches Abbrausen des ganzen Körpers inkl. Extremitäten mit kaltem Wasser. Auf Freihaltung der Atemwege achten!	0,04–0,20
Eis-/Kaltwasserbad auf Plane	Lagerung auf einer wasserundurchlässigen Plane, die an den Seiten angehoben wird. Zugabe von kaltem Wasser und ggf. Eisstücken, den ganzen Körper mit Ausnahme des Kopfes bedeckend. Wasser möglichst in Bewegung halten	0,14–0,17
Eis-/Kaltwasserumschläge in Kombination mit Eispackungen	Tücher mit Eis-/kaltem Wasser tränken, auf Extremitäten, Kopf und den Körper aufbringen, in schnellem Wechsel erneuern. Zusätzlich Eispackungen in die Leisten, die Achselhöhlen und den Nacken platzieren	0,11–0,16
Mit Eis-/Kaltwasser befeuchtete Tücher	Körper inkl. Extremitäten mit befeuchteten Tüchern bedecken. Tücher durch Besprenkeln mit Eis-/Kaltwasser regelmäßig nachfeuchten	0,05–0,06

81

Tab. 2.3.1: In der Praxis bei lebensbedrohlicher Überhitzung eingesetzte Kühlungsmethoden und ihr Abkühlungseffekt (nach DeGroot et al. 2022) – Fortsetzung

Methode der Körperkühlung	Vorgehen	Abkühleffekt (°C/min)
Kaltwasserbedeckung mittels wasserundurchlässigem Sack	Rumpf und Extremitäten in einem wasserundurch-lässigen Sack platzieren, diesen mit kaltem Wasser füllen und durch Zugabe von Eisstücken Wasser-temperatur halten. Das Wasser möglichst in Bewe-gung halten	0,04
Wasserverneblung bzw. Wasserbesprühung und Ventilatoreinsatz	So viel Körperoberfläche wie möglich ständig mit Wasser besprühen und mittels Ventilator/Fächeln die Verdunstung beschleunigen	0,03–0,17

Alle weiteren Maßnahmen des Rettungs-teams wie Volumengabe, Herz-Kreislaufun-terstützung und ggf. Intubation und Beat-mung müssen ebenso wie der Transport in die Notaufnahme unter Fortbestehen der Kühlung erfolgen. Die Körperkerntempe-ratur sollte so schnell wie möglich auf unter 38,5 °C gesenkt werden (Muth 2020). Die Gabe antipyretischer Medikamente, insbe-sondere von Aspirin® und Paracetamol ist kontraindiziert, da sie die Nierendurchblu-tung verringern und den thermoregulato-rischen Schwellenwert im ZNS erhöhen können (Bongers et al. 2020). Bei verrin-gerter Nierendurchblutung kann es zur kompensatorischen Ausschüttung von Re-nin und in Folge über den Renin-Angioten-sin-Mechanismus zu einer Vasokonstrikti-on kommen. Die Erhöhung des Tempera-tur-Schwellenwertes im Hypothalamus drosselt gleichfalls die Mechanismen der Wärmeabgabe.

Der *Sonnenstich (Insolation)* wird nicht immer zu den »klassischen Hitzeerkran-kungen« gezählt. Es handelt sich vielmehr um eine Reizung der Hirnhäute durch längere Sonneneinstrahlung auf den unbe-deckten Kopf. Die Körperkerntemperatur kann normal sein. Kopfschmerzen bei hochrotem Kopf, Übelkeit, Erbrechen, Schwindel und Nackensteifigkeit sind typi-sche Symptome, die ggf. erst verzögert auftreten. In schweren Fällen kann es zu Bewusstseinsveränderungen und Krampf-anfällen kommen, die auf eine hitzebeding-te Enzephalitis hindeuten. Bei leichten Symptomen genügen die Lagerung mit leicht erhöhtem Oberkörper in einer küh-len Umgebung und die Kühlung des Kop-fes. Ausgeprägte Nackensteifigkeit und Be-wusstseinsveränderungen sind Alarmzei-chen, die eine Krankenhausbehandlung er-fordern. Es sollte immer mitbedacht werden, dass zusätzlich zur Überhitzung des Kopfes auch eine Hitzeeinwirkung auf den gesamten Organismus stattgefunden haben kann und insofern immer auch die Entwicklung einer Hitzeerschöpfung bzw. eines Hitzschlags möglich ist.

Nicht zuletzt aufgrund der Dynamik und des unsicheren Verlaufs einer Dekompensati-on unseres thermoregulatorischen Systems muss die Verhinderung von Konstellationen und Situationen, die mit starker Hitzebelas-tung einhergehen, oberste Priorität haben. Dabei sind vom physiologischen Erkenntnis-stand abgeleitete Maßnahmen wichtig, aber für eine umfassende Prävention nicht hinrei-chend. Diese muss vielmehr zusätzlich gege-bene Einschränkungen des thermoregulatori-schen Verhaltens und vor allem die Expositi-onsbedingungen, unter denen hitzebedingte Gesundheitsstörungen auftreten können, be-rücksichtigen.

In der Akutsituation einer Hitzewelle bedeutet dies:

1. Die Räume kühl halten bzw. kühl machen, denn überhitzte Raumumgebungen sind, von den Ausnahmen übergroßer körperlicher Anstrengung und ungeschütztem Aufenthalt im Freien abgesehen, der Auslöser für hitzebedingte Gesundheitsstörungen. Bei Aufenthalt im Außenbereich ist zu bedenken, dass die Strahlungswärme und die UV-Belastung als Risikofaktoren hinzukommen.
2. Für gute physiologische Verhältnisse sorgen, um die Anpassungsfähigkeit potentiell gefährdeter Personen zu erhöhen.
3. Die Körperkerntemperatur betroffener Personen regulieren. Der Verlauf der Körperkerntemperatur gibt Auskunft über den Zustand ihres thermoregulatorischen Systems. Eine Körperkühlung bereits vor dem Auftreten von Symptomen wirkt lebensbedrohlichen Zuständen entgegen.

2.3.2　Räume kühl halten

Eine kühle Wohn- und Arbeitsumgebung würde das Problem der Hitzebelastung in den meisten Fällen gar nicht erst aufkommen lassen. Dies anzustreben, sollte ein zentrales Ziel langfristiger Maßnahmen sein (▶ Kap. 2.4). In der Akutsituation einer Hitzewelle gilt es mit der bestehenden Situation, insbesondere mit der vorhandenen Bausubstanz, umzugehen. Durch vorbereitende Messungen sollte bekannt sein, welche Räume im Gebäude sich schneller bzw. langsamer aufheizen und wo ggf. ein kühler Raum geschaffen werden kann, in dem Personen sich zur Abkühlung einige Stunden täglich aufhalten können (▶ Kap. 2.2).

Nachfolgende Empfehlungen zur situativen Gebäudekühlung können lediglich allgemeiner Art sein, im Einzelfall muss die beste Kühlungsmöglichkeit für das individuelle Gebäude jeweils in Erfahrung gebracht werden. Dabei ist zu unterscheiden zwischen Maßnahmen, die das Aufheizen des Gebäudes verhindern bzw. verlangsamen sollen, Maßnahmen, die die vorhandene Wärmelast aus dem Gebäude entfernen sollen, und Maßnahmen, die der Luft im Raum Wärme entziehen sollen.

Die wichtigste Akutmaßnahme zur Vermeidung einer Überhitzung der Bauteile eines Gebäudes ist das *Verschatten* der Fenster bzw. aller transparenten Bauteile (Oberlichter, Lichtschächte etc.), idealerweise mithilfe von außen am Gebäude angebrachten Verschattungselementen, die die Einwirkung der solaren Strahlung auf die Fensterfläche und somit auch die sekundäre Wärmeabgabe in den Raum unterbinden (▶ Kap. 2.4.2). Sind derartige Elemente bereits vorhanden, wäre für den sommerlichen Wärmeschutz eine lückenlose Verschattung tagsüber ideal. Die Erfüllung dieser Anforderung schränkt allerdings die Nutzung der Räume stark ein, sodass Kompromisse gefunden werden müssen (▶ Kap. 3.2). Eine Neuanbringung von außenliegenden Verschattungselementen wird in der Akutsituation einer Hitzewelle in aller Regel nicht möglich sein. Jalousien oder Vorhänge, die an der Innenseite der Fenster angebracht sind, haben den großen Nachteil, dass durch den transmittierten Anteil der solaren Strahlung sowie durch die sekundäre Wärmestrahlung des Fensterglases der Vorhang und die Luft zwischen Fenster und Verschattungselement erwärmt werden und die Wärme von dort aus nach und nach in den Raum gelangen kann (▶ Kap. 2.4.2). Um den Effekt innenliegender Sonnenschutzelemente zu erhöhen, sollten sie tagsüber geschlossen bleiben, bis am Abend und idealerweise während der ganzen Nacht durch Lüften die warme Luft zwischen Fenster und Verschattungselement nach außen abgeführt werden kann.

Freies Lüften ist eine klimaneutrale Maßnahme, Wärme aus einem Gebäude herauszubringen. Es ist derzeit davon auszugehen, dass die meisten Pflegeheime, Wohn- und Arbeitsstätten für Menschen mit Beeinträchtigungen, Normalstationen der Krankenhäuser, Arzt- und andere Praxen und auch Wohnungen in Deutschland nicht klimatisiert sind. Dementsprechend erfolgt der Luft- und Wärmeaustausch zumeist über Fensterlüftung und liegt somit in der Entscheidung der Nutzerinnen und Nutzer bzw. der sie betreuenden Personen. Dies ist kein Nachteil: Zahlreiche Untersuchungen haben ergeben, dass freie Lüftung, zumindest bei Büronutzung, ein höheres Maß an Zufriedenheit mit der thermischen Umgebung zur Folge hat als eine Zwangsbelüftung mit raumlufttechnischen Anlagen (Bux & Polte 2016, S. 21).

Beim Lüften geht es nicht nur um den Einlass oder Auslass von Wärme, sondern auch um die Regulierung des CO_2- und des Feuchtegehaltes der Innenraumluft sowie die Entfernung anderer Stofflasten wie unangenehmer Gerüche. Für einen kompletten Luftaustausch eines Raumes wird, je nach Größe und Lage der Fensteröffnungen, unterschiedlich viel Zeit benötigt, einseitige Lüftung benötigt mehr Zeit als Querlüftung. Anhaltswerte für verschiedene Raumtiefen, Fensteröffnungen und Lüftungsstrategien finden sich im Anhang der Arbeitsstättenrichtlinie ASR A3.6, die allerdings nicht auf die besondere Situation extremer Hitzeperioden eingeht.

Allgemeine Regeln des Lüftungsverhaltens in Hitzeperioden bestehen darin, tagsüber alle Fenster geschlossen zu halten und sie zu öffnen, wenn die Außentemperatur unter die Innentemperatur fällt. Aus Sicherheitsgründen ist eine Dauer-Nachtlüftung jedoch nicht immer möglich. Alternativ sollten nur zur kühlsten Zeit, also bei Sonnenaufgang, alle Fenster weit geöffnet werden, um über kühle Luft zusammen mit einer Windbewegung möglichst viel Wärme aus den Innenräumen abzutransportieren. Die Fenster sollten geschlossen werden, sobald die Außentemperatur die Innentemperatur übersteigt. Ein derartiges Lüftungsverhalten führt dazu, dass über die gesamten Tagesstunden kein Luftaustausch stattfindet. Je nach Anzahl der Personen, dem Ausmaß der körperlichen

Betätigung und der Dichtigkeit von Fenstern und Türen steigen der CO_2-Gehalt und auch die Feuchte der Innenraumluft an. Ein hoher CO_2-Gehalt in der Luft verstärkt die Müdigkeit, eine hohe Luftfeuchte kann Schwüle auslösen (▶ Kap. 2.1.2).

Um diese Risiken zu senken, sollte versucht werden, innerhalb des Gebäudes für einen Luftaustausch zu sorgen, indem die Innentüren, wenn möglich, offen stehen. Nicht selten sind Treppenaufgänge im unteren Geschossbereich kühler als die oberen Stockwerke. Falls brandschutztechnisch zulässig, sollten sie geöffnet werden. Alternativ muss doch gelüftet werden, und zwar möglichst von der beschatteten Gebäudeseite her. Mittels Gebäudesimulation konnte gezeigt werden, dass selbst mit einer 24-Stunden-Lüftung bei ausschließlich gekippten Fenstern und Außenverschattung der Fenster noch ein Temperaturunterschied außen – innen von bis zu 4 °C erzielt werden kann (Rosenfelder et al. 2016). Allerdings wurde in diesen Simulationsversuchen auch bestätigt, dass eine Lüftung während der gesamten Nacht die effektivste Lüftungsform ist, auch deutlich effektiver als eine reine Abend- und Morgenlüftung. Muss zwischen Morgen- und Abendlüftung gewählt werden, ist die Lüftung in den frühen Morgenstunden, bezogen auf die Reduktion der Wärmelast im Gebäude, der Lüftung in den Abendstunden deutlich überlegen.

Naheliegend und durch Simulationen bestätigt ist die Annahme, dass ein »Vorkühlen« des Gebäudes durch Nachtlüften in den der Hitzeperiode vorausgehenden Tagen die Wärmelast während einer mehrtägigen Hitzeperiode verringert (Rosenfelder et al. 2016). Daher empfiehlt es sich, neben dem Newsletter für Hitzewarnungen auch die Hitze-Prognose des DWD zur Kenntnis zu nehmen, um rechtzeitig mit einem auf Gebäudekühlung zielenden Lüftungsmanagement zu beginnen (▶ Kap. 2.1).

Der Raumkühlung durch *direkte Anfeuchtung der Raumluft* liegen die Gesetze der Thermodynamik zugrunde. Es handelt sich um einen sogenannten adiabatischen Prozess, bei dem Wasser unter Entzug von Wärmeenergie aus der Luft verdunstet, d. h. in den gasförmigen Zustand übergeht, die Luft dabei abkühlt und gleichzeitig die relative Luftfeuchtigkeit erhöht. Wichtig ist hierbei das Angebot einer großen Oberfläche, von der aus das Wasser in den gasförmigen Zustand übergehen kann, da nur bei sehr dünnem Flüssigkeitsfilm die Bindungskräfte der Wassermoleküle untereinander überwunden werden können. Als »alte Hausmittel« können feuchte Tücher aufgehängt werden, deren Management allerdings mit einem erhöhten Personaleinsatz verbunden ist. Tropfnasse Tücher aufzuhängen, bringt keinen Gewinn, vielmehr erzielen nur gut ausgewrungene feuchte Tücher mit hinreichender Fläche den gewünschten Effekt. Daraus ergibt sich die Notwendigkeit, die Tücher ständig zu kontrollieren und immer wieder anzufeuchten. Um die Wasserdampfdruckdifferenz zwischen der Oberfläche der Tücher und der Umgebungsluft möglichst groß zu halten, hilft eine ständige leichte Luftbewegung, die die wasserdampfreiche und damit kühlere Luft von der Tuchoberfläche wegträgt und im Raum verteilt. Dies ist bei improvisiertem Kühlungsarrangement ggf. durch Fensterlüftung erreichbar, allerdings erhöht sich hierdurch der Wärmeeintrag in den Raum. Soll ein Ventilator für die Umwälzung der befeuchteten Luft sorgen, muss er auf niedriger Stufe laufen (Luftgeschwindigkeit < 2 m/sec) und so platziert sein, dass der Luftstrom am Tuch vorbeistreicht.

Nach demselben Prinzip arbeiten mobile Verdunster, die im Handel für Raumgrößen bis zu 100 m² erhältlich sind. Sie bestehen aus einem Wassertank, einem Ventilator sowie Filtern mit großen Verdunstungsoberflächen und sind, je nach Modell, mit unterschiedlichen Steuerungssystemen ausgestattet. Im Vergleich zu mobilen Klimageräten ist ihr Preis gering, der Stromverbrauch von Verdunstern niedrig, der Geräuschpegel entspricht dem von Ventilatoren. Aufgrund des geringeren Aufwands in der Anwendung sind sie der Raumkühlung mittels feuchter Tücher und Ventilatoreinsatz überlegen. Wichtige Voraussetzung für einen sicheren Umgang ist die regelmäßige Entleerung und Säuberung des Wassertanks, um eine Keimbesiedlung zu verhindern.

Obwohl theoretisch mit der Verdunstung von ca. 4 ml Wasser 1 m³ Luft von 30 °C auf 25 °C gekühlt werden kann, ist mit Verdunstungsverfahren im günstigen Falle eine Temperatursenkung um wenige °C möglich, da von einem kontinuierlichen Wärmeeintrag von außen, durch elektrische Geräte und nicht zuletzt durch Personen im Raum ausgegangen werden muss. Personen erhöhen zudem durch Perspiratio insensibilis und Schwitzen die Luftfeuchte (▶ Kap. 1.2). Der durch Verdunstung weiter steigende Feuchtegehalt der Luft schränkt die Anwendung beider Verfahren ein, vor allem an schwül-heißen Tagen (▶ Kap. 2.1.2). Die Technischen Regeln für Arbeitsstätten (▶ Kap. 3.5.3) tragen der Belastung, die mit dem Empfinden von Schwüle verbunden ist, Rechnung und geben Obergrenzen für die relative Luftfeuchte in Arbeitsräumen an (▶ Tab. 2.3.2). Sie können auch in Wohnbereichen als Orientierung dienen und sollten mittels Hygrometer überwacht werden. Zudem sollten die beschriebenen direkten Verdunstungsverfahren mit einer ausreichenden (Nacht-)Lüftung kombiniert werden, um die erhöhte Feuchtigkeit auszuwaschen.

Tab. 2.3.2: Lufttemperaturen und relative Feuchte der Schwülegrenze nach ASR A3.5 und ASR A3.6

Lufttemperatur (°C)	+ 20	+ 22	+ 24	+ 26	+ 28	+ 30	+ 32	+ 35
relative Luftfeuchte (%)	80	70	62	55	50	44	39	33

Für eine grobe Abschätzung, ob in einem Raum die Kühlung mittels direkter Verdunstung angemessen ist, eignet sich auch der sogenannte Risikograph Klima der Deutschen Gesetzlichen Unfallversicherung (DGUV 2016a) (► Abb. 2.3.2).

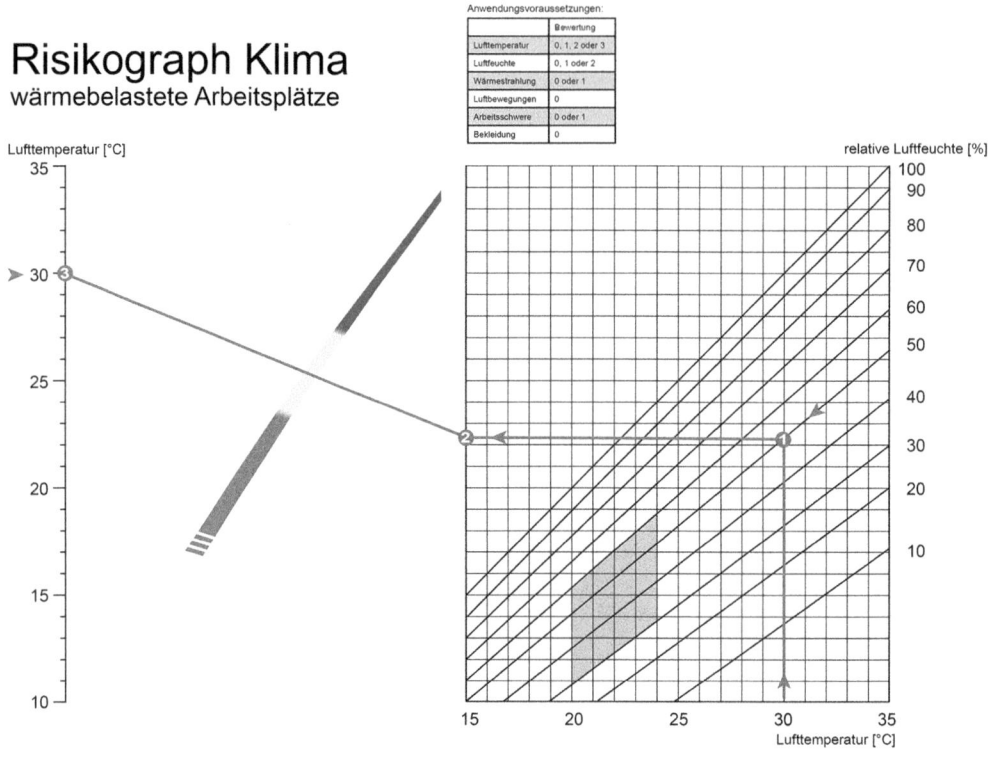

Anwendungsvoraussetzungen:

	Bewertung
Lufttemperatur	0, 1, 2 oder 3
Luftfeuchte	0, 1 oder 2
Wärmestrahlung	0 oder 1
Luftbewegungen	0
Arbeitsschwere	0 oder 1
Bekleidung	0

Beispiel: Lufttemperatur 30°C, relative Luftfeuchte 50%

Abb. 2.3.2: Risikograph der DGUV (2016a) zur Gefährdungsanalyse des Raumklimas mit dem Anwendungsbeispiel 30 °C Lufttemperatur und 50 % relative Luftfeuchtigkeit. Das schmale, schräg verlaufende Feld links neben dem Diagramm hat im Original drei Farben: Der untere Bereich ist grün (hier mittelgrau), der mittlere Bereich ist gelb (hier hellgrau), der obere Bereich ist rot (hier dunkelgrau). Die grau markierte Fläche im Diagramm markiert den Bereich der thermischen Behaglichkeit. Weitere Erläuterungen s. Text (© DGUV, Abbildungen aus der DGUV Information 215-510, S. 10, www.dguv.de/publikationen > Webcode: p215510)

Zunächst wird eine zur Y-Achse parallele Gerade von der Markierung der ermittelten Lufttemperatur bis zum Schnittpunkt mit der ermittelten Luftfeuchte gezeichnet (1), von dort aus eine zur X-Achse parallele Gerade bis zum linken Diagrammrand (2) und von dort aus bis zum Schnittpunkt auf der linken Skala in Höhe der gemessenen Lufttemperatur (3). Die Farbe des Feldes, welches die Gerade von (2) nach (3) schneidet, signalisiert das Ausmaß der thermischen Gefährdung. In der Originalabbildung der DGUV (2016a) sind die einzelnen Feldbereiche farbig markiert: Der untere, gestrichelt beginnende Bereich ist grün (hier mittelgrau), der mittlere gelb (hier hellgrau) und der obere rot (hier dunkelgrau). Idealerweise wird auch bei Verdunstungskühlung der grüne, d. h. der untere Bereich geschnitten.

Digitales Zusatzmaterial

Die Abbildung 2.3.2 findet sich als farbige Variante im digitalen Zusatzmaterial. Mehr Informationen finden sich im Kapitel ▸ Zusatzmaterial zum Download.

Bei Übernahme der Werte aus Tabelle 2.3.2 zeigt sich zwar, dass das Erreichen der Schwülegrenze nach dem Risikographen der DGUV (2016a) bei höheren Temperaturen als gesundheitlich belastender eingestuft wird als bei niedrigeren Temperaturen. Allerdings geht die DGUV nicht von vulnerablen Personen aus, z. B. pflegebedürftigen Menschen mit chronischen Erkrankungen und Multimedikation, für die die Schwelle von thermischem Unbehagen zur gesundheitlichen Belastung niedriger anzusetzen ist als für gesunde Beschäftigte. Für die genannten Personengruppen ergibt sich bei der Anwendung von Verdunstungsverfahren zur Raumkühlung neben der möglichen thermischen Belastung durch hohe Luftfeuchte auch das Problem der Zugluft, sowohl bei kontinuierlicher Fensterlüftung als auch bei jeglichem Ventilatoreinsatz.

Der Effekt von Ventilatoren beruht auf dem Prinzip der Konvektion (▸ Kap. 1.2). Im Falle der Raumkühlung durch Verdunstung entfernt der Luftstrom, wie oben beschrieben, die wasserdampfgesättigte Luft vom Ort ihrer Entstehung und sorgt damit für die Aufrechterhaltung der Dampfdruckdifferenz zwischen verdunstender Oberfläche und Umgebungsluft. Die zweite Möglichkeit des sinnvollen Ventilatoreinsatzes zur Raumkühlung besteht im Tausch von warmer mit kühlerer Luft. Hierzu bedarf es allerdings einiger Voraussetzungen: Es müssen ein Auslass für die überwärmte Luft und ein Reservoir kühlerer Luft, die vom Ventilator dann in die zu kühlende Umgebung transportiert wird, gegeben sein. Ob diese Voraussetzungen erfüllt sind, muss im Einzelfall geprüft werden. Vom Ventilatoreinsatz zur Raumkühlung muss ihr we-

sentlich häufigerer Gebrauch zur Herstellung von Luftbewegungen mit dem Ziel der Körperkühlung abgegrenzt werden. Auf die Besonderheiten wird in Kapitel 2.3.4 eingegangen (▸ Kap. 2.3.4).

2.3.3 Für gute physiologische Verhältnisse sorgen

Da wir bei Umgebungstemperaturen > 30 °C unsere Wärme hauptsächlich durch Schwitzen abgeben und Schwitzen nicht nur die Schweißdrüsen, sondern viele Organsysteme fordert (▸ Kap. 1.2), kommt dem Erhalt bzw. der Herstellung guter physiologischer Verhältnisse ein hoher Stellenwert in der Anpassung an Hitzeextreme zu. Allgemeine Empfehlungen wie »viel trinken« gehen allerdings gerade bei vulnerablen Menschen zu wenig auf die jeweils individuellen Risikokonstellationen ein, die u. a. durch Erkrankungen und Medikamenteneinnahme geprägt sein können. Gelingendes präventives Handeln setzt daher in der Reduktion der Vulnerabilität (▸ Kap. 1.1.2, ▸ Abb. 1.1.4) eine intensive Kooperation zwischen den Betroffenen, den ärztlich Verantwortlichen und den betreuenden Personen voraus.

Aus den Prozessen des Wärmetransfers unter Hitzebelastung (▸ Kap. 1.2) lassen sich drei wesentliche Ansatzpunkte für eine Optimierung der Wärmeabgabe durch Schwitzen ableiten (▸ Abb. 2.3.4): Zum einen sollte ein größtmöglicher Anteil der Körperoberfläche direkten Luftkontakt haben, damit Schweiß überhaupt verdunsten kann. Dies gilt in jedem Alter, also auch für Säuglinge und Kleinkinder (▸ Kap. 3.3). Alle isolierenden Materialien sollten auf das Notwendige reduziert werden. Zu berücksichtigen sind hier neben der Kleidung und der Bedeckung, die luftdurchlässig sein sollten, auch die Kontaktflächen immobiler Personen mit der Matratze, mit Lagerungskissen oder dem Rollstuhlsitz, mit wasserdichten Unterlagen oder Inkontinenzversorgungen.

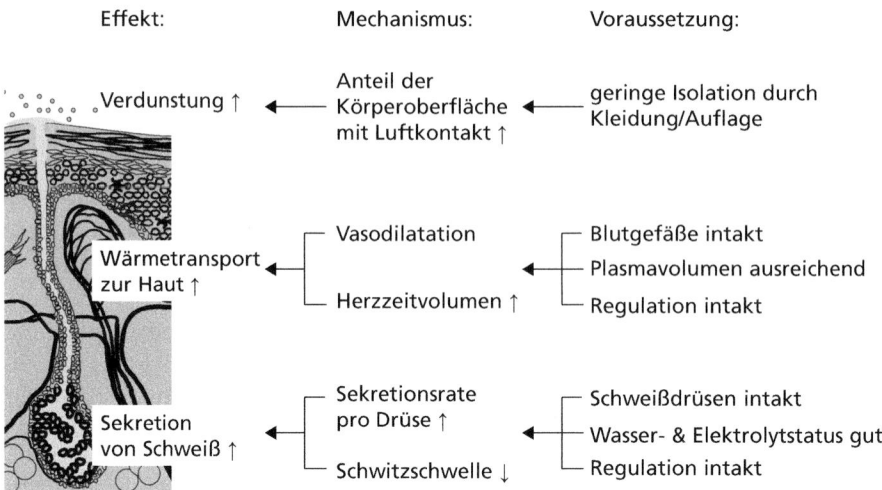

| Effekt: | Mechanismus: | Voraussetzung: |

Verdunstung ↑ ← Anteil der Körperoberfläche mit Luftkontakt ↑ ← geringe Isolation durch Kleidung/Auflage

Wärmetransport zur Haut ↑ ← ⎰ Vasodilatation ← ⎰ Blutgefäße intakt / Plasmavolumen ausreichend
⎱ Herzzeitvolumen ↑ ← ⎱ Regulation intakt

Sekretion von Schweiß ↑ ← ⎰ Sekretionsrate pro Drüse ↑ ← ⎰ Schweißdrüsen intakt / Wasser- & Elektrolytstatus gut
⎱ Schwitzschwelle ↓ ← ⎱ Regulation intakt

Abb. 2.3.3: Körperliche Voraussetzungen, Mechanismen und Effekte der Wärmeabgabe durch Schwitzen (eigene Darstellung)

Zum Zweiten ist die Sicherung eines ausgeglichenen Flüssigkeits- und Elektrolythaushaltes essentiell, denn bei Hyperosmolalität und bei Dehydratation steigt die Schwitzschwelle und sinkt die Schweißrate (▶ Kap. 1.2, ▶ Abb. 1.2.3) – zwei ungünstige Veränderungen, die das Überhitzungsrisiko erhöhen, jedoch nur laborchemisch gesichert werden können und daher auf die ärztliche Aufmerksamkeit angewiesen sind.

Alle genannten, über einfache Inaugenscheinnahme nicht sicher zu diagnostizierenden Konstellationen sprechen daher für engmaschige Elektrolytkontrollen gefährdeter Personen während Hitzeperioden und für ein bereits vor dem Sommer geplantes, angepasstes Flüssigkeitsregime, als Teil dessen auch die Umstellung der Kost auf wasserreiche Nahrungsmittel erfolgen sollte (▶ Kap. 2.2.3). Wie bereits ausgeführt, sollte bei Personen, die über längere Zeit betreut werden, bereits vor dem Sommer ein Risikoscreening erfolgt sein, sodass die Gefährdungslage bekannt ist (▶ Kap. 2.2.2). Für alte Menschen in allen Versorgungssettings besteht, unabhängig von thermischen Einflüssen, das Risiko einer zu geringen Flüssigkeitsaufnahme, selbst wenn

das Angebot adäquat ist (Gaff et al. 2015, Jimoh et al. 2019). Ein Cochrane-Review konnte aufgrund der unzureichenden Studienlage keine sicher wirksame Intervention zur Verbesserung der Flüssigkeitsaufnahme bei dementiell veränderten Menschen identifizieren (Herke et al. 2018). Es gibt jedoch Hinweise darauf, dass häufiges Anreichen von Getränken und die direkte Zuwendung beim Trinkvorgang die Flüssigkeitsaufnahme älterer Menschen erhöhen (Jimoh et al. 2019). Ein derartiges Vorgehen ist zeitintensiv und muss in den einrichtungsspezifischen Hitzeschutzplänen berücksichtigt werden.

Zum Dritten sind, wenn möglich, alle Einflussfaktoren, die innere Regulationsvorgänge der Schweißproduktion und des Wärmetransportes negativ beeinflussen können, zu vermeiden. Bei letzteren Einflussfaktoren handelt es sich häufig um Medikamente, die in die Steuerung des Herz-Kreislaufsystems, des Nervensystems, des Hormonsystems u. a. eingreifen oder mit dem Neurotransmitter Acetylcholin interagieren – nicht selten als unerwünschte Nebenwirkung. Eine Übersicht gibt Tabelle 2.2.5 (▶ Tab. 2.2.5). Dass sich aus der Notwendigkeit der Medikamenteneinnahme aufgrund bestehender Krankheit und den Anforderungen an ein Medikationsregime bei Hitze für die behandelnden Ärztinnen und Ärzte schwierige Entscheidungssituationen ergeben können, ist naheliegend. Die Anpassung der Medikation sollte, wie der Ernährungs- und Trinkplan, bereits vorausschauend in der Vorbereitung auf den Sommer mitgedacht werden, sodass in der Akutsituation schnell reagiert werden kann (▸ Kap. 2.2.2). An eine mögliche veränderte Resorption der Wirkstoffe bei bereits applizierten transdermalen Systemen wie Schmerzpflastern muss an Hitzetagen gedacht werden.

2.3.4 Die Körpertemperatur regulieren

Der erste Schritt zur Regulierung der Körpertemperatur ist ihre Messung. Daran knüpft sich die Frage an, was, womit und wie gemessen werden soll. Da die Körperschale bei der Wärmeregulation als Puffer dient und direkt mit der Außenwelt interagiert, gibt die Hauttemperatur, auch die der Stirn, keine sichere Auskunft über den Zustand des Körperkerns. Auch Messungen der Mundtemperatur oder der axillaren Temperatur sind ungeeignet, weil sie sehr vielen störenden Einflüssen ausgesetzt sind (Pecoraro et al. 2021).

Die aktuellen Leitlinien des Europäischen Rates für Wiederbelebung (European Resuscitation Council ERC) sehen die rektale oder ösophageale Messung zur Erfassung der Körperkerntemperatur bei lebensbedrohlicher Überhitzung vor (Lott et al. 2021). Messungen der Körpertemperatur betreuter Personen in stationären und ambulanten Kontexten sollen in der Regel der rechtzeitigen Erkennung beginnender Thermoregulationsstörungen dienen, wobei stets zu berücksichtigen ist, dass die Hitzeerschöpfung nicht zwingend mit einer erhöhten Körpertemperatur einhergeht (▸ Kap. 2.3.1, ▸ Abb. 2.3.1). Zudem sollte auch bedacht werden, dass die »Normaltem-

peraturen« individuell je nach Alter, Aktivitätsgrad, Vorerkrankungen und Medikamenteneinfluss verschieden sein können. In der Langzeitbetreuung ist davon auszugehen, dass individuelle Normalwerte, gemessen unter behaglichen thermischen Umgebungsbedingungen, vorliegen und somit bekannt sind.

Alternativ zur direkten rektalen Messung steht im Stations- oder Wohnbereichsalltag in der Regel die indirekte Messung mit einem Ohrthermometer zur Wahl. Ein Ohrthermometer misst die über Infrarotstrahlung abgegebene Wärme des Trommelfells (und des äußeren Gehörganges) und rechnet sie in Gradeinheiten um. Da das Trommelfell gehirnnah gelegen ist, wird die gemessene Temperatur als Körperkerntemperatur interpretiert.

Eine aktuelle systematische Auswertung und Metaanalyse von 43 Studien, welche unterschiedliche periphere Messverfahren mit dem »Goldstandard« einer rektalen Messung verglichen, kam zu dem Schluss, dass kein alternatives Messverfahren die Präzision der rektalen Messung erreicht (Pecoraro et al. 2021). Die mit einem Ohrthermometer gemessenen Temperaturen können mehr als 1 °C niedriger als die rektal gemessenen sein, selbst wenn das Messverfahren korrekt durchgeführt wird. Da insbesondere eine falsch-zu niedrig gemessene Temperatur fatale Folgen haben kann (▸ Kap. 2.3.1), sollte, zumindest bei Verdacht auf eine Hitzeerschöpfung oder gar einen Hitzschlag, trotz der damit verbundenen Unannehmlichkeiten für die Betroffenen immer rektal gemessen werden.

Bereits vor einer nachweislichen Erhöhung der Körperkerntemperatur sollten alle für eine Überhitzung potentiell in Frage kommenden ursächlichen Faktoren identifiziert und, wenn möglich, beseitigt oder optimiert werden. Dies betrifft die Wärmelast im Raum, die Kleidung, die körperliche Aktivität, die physiologischen Verhältnisse und ggf. die Medikamente. Steht keine kühle Umgebung zur Verfügung, sollte für die Möglichkeit der intermittierenden Abkühlung des Körpers gesorgt werden, insbesondere dann, wenn die Körperkerntemperatur erhöht ist, die Schweißproduktion der betreuten Person z. B. durch Medikamente eingeschränkt ist (▶ Kap. 2.2.2, ▶ Tab. 2.2.5) oder die Person nicht gut hydriert ist. Präventives Körperkühlen bedeutet, dem Körper durch Direktkontakt mit einem kühlen Medium Wärme zu entziehen, also die physikalischen Mechanismen der Konvektion und Konduktion zu nutzen, bevor es zu einer gefährlichen Überhitzung kommt (▶ Kap. 1.2.1). Dies kann durch äußerliche oder innerliche Anwendung geschehen. Ein wissenschaftlich gesicherter Schwellenwert der Körperkerntemperatur, bei dessen Erreichen präventive Kühlung eingesetzt werden sollte, existiert für gegenüber Hitze vulnerable Menschen nicht. Als Richtwert im Arbeitsschutz gilt, dass bei Arbeiten unter Wärmebelastung die Körperkerntemperatur 38 °C nicht überschreiten sollte (▶ Kap. 3.5.1; BAuA 2011, S. 18). Dieser Grenzwert sollte bis zur Generierung zielgruppenspezifischer Erkenntnisse auch für vulnerable Menschen herangezogen werden. Selbstverständlich sollte in einer überwärmten Umgebung auch unterhalb dieses Grenzwertes Körperkühlung zur Erfrischung angeboten werden.

Im Falle einer präventiven Körperkühlung steht der konvektive bzw. konduktive Wärmeentzug in Konkurrenz zur Wärmeabgabe durch Schwitzen. Dies bedeutet, dass z. B. eine Abkühlung unter der Dusche durch die damit erzielte Absenkung der Körpertemperatur die Schweißrate senken kann oder ein zu kaltes Coolpack durch Vasokonstriktion den Wärmetransport zur Haut verringert. In beiden Fällen wäre der Gesamteffekt gering, lediglich in ihrer Schweißabgabe eingeschränkte Personen könnten von der kühlen Dusche profitieren. Im Gegensatz zur fakultativen Körperkühlung als Präventionsmaßnahme steht die Kühlung bei Hitzschlag: Im Falle eines Hitzschlags *muss* als lebensrettende Maßnahme die Kühlung durch direkte Abgabe von Wärme an kaltes Wasser oder Eis erfolgen, da die Schweißproduktion nicht mehr funktioniert.

Der Effekt präventiver Körperkühlung mit konventionellen Methoden, d. h. mit Wasser oder Coolpacks, ist bislang fast ausschließlich im Arbeitszusammenhang oder im Kontext sportlicher Aktivitäten junger gesunder Menschen untersucht worden und daher nur eingeschränkt auf gegenüber Hitze vulnerable Menschen übertragbar. Aus der Kenntnis der thermischen Neutralzone des Menschen, des Körperkern-Hautgradienten der Temperatur und der hohen Wärmeleitfähigkeit von Wasser (▶ Kap. 1.2.1) lässt sich jedoch ableiten, dass eine äußerliche Kühlung bei allen Wassertemperaturen eintritt, die niedriger als die Hauttemperatur sind. Selbst 30 °C warmes Wasser, gemeinhin als »lauwarm« bezeichnet, ist daher geeignet. Lauwarmes bis leicht kühles Wasser ist sogar zu bevorzugen, weil sehr kaltes Wasser eine Gegenregulation der gekühlten Oberfläche mit Konstriktion der Hautgefäße und somit reduzierter Wärmeabgabe erzeugen kann (Botonis et al. 2017).

Es gibt Hinweise darauf, dass Zusätze wie Menthol, welches den TRPM-8-Kanal aktiviert (▶ Kap. 1.2.1), über den »simulierten Kältereiz« ebenfalls zu einer relevanten Vasokonstriktion mit Wärmestau führen können. Das Einreiben mit Mentholcreme vor einem Abkühlungsbad in 14 °C- oder 24 °C-kaltem Wasser führte in einer Untersuchung bei beiden Wassertemperaturen zu einem deutlich geringeren Abfall der rektalen Temperatur als ohne Mentholeinreibung, was auf eine verringerte Wärmeabgabe bei Applikation von Menthol schließen lässt. Nebenbei sei erwähnt, dass die effektivste Abkühlung mit 24 °C-kühlem Wasser ohne vorherige Mentholeinreibung erzielt wurde; hier war nach 20 Minuten eine Absenkung der rektalen Temperatur um etwa 0,4 °C nachzuweisen (Botonis et al. 2017). Um mit einem Vollbad, einem Unterarmbad oder einer Dusche einen Kühlungseffekt für den Körperkern zu erzielen, ist demnach eine gewisse Einwirkzeit erforderlich. Auch wenn für vulnerable Personen keine Daten vorliegen, sollte von minimal 10–15 Minuten ausgegangen werden. Wesentlichen Einfluss nimmt die Dicke der körpereigenen Isolationsschicht. Die Maßnahme muss, sollten die Umgebungsbedingungen nicht veränderbar sein, täglich mehrfach erfolgen. Von einer »erfrischenden« Einreibung mit Menthol ist aus den oben genannten Gründen abzuraten.

Eine Kühlung des Körpers kann auch über die Verdunstung von Wasser durch die Körperwärme erfolgen, wenn die lokale Luftfeuchte dies zulässt (▶ Kap. 1.2.1, ▶ Kap. 2.1.2, ▶ Kap. 2.3.2, ▶ Kap. 3.5.3). Dazu ist eine kontinuierliche Benetzung der Haut mit Wasser erforderlich. Die Verdunstung des Wassers auf der Haut schafft eine körpernahe kühle Umgebung, steigert die direkte Wärmeabgabe durch Konvektion aufgrund des größeren Hauttemperatur-Umgebungstemperatur-Gradienten und reduziert damit den Schweißverlust. Der Aufwand für die ständige Benetzung der Haut wird reduziert, wenn anstelle dessen feuchte, luftdurchlässige Kleidung getragen wird. Eine aktuelle Untersuchung (Cramer et al. 2020) verglich zwei unterschiedliche Methoden der Körperkühlung bei gesunden Frauen und Männern im Alter von 62 bis 72 Jahren während einer standardisierten Exposition gegenüber 42,4 °C und 34,2 % relativer Feuchte in einer Klimakammer: Die Kontrollgruppe trug trockene T-Shirts, die erste Untersuchungsgruppe feuchte T-Shirts und die zweite Untersuchungsgruppe ebenfalls feuchte T-Shirts, wurde aber zusätzlich einem Ventilatorluftzug von 2,4 m/sec ausgesetzt. Der beste Kühleffekt mit dem gleichzeitig geringsten Schweißverlust wurde mit feuchten T-Shirts erzielt, der höchste Schweißverlust mit feuchten T-Shirts plus Ventilator. Dies unterstreicht die Notwendigkeit eines kritischen Umgangs mit Ventilatoren, wenn vulnerable, insbesondere dehydrierte Personen gekühlt werden sollen. Beim Ventilatoreinsatz zur Körperkühlung in überwärmter Umgebung wird Wind erzeugt, der nach dem Prinzip der Konvektion die Luftschicht und den Wasserdampf von der Oberfläche der Haut mit sich reißt und somit die Schweiß-

abgabe forciert. Es darf dabei nicht vergessen werden, dass die in der verwirbelten Luft befindliche Wärmeenergie in Wechselwirkung mit der Körperschale steht und Lufttemperaturen oberhalb ca. 35 °C, der ungefähren Hauttemperatur bei Thermoneutralität, den Körper aufheizen (▶ Kap. 1.2.1). Die Kombination von forcierter Schweißabgabe und ggf. einer Erhöhung der Körperkerntemperatur kann für in ihrer Anpassungskapazität eingeschränkte Personen jeden Alters riskant sein, insbesondere bei unzureichender Hydrierung und unausgeglichenem Elektrolytstatus (▶ Kap. 1.2.2, ▶ Kap. 1.2.3). Die wissenschaftliche Diskussion um den Nutzen und Schaden von Ventilatoren ist daher anhaltend und dreht sich zuvorderst um die Frage, welche Grenzwerte für die Lufttemperatur und die relative Luftfeuchte für welche Bevölkerungsgruppen als noch tolerabel beim Ventilatoreinsatz zur Körperkühlung empfohlen werden können. Die WHO empfiehlt den Ventilatoreinsatz bis zu einer Lufttemperatur von 35 °C, allerdings ohne Angaben zur tolerablen Luftfeuchte bei dieser Temperatur (WHO 2019, S. 18). Aktuelle Untersuchungen deuten darauf hin, dass jüngere Erwachsene Ventilatoren auch bei Bedingungen von 36 °C und 80 % relativer Feuchte bis hin zu 42 °C und einer relativen Luftfeuchte von 50 % sinnvoll einsetzen können, allerdings nur unter der Voraussetzung, dass sie gesund und körperlich belastbar sind (Ravanelli et al. 2015, Morris et al. 2019). Unter derartigen Wärmestress-Bedingungen steigen die Körperkerntemperatur und die Schweißrate. Durch den Ventilatoreinsatz und die damit noch weiter gesteigerte Schweißabgabe nimmt die Belastung des Herzkreislaufsystems noch einmal deutlich zu. Der Kühlungsgewinn durch die forcierte Schweißverdunstung kann diese zusätzliche Belastung im Einzelfall rechtfertigen.

Dass diese Ergebnisse nicht auf alle Bevölkerungsgruppen übertragbar sind, ist naheliegend. Es gibt Hinweise darauf, dass schon bei gesunden älteren Personen der Effekt bei höheren Temperaturen gegenteilig ist, ihre

Schweißrate sich unter Ventilatoreinsatz nicht erhöht und sowohl die Körperkerntemperatur als auch die Herzfrequenz noch stärker steigen als ohne Ventilator (Gagnon et al. 2016). Obgleich Untersuchungen mit Pflegebedürftigen oder Angehörigen anderer vulnerabler Gruppen fehlen, kann aus diesen Ergebnissen abgeleitet werden, dass ein Ventilatoreinsatz jeweils sorgfältig überlegt und mit alternativen Möglichkeiten der Expositionsminderung oder der Körperkühlung abgewogen werden muss. Zudem sollten vulnerable Personen, die dem Luftzug des Ventilators ausgesetzt sind, kontinuierlich beobachtet und ihr Flüssigkeitsstatus überwacht und ggf. optimiert werden.

Neben der äußerlichen Körperkühlung mit Wasser oder Coolpacks hat auch die innerliche Kühlung nachweisliche Effekte: Die Körperkerntemperatur ruhender junger Männer, die bei 35 °C Umgebungstemperatur und 30 % relativer Feuchte entweder ein Glas 4 °C kaltes Wasser oder einmalig eine identische Portion zerstampftes Wassereis oder dieselbe Menge zerstampftes Wassereis in kleineren Portionen im Verlauf von 30 Minuten zu sich nahmen, nahm in allen drei Gruppen ab. Der geringste Effekt mit etwa 0,1 °C Temperatursenkung 50 Minuten nach dem Trinken wurde mit kaltem Wasser erzielt, der größte Effekt mit der portionierten Aufnahme kleinerer Eismengen über einen längeren Zeitraum. Hier zeigte sich 20 Minuten nach der letzten Eisportion eine Absenkung der rektalen Temperatur um mehr als 0,5 °C, nach weiteren 40 Minuten lag die rektale Temperatur immer noch 0,2 °C unterhalb der Ausgangstemperatur (Naito & Ogaki 2016). Analog zu äußerlichen Körperkühlung kann der Nettoeffekt eines Wärmeentzuges durch kalte Getränke im Einzelfall geringer ausfallen als erwünscht, wenn nämlich die Absenkung der Körperkerntemperatur zu einer Verringerung der Schweißrate führt (Jay & Morris 2018). Personen, die aufgrund ihrer Grunderkrankung oder anticholinerger (Neben-)Wirkungen der einzunehmenden Medikamente in ihrer Schwitzfähigkeit einge-

schränkt sind, profitieren allerdings in jedem Falle von einem Wärmeentzug, sei er durch äußerliche oder innerliche Kühlung. Für eine Kühlung »von innen« sprechen gute Argumente, unter anderem, weil gleichzeitig der Hydratationszustand der Betroffenen verbessert werden kann.

Im Arbeitsschutz sollte das Zur-Verfügung-Stellen kühler Getränke für die Beschäftigten Standard sein und, wie die genannten Untersuchungsergebnisse zeigen, mit einer mindestens 15-minütigen Pausenzeit gekoppelt werden.

2.3.5   Fazit

Das wichtigste Ziel aller Maßnahmen in der Akutsituation einer Hitzewelle ist die Prävention des lebensbedrohlichen Versagens der Thermoregulation, des Hitzschlags. Kühle Räume können das Risiko minimieren. Verschattung und korrektes Lüften sind prioritär, Verdunstungskühlung nur an Tagen mit trockener Hitze geeignet. Der Einsatz von Ventilatoren zur Raumkühlung ist sinnvoll, wenn er mit der Verdunstung von Wasser kombiniert und damit kühlere Luft verteilt wird oder ein Reservoir kühler Luft mobilisiert werden kann. Die temperatur- und feuchteabhängige Schwülegrenze ist zu beachten. Zur Unterstützung der Körperkühlung sind Ventilatoren nur sehr eingeschränkt brauchbar, da sie den Schweißverlust und somit den Hitzestress durch Dehydratation erhöhen.

Um schwitzen zu können, bedarf es eines ausgeglichenen Flüssigkeits- und Elektrolythaushaltes, der laborchemisch überwacht werden sollte. Zudem müssen alle weiteren Einflussfaktoren auf die Thermoregulation beachtet und optimiert werden, beginnend von der Reduzierung der Aktivität über angemessene Kleidung, die Umstellung der Kost und die Medikamentenanpassung. Ein wichtiges Kriterium zur Einschätzung des thermophysiologischen Zustands betreuter Personen ist die Körperkerntemperatur, die rektal gemessen werden sollte. Insbesondere bei hohen, nicht veränderbaren Raumtemperaturen kann Körperkühlung den Hitzestress minimieren. Körpernahe Maßnahmen sind darauf ausgerichtet, die Sensibilität der betroffenen Person zu reduzieren. Der Aufwand dafür ist zum Teil nicht unerheblich. Vor dem Hintergrund knapper personeller Ressourcen in allen Einrichtungen der Gesundheitsversorgung und Pflege spricht vieles dafür, in jeder Einrichtung für eine verlässliche Reduktion der Exposition durch die Schaffung thermisch behaglicher Räumlichkeiten zu sorgen.

2.4 Langfristige Maßnahmen

Henny Annette Grewe und Hendrik Siebert

Um was geht es?

In einer randomisierten kontrollierten Studie wurden Patientinnen und Patienten, die in den Sommermonaten aufgrund einer akuten Verschlechterung ihrer chronischen, nicht bösartigen Lungenerkrankung stationär behandelt werden mussten, nach dem Zufallsprinzip entweder einem »normalen«, nicht klimatisierten Patientenzimmer oder einem durch konvektive Kühlmatten an der Decke auf konstant 23 °C Raumtemperatur klimatisierten Patientenzimmer zugeteilt.

Die Raumtemperatur der nicht klimatisierten Patientenzimmer schwankte während der Beobachtungszeit zwischen 21,5 °C und 28,2 °C. Beide Patientengruppen waren hinsichtlich ihrer Charakteristika vergleichbar und erhielten eine leitliniengerechte medizinische und pflegerische Behandlung. Die stationäre Behandlungszeit der Patientinnen und Patienten in den klimatisierten Zimmern war statistisch signifikant im Mittel um drei Tage kürzer als die der Patientinnen und Patienten in den nicht klimatisierten Räumen (Hoffmann et al. 2021).

Trotz einer Reihe methodischer Einschränkungen gibt diese Studie einen Hinweis darauf, dass eine auch im Sommer komfortable Raumtemperatur zur Genesung beitragen und damit Hospitalisierungszeiten verkürzen kann. Epidemiologische Daten, die eine erhöhte Sterberate und Krankheitslast bei hohen Umgebungstemperaturen zeigen, unterstützen die Vermutung, dass sich die in der oben genannten Studie gewonnenen Erkenntnisse nicht auf Menschen mit chronischen Lungenerkrankungen beschränken müssen, sondern alle gegenüber Hitze vulnerablen Bevölkerungsgruppen gesundheitlich von thermisch behaglichen Raumumgebungen profitieren könnten. Profitieren könnten auch die Beschäftigten und nicht zuletzt die Arbeitgeber bzw. Träger der Einrichtungen, da hitzebedingte Leistungseinbußen des Personals und damit Produktivitätsverluste vermieden werden könnten (▶ Kap. 3.5). Ob zur Zielerreichung eine Raum- oder Gebäudekühlung nötig ist oder klassische Defensivmaßnahmen ausreichen, muss für jedes Gebäude individuell entschieden werden.

2.4.1 Rechtsrahmen für den sommerlichen Wärmeschutz

Gesetzliche Anforderungen an den Schutz vor Umgebungshitze ergeben sich aus § 14 »Sommerlicher Wärmeschutz« des Gebäudeenergiegesetzes (GEG). Die dort formulierten

Anforderungen gelten allerdings nur für Neu- und Anbauten, die nach Inkrafttreten des Gesetzes (01.11.2020) erstellt wurden. Neu errichtete Anbauten müssen die Anforderungen des sommerlichen Wärmeschutzes zudem nur erfüllen, wenn deren beheizte bzw. gekühlte zusammenhängende Nutzfläche 50 m² übersteigt (§ 51 Abs. 2 GEG).

Nach Angaben des statistischen Bundesamtes gab es im Dezember 2021 in Deutschland 18.234.580 Wohngebäude einschließlich Wohnheimen, 16.115 Pflegeheime und 1.887 Krankenhäuser (Statistisches Bundesamt (Destatis) 2022a, 2022b, 2022c). Da kein amtliches Gebäuderegister geführt wird, fehlen Daten über die Anzahl der neu errichteten Krankenhäuser, stationären Pflegeeinrichtungen oder gar Wohngebäude, die dem GEG bereits entsprechen. Für den Bestandsbau und somit für die Mehrzahl der Pflegeheime, Krankenhäuser, Werkstätten für Behinderte, Praxisgebäude und Wohnungen gelten die Vorgaben zum sommerlichen Wärmeschutz des GEG nicht. Ungeachtet des Gebäudealters kommen in Arbeitsstätten jedoch die Anforderungen der Arbeitsstättenverordnung zum Tragen, deren Erfüllung dem Arbeitgeber gegenüber geltend gemacht werden kann (▶ Kap. 3.5).

Die Ausführungen zum sommerlichen Wärmeschutz im GEG nehmen auf die DIN 4108-2: 2013-02 »Wärmeschutz und Energie-Einsparung in Gebäuden – Teil 2: Mindestanforderungen an den Wärmeschutz« und ihre Berechnungsverfahren für den Sonneneintragswert bzw. für Simulationsrechnungen zur Ermittlung der Übertemperatur-Gradstunden Bezug. Der Sonneneintragswert beziffert den Energieeintrag, der über die Einstrahlung der Sonne auf transparente Oberflächen (Fenster, Oberlichter) in das zu errichtende Gebäude eintritt. Er hängt von vielen Faktoren ab, u. a. von der Größe und Ausrichtung der transparenten Oberflächen, dem grundflächenbezogenen Fensteranteil, der Beschaffenheit der Wände und der Lage des Gebäudes.

Die Lage eines geplanten Gebäudes lässt sich einer der drei in der Norm ausgewiesenen Sommerklimaregionen zuweisen (▶ Abb. 2.4.1). Je nach Sommerklimaregion gelten unterschiedliche Grenz-Innentemperaturen, deren Zulässigkeit der Überschreitung durch die Festlegung maximaler Übertemperatur-Gradstunden begrenzt ist. Eine Übertemperatur-Gradstunde ist das Produkt aus Dauer und Höhe der Temperaturüberschreitung, d. h. eine Stunde Erhöhung um 2 °C entspricht zwei Übertemperatur-Gradstunden, zwei Stunden Überschreitung der festgelegten Grenz-Innentemperatur um 1 °C ebenso. Für Nichtwohngebäude sind maximal 500, für Wohngebäude 1.200 Übertemperatur-Gradstunden pro Jahr erlaubt. Diese Festlegungen beruhen auf angenommenen unterschiedlichen Jahres-Nutzungszeiten von Arbeits- und Wohnräumen, wobei die Nutzungszeit für Wohngebäude mit 16 Stunden pro Tag angesetzt wurde (Freudenberg & Budny 2022).

Da Pflegeheime in der Definition des GEG zu Wohngebäuden gezählt werden (§ 3 Nr. 33 GEG)[3], sind entsprechend 1.200 Übertemperatur-Gradstunden bei der Planung des sommerlichen Wärmeschutzes für einen Pflegeheim-Neubau zulässig, obwohl Pflegebedürftige zu den gegenüber Hitze besonders vulnerablen Gruppen gehören und sich mit ansteigender Gebrechlichkeit nahezu ausschließlich im Wohnbereich aufhalten. Für Krankenhäuser gelten dagegen die Regelungen für Nichtwohngebäude mit maximal zulässiger Überschreitung des Innentemperatur-Grenzwertes um 500 Übertemperatur-Gradstunden.

Das GEG wird von fachlicher Seite u. a. kritisiert, weil es an der Definition der Sommer-Klimaregionen der DIN 4108-2: 2013-02, die stark vereinfachend ist und zudem die klimatischen Zukunftsprojektionen nicht berücksichtigt, festhält (Freudenberg & Budny 2022). Bei der Neubauplanung von Gebäu-

---

3 Der Entwurf für die Novelle des GEG sieht keine Änderung des § 3 Nr. 33 vor.

den, die für den Aufenthalt vulnerabler Gruppen gedacht sind, sollten daher die vom DWD erarbeiteten ortsgenauen Klimaangaben und Klimaprognosen, die u. a. auch urbane Hitzeinseln berücksichtigen (DWD & BBSR 2017), zur Berechnung des notwendigen sommerlichen Wärmeschutzes verwendet werden. Eine vorausschauende Strategie kann auch helfen, rechtzeitig eine ggf. notwendige Gebäudekühlung mitzudenken, um aufwändige Nachrüstungen zu einem späteren Zeitpunkt zu vermeiden.

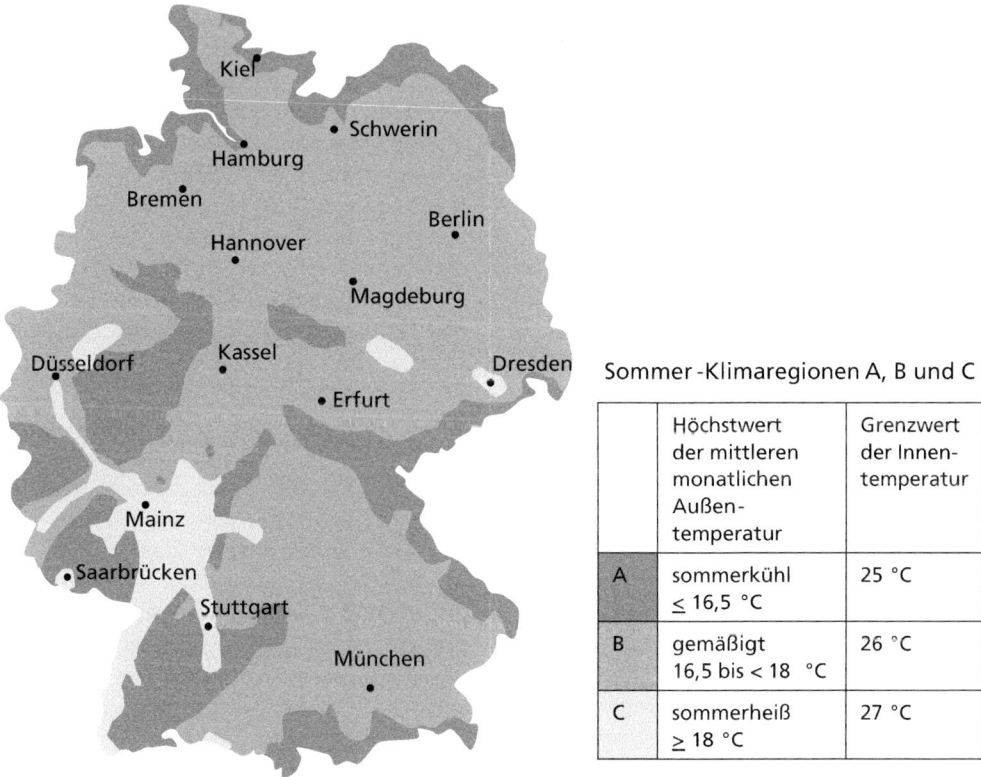

Sommer-Klimaregionen A, B und C

	Höchstwert der mittleren monatlichen Außen-temperatur	Grenzwert der Innen-temperatur
A	sommerkühl ≤ 16,5 °C	25 °C
B	gemäßigt 16,5 bis < 18 °C	26 °C
C	sommerheiß ≥ 18 °C	27 °C

Abb. 2.4.1: Sommer-Klimaregionen und zulässige maximale Innentemperaturen nach DIN 4108-2: 2013-02. Alle Nord- und Ostseeinseln (nicht abgebildet) fallen unter die Sommer-Klimaregion A (eigene Darstellung)

Da das GEG die Verbesserung der Energieeffizienz von Gebäuden zum Ziel hat, sind dort auch Vorgaben für die Betreibung von Lüftungs- und Klimaanlagen formuliert. Diese betreffen sowohl bestehende Anlagen als auch den Einbau in Bestandsgebäude oder Neubauten. Beim Ersteinbau einer entsprechenden Anlage oder der Erneuerung des Zentralgerätes sind Mindestanforderungen an die Regelungstechnik und die Dämmung der Rohrleitungen zu erfüllen. Für die Errichtung einer entsprechenden Anlage in Neubauten besteht zudem eine anteilige Nutzungspflicht erneuerbarer Energien. Alternativ können Abwärme, Kälte durch Kraft-Wärme-Kopplung oder Fernkälte genutzt werden. Bestehende Anlagen müssen regelmäßig überprüft werden.

Anforderungen an Bestandsgebäude zur Verbesserung des sommerlichen Wärmeschutzes sind, wie oben bereits erwähnt, im GEG nicht formuliert. Es besteht allerdings die Verpflichtung zur Dämmung der obersten Geschossdecke oder des Daches (§ 47 GEG). Obgleich mit dem Ziel der Verringerung des Wärmeverlustes während der Heizperiode ins Gesetz aufgenommen, könnte über eine wirksame Dämmung von Dachräumen auch ein kleiner Beitrag zum sommerlichen Wärmeschutz geleistet werden. Gleiches gilt für die Verpflichtung, bei Austausch aller Fenster und bei Sanierungseingriffen an den Außenbauteilen, sofern sie mehr als 10 % der jeweiligen Fläche betreffen, gesetzte Grenzwerte für Wärmedurchgangskoeffizienten (s. u.) einzuhalten. Die Außenbauteile betreffen Außenwände, Fenster, Fenstertüren, Dachflächenfenster, Glasdächer, Außentüren und Vorhangfassaden, Dachflächen sowie Decken und Wände gegen unbeheizte Dachräume, Wände gegen Erdreich oder unbeheizte Räume (mit Ausnahme von Dachräumen) sowie Decken nach unten gegen Erdreich, Außenluft oder unbeheizte Räume (Anlage 7 GEG).

Insgesamt bietet das GEG nur wenig rechtliche Handhabe zur Durchsetzung eines hinreichenden sommerlichen Wärmeschutzes, insbesondere in bestehenden Gebäuden. Vor dem Hintergrund der Klimaprognosen ist daher vorausschauendes Handeln von Hauseigentümerinnen und -eigentümern bzw. Einrichtungsträgern umso mehr gefragt.

2.4.2 Sommerlicher Wärmeschutz

Der Wärmeeintrag in ein Gebäude erfolgt im Sommer von außen nach innen. Diese Aussage mag banal erscheinen, ist jedoch u. a. im Kontext der energetischen Gesamtbilanzierung eines Gebäudes nicht unerheblich: Je nach Wand- und Dachaufbau dringt im Sommer mehr oder weniger Wärme pro Zeiteinheit von außen nach innen, je nach Art des

Sonnenschutzes wird der Lichteinfall ins Gebäude ggf. ganzjährig reduziert, und nicht zuletzt können Eingriffe an der Fassade eines bestehenden Gebäudes denkmalschutzrechtliche Belange betreffen. Im Einzelfall muss also bei der Planung des sommerlichen Wärmeschutzes aus vielerlei Gründen zwischen konkurrierenden Zielen und Interessen abgewogen werden.

Trifft Sonnenlicht auf eine Wand oder ein Dach, wird ein Teil der Strahlungsenergie reflektiert, der Großteil absorbiert und zu Wärme umgewandelt, Dach und Wand werden erwärmt. Zur Erwärmung durch die Sonneneinstrahlung kommt bei hohen Außentemperaturen die konvektive Erwärmung der Bauteile über die Außenluft hinzu. In welchem Ausmaß die Erwärmung von Wand und Dach stattfindet, hängt zum einen vom Ausmaß des reflektierten Strahlungsanteils, der Albedo, ab (▸ Kap. 1.1). Einen hohen Reflexionsanteil, somit eine hohe Albedo, haben helle Flächen, d. h. helle Dächer und helle Wandflächen. Zum anderen sind die Speicherfähigkeit der verwendeten Materialien und ihr Volumen ausschlaggebend für das Ausmaß an Wärme, welche in einem bestimmten Zeitraum durch eine Außenwand oder ein Dach in die Räume eindringt. Durch dünne Bauteile mit geringer Speicherfähigkeit der Materialien gelangt die Außenwärme ohne große zeitliche Verzögerung in die Innenräume, allerdings bei nächtlicher Abkühlung der Außenluft ebenso schnell wieder hinaus. Bei sogenannten »schweren Bauteilen« mit hoher Speicherfähigkeit werden zunächst nur die Wand und das Dach erwärmt. Ist ihre Speicherkapazität ausgeschöpft, kann der Wärmefluss in die Innenräume auch bei schweren Bauteilen nicht mehr verhindert werden. Es wird dann auch schwierig, diese Wärme wieder loszuwerden, weil viel Energie in den Bauteilen gespeichert ist.

Aus diesen physikalischen Umständen lässt sich ableiten, dass Außenwände und Dächer mit hoher Speicherfähigkeit für Wärme dem sommerlichen Wärmeschutz nur genügen, wenn eine regelmäßige Entleerung dieser Speicher erfolgt. Bei hinreichender nächtlicher Abkühlung passiert dies von allein, der Wärmefluss kann sich umdrehen, den Speicher »entleeren« und die Bauteile am Morgen wieder aufnahmefähig für die Tageswärme machen. In kurzzeitigen Hitzeperioden und bei starker nächtlicher Abkühlung wirken schwere Bauteile daher wie ein Puffer. Fällt bei langandauernden Hitzewellen oder hohen Nachttemperaturen die nächtliche Abkühlung weg, schwindet auch die Pufferwirkung. Nicht vergessen werden darf darüber hinaus, dass hohe Innentemperaturen denselben Effekt haben wie hohe Außentemperaturen. Wärme dringt bei hohen Raumtemperaturen und starkem Lichteinfall auch in die innen liegenden Speichermassen wie Innenwände, Fußböden und Decken ein. Um deren Pufferwirkung zu erhalten, müssen auch diese Speicher entleert werden. Lüften ist daher für den Erhalt bzw. die Regeneration der Speicherfähigkeit von Bauteilen unabdingbar. Die beste Lüftung in kleineren Gebäudeeinheiten ist die nächtliche Fensterlüftung, am allerbesten als Querlüftung (▶ Kap. 2.3). Wo dies nicht möglich ist, muss in der Konzeption langfristiger Maßnahmen alternativ über eine Lüftungsanlage nachgedacht werden, um die nächtliche Entleerung der äußeren und inneren Speichermassen zu ermöglichen. Diese Anlagen sollten aus energetischen und Klimaschutzgründen mit einer Wärmerückgewinnung gekoppelt sein. In der Kombination mit Absorptionskühlverfahren kann so im Sommer Kälte mittels Abwärme erzeugt werden (s. u.).

Für die Gesamtwirkung beim sommerlichen Wärmeschutz ist auch das Verhältnis von Fensterfläche zu speicherfähigen Flächen relevant. Ideal ist ein Verhältnis von 1 zu 3, kombiniert mit außenliegendem Sonnenschutz (Bohne 2019, S. 201). Vor dem Hintergrund der Klimaprognosen mit länger andauernden Hitzeperioden wird die Dämmwirkung von Außenwänden in ihrer Bedeutung für den sommerlichen Wärmeschutz

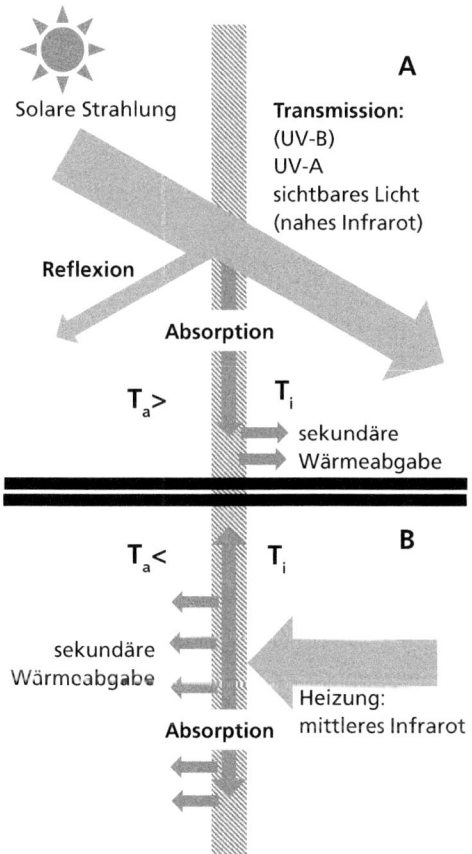

Abb. 2.4.2: Prinzip des Energiedurchgangs durch eine einfache Fensterglasscheibe. **A**: Sommer, **B**: Winter. Auch im Winter bestehen solare Energiegewinne durch das einfallende Sonnenlicht (nicht abgebildet), allerdings sind die Energieverluste durch Wärmeabgabe an die kühlere Außenluft deutlich höher. T_a: Außentemperatur, T_i: Innentemperatur; Angaben in Klammern: eingeschränkte Transmission (eigene Darstellung)

von einigen Fachleuten als eher nachrangig bewertet (Vukadinovic et al. 2020). Das Hauptaugenmerk liegt auf den transparenten Bauteilen, im Wesentlichen also auf den Fenstern. Fenster haben verschiedene Funktionen zu erfüllen: Sie sollen möglichst viel sichtbares Licht hindurchlassen, Schallschutz bieten, während der Heizperiode gegen Wärmeverluste von innen nach außen dämmen und im Sommer die Hitze draußen lassen. Eine normale Fensterscheibe kann diese Wünsche nicht erfüllen, da Wärme immer vom Ort höherer Temperatur zum Ort niedrigerer Temperatur fließt.

Die erwünschte Transmission des Sonnenlichts durch das Fensterglas erfolgt nie komplett, ein Teil der Strahlung wird reflektiert, ein Teil vom Fensterglas absorbiert und als Wärmestrahlung an die kühlere Umgebung abgegeben (▶ Abb. 2.4.2). Der transmittierte Anteil des Sonnenlichts trifft im Raum auf die Flächen von Wänden, Decken und Fußböden. Hier wird wieder ein Teil der Strahlung absorbiert, als Wärme gespeichert und an kühlere Umgebungen abgegeben. Die so stattfindende Aufheizung der inneren Bauteile durch das einfallende Sonnenlicht ist im Winter zwar erwünscht, allerdings übersteigt der Wärmeverlust nach außen während der Heizperiode bei Einfachverglasung die sogenannten solaren Energiegewinne um ein Vielfaches. Doppelscheiben, Dreifachverglasung, reflektierende Scheibenbeschichtungen mit Metalloxiden sowie die Füllung der Scheiben-Zwischenräume mit Edelgasen haben die Wärmedämmeigenschaften von Fenstern in den letzten Jahrzehnten deutlich optimiert, allerdings auf Kosten der Lichtdurchlässigkeit. Gleiches gilt für Sonnenschutzverglasungen, deren Lichtdurchlässigkeit sich bis auf 50 % einer nichtverglasten Maueröffnung als Bezugsgröße reduzieren kann. Da dieser Helligkeitsverlust ganzjährig besteht, muss im Einzelfall gut abgewogen und danach entschieden werden, welche Funktion das jeweilige Fenster in erster Linie erfüllen soll. Sogenannte »schaltbare Gläser«, die ihre Eigenschaften in Abhängigkeit von der Sonneneinstrahlung verändern, sind bereits entwickelt, bedürfen allerdings noch der Optimierung. Es liegt auf der Hand, dass die beste Lösung während Hitzeperioden gegenwärtig noch in der Außenverschattung von

Fenstern besteht. Zwar geschieht dies auch auf Kosten der Helligkeit im Raum, allerdings nur in den Phasen, in denen ein Sonnenschutz wirklich nötig ist.

Bei Überlegungen zur Fensternachrüstung oder dem Neueinbau ist eine Fachberatung unumgänglich. Dies gilt auch für Verschattungen wie Rollläden, Raffstores, Markisen, Außen- und Innenjalousien oder Vorhänge. Bei Verschattungen wird ein zusätzlicher Einbruchschutz durch Rollläden erzielt, die bestmögliche Lenkung des Sonnenlichtes erfolgt durch Raffstores, deren Lamellenstellung entweder manuell oder automatisch dem Sonnenstand angepasst werden kann. Gegenüber Innenverschattungssystemen lassen sich über intelligente Außenverschattungssysteme bis zu ca. 4 °C kühlere Innenraumtemperaturen erzielen und somit die Notwendigkeit der Raumkühlung vermeiden oder zumindest minimieren (Kaltschmitt et al. 2014, S. 166).

2.4.3 Gebäudekühlung

Die internationale Energieagentur IEA (International Energy Agency), zu deren 29 Mitgliedstaaten Deutschland gehört, hat 2018 einen Bericht zur »Zukunft des Kühlens« (The Future of Cooling) veröffentlicht. Die Zahlen sind beeindruckend: Zwischen 1990 und 2016 hat sich die Energienutzung für Raumkühlung weltweit verdreifacht und betrug 2016 bereits 2.000 Terrawattstunden (TWh; 1 TWh = 10^{12} Wh), zweieinhalbmal so viel wie der gesamte Elektrizitätsverbrauch Afrikas (IEA 2018, S. 11). Mehr als die Hälfte aller Klimatisierungsanlagen für Gebäude waren 2016 auf zwei Länder verteilt, die USA und die Volksrepublik China; der Anteil der EU betrug 6 %. Wenngleich der größte Zuwachs an Kühlenergiebedarf für die wärmeren Regionen der Welt prognostiziert wird (IEA 2018, S. 36), gehen Schätzungen auch von einem steigenden Energiebedarf für die Gebäudekühlung in Europa aus. Innerhalb der EU liegt Deutschland nach Italien, Spanien,

Griechenland, Frankreich und Portugal mit einem kalkulierten Bedarf von jährlich ca. 15 TWh allein für die Kühlung von Wohngebäuden auf Platz sechs (Jakubcionis & Carlsson 2017). Dennoch ist, im Vergleich zum Energieverbrauch für die Beheizung von Gebäuden, der Energiebedarf für die Gebäudekühlung bislang noch nachrangig.

Konventionelle Gebäude- und Raumkühlungsanlagen arbeiten überwiegend nach demselben Prinzip wie Wärmepumpen, und zwar durch Kompression oder seltener Absorption/Adsorption eines Kältemittels niedriger Siedetemperatur. Kompressionskühlung ist als Arbeitsprinzip von Kühlschränken bekannt: Ein bei niedrigen Temperaturen verdampfendes Kältemittel wird von einem Kompressor verdichtet, kondensiert und gibt in einem Verflüssiger Wärme an die Raumumgebung ab. Danach wird es bei niedrigem Druck entlang des zu kühlenden Kühlschrankraums geleitet, verdampft hier und entzieht diesem Raum und den in ihm befindlichen Lebensmitteln dabei Wärme. Der Dampf wird vom Kompressor erneut verdichtet und der Kreislauf beginnt von Neuem. Eine Gebäudekühlung funktioniert genauso, der zu kühlende Raum ist allerdings größer als ein Kühlschrank und die Wärme wird an die Außenluft abgegeben. Die Verteilung der gekühlten Luft innerhalb des Gebäudes und die Wärmeabgabe nach außen werden bei der Gebäudeklimatisierung elektronisch gesteuert; Wärmepumpen-Kompressoren werden elektrisch betrieben. Die Nutzung von Strom aus regenerativen Quellen optimiert die CO_2-Bilanz aktiven Kühlens, die Kombination mit eigener solarer Stromerzeugung bietet sich aufgrund der Zeitnähe von Kühlungsbedarf und Energiebereitstellung an.

Ein Vorteil der Kompressionstechnologie liegt in der Möglichkeit, in Bestandsgebäuden Einzelräume mit kleineren Einheiten auszustatten und so z. B. ein oder zwei Räume in einer Pflegeeinrichtung für den Aufenthalt an heißen Tagen herzurichten. Dafür eignen sich sogenannte Splitgeräte, die fest eingebaut werden und den wärmetragenden Kältemitteldampf nach Durchgang durch den Verdichter durch einen Wandauslass in den außen angebrachten Verflüssiger leiten, wo er die der Raumluft entzogene Wärme an die Außenluft abgibt (Bohne 2019, S. 282). Diese Geräte kühlen die im Raum befindliche Luft direkt, eine Lüftungsanlage ist also nicht erforderlich.

Bei der Absorptionstechnologie kann Energie anderer Art eingesetzt werden, da die Rückgewinnung des Kältemittels durch Erhitzen erfolgt. In einem Verdampfer entnimmt das flüssige Kältemittel Wärme aus der zu kühlenden Luft und wird gasförmig. Im nächsten Schritt geht der Kältemitteldampf eine Mischung mit einem flüssigen Absorptionsmittel ein. Über Erhitzen dieses Gemischs wird das Kältemittel als Dampf wieder freigesetzt. Es wird dann durch einen Verflüssiger geleitet, kühlt dort unter Wärmeabgabe ab, wird flüssig, und läuft danach erneut durch den Verdampfer. Absorptionsanlagen haben einen geringeren Wirkungsgrad als Kompressionsanlagen. Erfolgt die Erhitzung des Gemischs aus Absorbens und Kältemittel jedoch durch Nutzung der freiwerdenden Wärme am Verflüssiger und/oder durch Abwärme aus anderen Prozessen, wie z. B. der gesteuerten Raumlüftung oder mittels Wärme aus thermischen Solarkollektoren, kann die energetische Bilanz der Anlage optimiert werden.

Information

Unter Klimaschutzaspekten sollte Gebäudekühlung nach Möglichkeit vermieden werden, unter Aspekten des Gesundheitsschutzes vulnerabler Gruppen vor Hitzebelastungen ist davon auszugehen, dass insbesondere Pflegeeinrichtungen und Krankenhäuser zukünftig über Gebäudekühlung in Wohnbereichen und auf Bettenstationen nachdenken müssen. Einer Umfrage des Deutschen Krankenhausinstituts (DKI) im Jahr 2021 zufolge sind in Krankenhäusern bislang überwiegend Funktionsbereiche klimatisiert (Diagnostikbereiche 90 %, OP-Säle 89 %, Notaufnahmen 63 %), aber lediglich 38 % der Zimmer für Patientinnen und Patienten und 34 % der administrativen Bereiche (DKI 2022).

Bei Nutzung der skizzierten Kompressions-Technologie sollte ein Augenmerk auf die Wahl des Kältemittels gelegt werden, da hier Innovationen zu erwarten sind. In neueren Kühlschränken und Tiefkühltruhen sind bereits Kältemittel wie Isobutan (R-600a) mit einem niedrigen Treibhauspotential (GWP: Global Warming Potential) von 3 Standard. In Kompressions-Klimaanlagen werden dagegen nach wie vor überwiegend fluorierte Kohlenwasserstoffe, sogenannte F-Gase, mit GWP-Werten von 1.000 und mehr verwendet. Der GWP-Wert beschreibt die Treibhauswirkung des jeweiligen Stoffes, verglichen mit der gleichen Menge CO_2, bezogen auf einen Zeitraum von 100 Jahren (▶ Kap. 1.1.1).

Basierend auf der EU-Verordnung Nr. 517/2014 (F-Gas-Verordnung) hat die Bundesregierung die Chemikalien-Klimaschutzverordnung im Jahr 2017 ergänzt und in 2021 das Chemikaliengesetz um die Bekämpfung des illegalen Handels mit fluorierten Treibhausgasen erweitert. Die schrittweise Rücknahme dieser Substanzen, die nicht nur als Kältemittel in Klimaanlagen und Wärmepumpen sowie im Brandschutz weite Verbreitung haben, sondern u. a. auch zur Herstellung von Dämmstoffen im Bau verwendet werden, soll mit der Entwicklung und Marktausweitung umweltfreundlicherer Alternativen einhergehen.

Vielversprechend sind Ansätze zur Nutzung von Propan (R-290; GWP 3), CO_2 (R-744, GWP 1) oder Ammoniak (R-717, GWP 0) als Kältemittel in Kompressionsgeräten. Der Nachteil von Propan ist seine Brennbarkeit, der von CO_2 die Erfordernis höherer Drücke, der von Ammoniak seine Giftigkeit,

sodass jeweils bestimmte technologische Anpassungen erfolgen müssen. Absorptions-Kältemaschinen werden meist mit einem Lithiumbromid/Wassergemisch oder der Kombination aus Ammoniak und Wasser betrieben, erfüllen also schon jetzt die Ansprüche an eine »Klimafreundlichkeit« von Kältemitteln. Für große Gebäudeeinheiten wie Krankenhäuser ist die Absorptionstechnologie auch unter energetischen und Klimaschutz-Gesichtspunkten gut geeignet. Um derartige Anlagen auch für kleinere Gebäude wirtschaftlich zu machen, sind technische Anpassungen erforderlich (Aydemir & Steinbach in Wietschel et al. 2015, S. 372).

Klassische Wärmepumpen dienen primär der Beheizung von Räumen und/oder der Trinkwassererwärmung. Meist sind sie mit einem wassergefüllten Pufferspeicher gekoppelt, in den auch Energie aus anderen Quellen (z. B. Solarthermie) eingespeist wird. Das warme Pufferspeicherwasser wird dann durch den Heizkreislauf geführt. Wärmepumpen können auch in Altbauten, und dies sogar mit konventionellen Plattenheizkörpern, betrieben werden und machen unter ökologischen Gesichtspunkten auch in Gebäuden, die nicht dem energetischen Neubaustandard entsprechen, Sinn (Günther et al. 2021). Wird Erdwärme als Wärmequelle genutzt, kann prinzipiell die sommerliche Gebäudekühlung im System mitrealisiert werden, und dies ggf. sogar energiesparend ohne die Notwendigkeit des Einsatzes einer Wärmepumpe (▶ Abb. 2.4.3). Zur Kühlung sind allerdings Flächenheizkörper Voraussetzung.

Wassergefüllte Rohrschlangen in Deckenelementen, sogenannte Kühldecken, sind unter der Voraussetzung der Einhaltung hygienischer Anforderungen ideal und auch zum nachträglichen Einbau geeignet. Das mittels Umwälzpumpe in ihnen zirkulierende kühle Wasser entzieht dem Raum Wärme. Diese Wärme wird dann über einen Wärmetauscher an die Sole der Erdwärmesonden und so letztendlich an den Boden abgegeben. Obwohl in etwa 2 bis 3 m Tiefe horizontal verlegte Rohrsysteme nach Angaben einiger Hersteller ausreichen, sind vertikale Erdwärmesonden oder die Grundwassernutzung zur Kühlung am besten geeignet. Die relativ konstante Temperatur von ca. 9–10 °C ab ca. 10 m Tiefe kühlt die in den Erdsonden zirkulierende Sole ab und »regeneriert« zugleich die im Erdreich gespeicherte Wärme, die dann während der Heizperiode zur Verfügung steht. Bei Grundwassernutzung wird das durch die Raumluft erwärmte Wasser direkt über den sogenannten »Schluckbrunnen« in den Grundwasserleiter zurückgeführt (Bohne 2019, S. 259 f.).

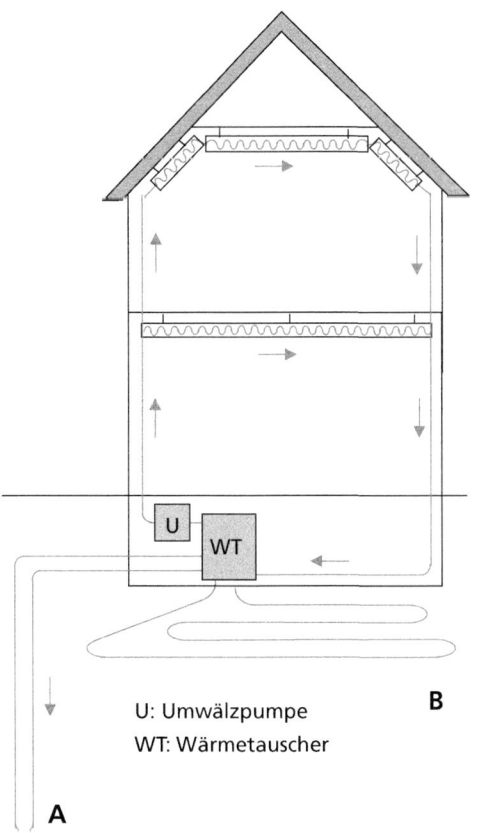

Abb. 2.4.3: Prinzip der energiesparenden Deckenkühlung durch Nutzung der Kühle des Erdbodens. A: Erdsonde; B: Flächig verlegtes Röhrensystem in ca. 2 bis 3 m Tiefe (eigene Darstellung)

Adiabatische Kühlsysteme arbeiten mit der Verdunstungskälte von Wasser. Im Gegensatz zur direkten Raumkühlung durch Verdunster (▶ Kap. 2.3.2) erfolgt die adiabatische Kühlung ganzer Gebäude über eine raumlufttechnische Anlage mit Zu- und Abluftsystem. Hierbei wird die aus dem Gebäude transportierte warme Abluft bis zur Sättigung befeuchtet und somit gekühlt, die gekühlte Abluft nach dem Gegenstromprinzip mit der einströmenden Zuluft über einen Wärmetauscher in Kontakt gebracht und so die Zuluft gekühlt, ohne ihre Luftfeuchte zu erhöhen (Bohne 2019, S. 283 f.). Die Kühlleistung beträgt für 1 ml Wasser pro kg Luft ca. 2,5 °C, auf 14 °C gekühlte Abluft kann die Zuluft auf etwa 22 °C kühlen. Adiabatische Kühlsysteme sind unter dem Aspekt der CO_2-Reduktion anderen Kühlverfahren deutlich überlegen. Es sind aber große Wassermengen erforderlich, die am besten über Regenwasserspeicheranlagen bereitgestellt werden (Bohne 2019, S. 601).

Die Vielzahl technologischer Neuerungen und möglicher Systemkombinationen bei Verschattung, Dämmung und Kühlung aufzuführen, würde den Rahmen dieses Buches sprengen. Unbestritten ist, dass sowohl beim Neubau als auch bei der Bestandssanierung eine fachliche Beratung erforderlich ist. Bei der Kalkulation der baulichen Maßnahmen sollten zukünftig zu erwartende regionale Sommertemperaturen unbedingt berücksichtigt werden. Nochmals sei betont, dass die effizienteste und klimafreundlichste Kühlung von Räumen aus außenliegenden Verschattungssystemen, hinreichender Dämmung sowie nächtlicher Querlüftung besteht. Einen kleinen, aber nachhaltigen Beitrag können zudem grüne Außenbereiche leisten.

2.4.4 Begrünung

Im Rahmen einer Internetrecherche zu Maßnahmen der Hitzeanpassung deutscher Mittel- und Großstädte im Jahr 2021 ließen sich kommunale Förderprogramme für die Begrünung von Dächern und Fassaden als häufigste Konzepte nachweisen (Hannemann et al. 2023). Aus Perspektive der Kommunen dienen begrünte Gebäude und Außenräume der Reduktion von urbanen Hitzeinseln, der Schadstoffsenkung und der Entlastung städtischer Kanalisationssysteme durch Regenwasserspeicherung. Der Einfluss begrünter Gebäude und ihrer Außenbereiche auf die Temperaturen in der näheren Umgebung lässt sich u. a. in Modellen darstellen und unterstreicht den Nutzen, den Gründächer, begrünte Fassaden und baumbestandene Grünflächen auf das Mikroklima haben, wenn sie in großem Maße eingesetzt werden (Fröhlich & Matzarakis 2014, S. 89 ff., Sieker et al. 2019, S. 50 ff., Gill et al. 2007). Darüber hinaus werten begrünte Gebäude und Flächen das Stadtbild auf und haben gesundheitsfördernde Effekte (Claßen 2018). Je nach Pflanzenwahl können sie zudem einen Beitrag zur biologischen Vielfalt leisten. Für Eigentümerinnen und Eigentümer bedeutet die Entscheidung für ein begrüntes Gebäude allerdings mehr: Begrünung ist immer additiv zur Wärmedämmung von Fassaden und Dächern zu sehen, Pflanzen brauchen Zeit zum Wachsen, müssen gepflegt und gewässert werden, dürfen die Verkehrssicherheit nicht gefährden und haben eine begrenzte Lebensdauer. Vor dem Hintergrund steigender Temperaturen, stärker schwankender Niederschlagsmengen und zunehmender Dürreperioden im Sommer stellt sich zudem immer mehr die Frage nach geeigneten Pflanzenarten und -sorten für den jeweiligen Zweck am jeweiligen Ort, verbunden mit der Frage, in welchem Zeitraum mit dem erwünschten Effekt gerechnet werden kann und wie lange er voraussichtlich anhalten wird. Dies trifft für alle Begrünungsbereiche zu, seien es Dächer, Fassaden oder Außenräume.

Dächer mit einer maximalen Dachneigung von 10° sind für eine Begrünung prinzipiell gut geeignet, wenn die Dachkonstruktion das zusätzliche Gewicht tragen kann. Die Dämmwirkung eines Gründachs hängt vom Aufbau und dieser wiederum von der gewünschten Nutzung ab: Extensive Begrünung, meist mit Dickblattgewächsen und Gräsern, erfordert mit 5 bis ca. 15 cm eine geringere Substratdicke als eine intensive Begrünung, die auf einem Substratgrund von mehr als 15 cm bis zu einem Meter erfolgen kann. Der Ressourcenverbrauch für die jeweilige tragende Konstruktion geht in die ökologische Gesamtbilanz ein und sollte unter dem Aspekt des Klimaschutzes ebenso bedacht werden wie resultierende Ökosystemleistungen (Luftqualität, Biodiversität) und nicht zuletzt die Dämmwirkung im Sommer und Winter (Fahrion 2021). Da Gründächer mit geringer Substratdicke über weniger Speichermasse verfügen als Dächer mit dickem Substrataufbau ist es naheliegend, dass ihre Pufferwirkung zu allen Jahreszeiten geringer ist. Analog zu dünnen Wänden erzielen sie in Übergangszeiten zwar solare Gewinne für die anliegenden Räume, allerdings auf Kosten des Wärmeverlustes im Winter und des Überhitzungsrisikos im Sommer (Fahrion 2021). Je nach Feuchte des Substrates kommen allerdings kühlende Effekte durch Verdunstung und Evaporation der Pflanzen zum Tragen, sodass die Reduktion der Temperatur von Dachgeschossräumen im Sommer allein durch ein extensives Gründach bis zu 2 °C betragen kann (Jaffal et al. 2012). Eine gute Kombination insbesondere für den sommerlichen Wärmeschutz besteht in der Installation einer PV-Anlage auf einem extensiven Gründach, da die PV-Module die solare Spitzenlast »abfangen«, das Dach beschatten und seine Aufheizung damit verringern (Moren et al. 2018).

Für begrünte Fassaden gelten bei richtiger Pflanzenwahl und angemessener Pflege dieselben ökologischen Vorzüge wie für Gründächer. Drei Arten von Fassadenbegrünung sind zu unterscheiden: eine der Fassade direkt anliegende Begrünung, eine Begrünung mit Hinterlüftung zwischen dem grünen Vorhang und der Fassade, d. h. einem Abstand von mehreren cm bis zu mehr als 1 m von der Außenwand, und die sogenannten Living

Walls, eine »Vorwand« aus Pflanzgefäßen (▶ Abb. 2.4.4). Die direkte Fassadenbegrünung kann mit selbstklimmenden Pflanzen wie Efeu oder »wildem Wein« (Parthenocissus) erfolgen oder mit Pflanzen, die an einem wandgebundenen Spalier gezogen werden wie z. B. Clematis oder Schlingknöterich. Alle genannten Kletterpflanzen sind auch für ein hinterlüftetes Spalier geeignet, bei Living Walls ergibt sich durch die Etagenhöhe der Pflanztröge eine große Bandbreite an Möglichkeiten. Fachlicher Rat ist immer notwendig, da die Pflanzenwahl vom Pflanzort, der gewünschten Wuchshöhe, Wasserbedarf, Hitze- und Kälteresistenz, Pflegeaufwand und nicht zuletzt dem gewünschten Anblick zu jeder Jahreszeit abhängt. Der Pflegeaufwand ist bei begrünten Fassaden deutlich höher als bei extensiver Dachbegrünung, u. a. durch notwendige Pflegeschnitte oder, zumindest bei sommergrünen Kletterpflanzen, die Beseitigung des Laubes im Herbst. Zudem sollte die Möglichkeit zur Bewässerung bei bodenwachsenden Kletterpflanzen immer gegeben sein, ein Living Wall bedarf meist sogar eines gesteuerten Bewässerungssystems.

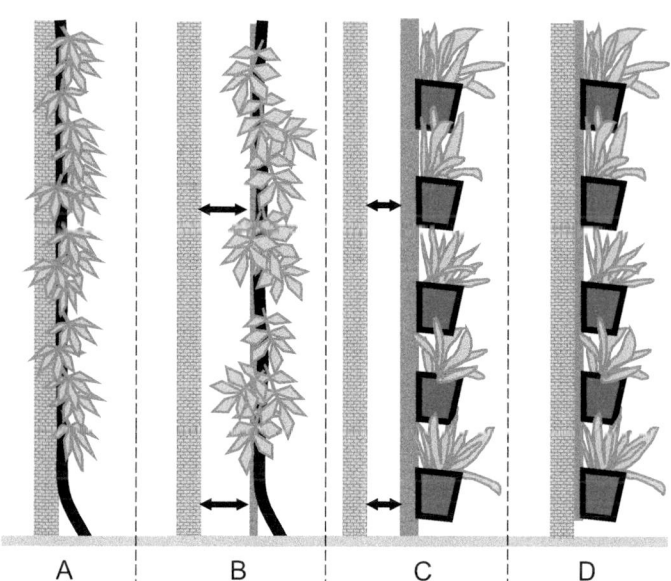

Abb. 2.4.4:
Arten der Fassadenbegrünung. A: Ohne Spalier mit selbsthaftenden Pflanzen; B: Am Spalier, variabler Abstand zur Außenwand; C: Living Wall mit Abstand zur Wand; D: wand-gebundener Living Wall (eigene Darstellung)

A   B   C   D

Nennenswerte energetische Effekte einer Fassadenbegrünung für das begrünte Gebäude betreffen in erster Linie die Kühlung an heißen Tagen. Diese Wirkung ließ sich für alle Begrünungssysteme und insbesondere für jene an Südwänden nachweisen (Bakhshoodeh et al. 2022). Tagsüber ist das Ausmaß der Beschattung der Wandfläche durch den Blättervorhang ausschlaggebend, nachts das Ausmaß der Verdunstung über die Blattflächen (Hoelscher et al. 2016). So ließen sich an einem Gebäude in Berlin an heißen Tagen durch begrünte Areale Reduktionen der Oberflächentemperatur um mehr als 10 °C an Außenwänden im Vergleich zu nicht begrünten Wandflächen nachweisen; die Temperaturen der Innenflächen der Wände der außen begrünten Bereiche waren um bis zu 1,7 °C reduziert (Hoelscher et al. 2016).

Weniger in den Wänden gespeicherte Wärme bedeutet auch weniger nächtliche Wärmeabstrahlung in die umgebenden Häuserschluchten. Zwar reichen einzelne begrünte Gebäude zur Abschwächung urbaner Hitzeinseln nicht aus, sie können allerdings Zeichen setzen, Nachahmeffekte hervorrufen und in ihrer Vervielfachung einen Beitrag zur günstigen Beeinflussung des städtischen Mikroklimas leisten (Sieker et al. 2019, S. 50 ff.).

Mit einer weiteren Aufwertung des zur Verfügung stehenden Außenraumes durch schattenspendende Bäume gelingt dies umso mehr. Gegenüber einer Fassadenbegrünung haben hohe laubabwerfende Bäume den Vorteil, Fenster und damit die wichtigsten Einlasspforten für solare Energie zumindest in den unteren Geschossbereichen im Sommer verschatten zu können und trotzdem den Ausblick in die Tiefe zu ermöglichen. Im Schatten unter hohen Bäumen ist die Temperatur um 10 °C und mehr gegenüber der Umgebungstemperatur reduziert (Moser et al. 2018). Der Kühlungseffekt durch hohe Bäume übertraf in der Simulation unterschiedlicher Szenarien eines dreigeschossigen Gebäudes die Wirkung der anderen Maßnahmen (Dachbegrünung intensiv/extensiv, wandgebundene Fassadenbegrünung ohne/mit Bewässerung) deutlich (Sieker et al. 2019, S. 44 ff.). Die hohen Bäume reduzierten die Innenraumtemperatur im Südwestzimmer des Dachgeschosses um 3 bis 5 °C im Vergleich zu den Innenraumtemperaturen bei nicht beschatteter Fassade und sommerlichen Tagesmitteltemperaturen zwischen 24 und 32 °C im Außenbereich. Eine Fassadenbegrünung mit Efeu konnte die Innenraumtemperatur im selben Zimmer um 2 bis 3 °C senken, die Dachbegrünung zeigte mit einer Reduktion der Innenraumtemperatur um 0,5 bis 1 °C die geringste Wirkung.

Alte, hohe Bäume auf einem Grundstück gilt es daher zu erhalten, Neupflanzungen rechtzeitig vorzunehmen und hierbei die lokalen Klimaprognosen, aber auch ökologische Aspekte in der Baumauswahl zu berücksichtigen. Vor dem Hintergrund der gesundheitlichen Gefahren durch bodennahes Ozon und Feinstaub sollte auch das Emissions-Potential für biogene volatile Substanzen (biogenic volatile organic compounds – BVOCs)

der unterschiedlichen Baumarten beachtet werden. Der wichtigste Vertreter von BVOCs ist das Isopren (C_5H_8). Über die Rolle von BVOCs in der Pflanzenphysiologie ist noch wenig bekannt, vermutet werden zelluläre Schutzfunktionen, u. a. vor oxidativem Stress, Hitzeschäden und vor Fressfeinden sowie Lockfunktionen für bestäubende Insekten (Moser et al. 2018). Die Bildung von BVOCs in Pflanzen wird durch Sonneneinstrahlung und hohe Temperaturen stimuliert, auch Verletzungen wie das Mähen von Gras führen zur gesteigerten Freisetzung (Churkina et al. 2015). Während BVOCs in schadstoffarmen Regionen kaum gesundheitliche Auswirkungen auf den Menschen haben, kommt es bei Anwesenheit von Stickoxiden und Sonnenlicht zu photochemischen Reaktionen mit der Bildung von bodennahem Ozon (Atkinson 2000). Da die Sonneneinstrahlung im grünen Umland von Städten oft intensiver ist als in der Dunstglocke der Stadt sind die Ozonkonzentrationen in den Außenbereichen oftmals höher als in den Innenstädten; eine stadtrandnahe Lage schützt dementsprechend nicht vor Sommersmog. Für die Begrünung des Außenbereichs einer Einrichtung bieten sich daher auch bei innenstadtferner Lage Baumarten an, die eine geringe Emissionsrate für BVOCs aufweisen. Dies sind z. B. Linden und Ahornarten, während Eichen, Pappeln und Robinien hohe Emissionsraten für BVOCs aufweisen (Churkina et al. 2015, Kandarr & Schnitzler o. J.). Da neben dem genannten Ozon-fördernden Effekt weitere Baum- und Standorteigenschaften gegeneinander abzuwägen sind, sollte auch bei der Gestaltung des Außenraumes eines Gebäudes unbedingt eine fachliche Beratung in Anspruch genommen werden.

2.4.5 Fazit

Energieknappheit und Klimaschutz sind Treiber der gesetzlichen Regelungen und der Forschung zur CO_2-Reduktion im Bau und in der Nutzung von Gebäuden. Unter dem Gesichtspunkt Raumklima fokussieren sie die Gebäudedämmung sowie den Ersatz fossiler Energieträger bei der Wärmeerzeugung. Vor dem Hintergrund der Klimaprognosen ist der sommerliche Wärmeschutz von Gebäuden, in denen durch Hitze gefährdete Menschen betreut werden, eine zusätzliche investive Notwendigkeit, die stärker in den Fokus rücken sollte.

Energetische Sanierungen unter Heizungsaspekten, Klimaschutz und sommerlichem Wärmeschutz müssen bei allen Neubau- und Sanierungskonzepten zusammen gedacht werden, um nachhaltige Lösungen für die teils gegensätzlichen Ziele der Energieeinsparung, der Reduktion des CO_2-Ausstoßes und ganzjährig tolerabler Raumtemperaturen zu finden. Innovationen sind auf vielen Ebenen zu erwarten, angefangen von der Optimierung bekannter Technologien zur Wärme- und Kälteerzeugung über neue Verfahren zur Kühlung von außen- und innenliegenden Bauteilen bis hin zu unterirdischen Eisspeichern als Wärme- und Kältelieferanten.

Da das thermische Verhalten von Gebäuden nicht nur von der Bausubstanz, sondern u. a. auch von der Lage, der Sonneneinstrahlung über den Tages- und den Jahreslauf, der Hauptwindrichtung, der Beschattung durch andere Gebäude oder Bäume und nicht zuletzt von der Nutzungsart abhängt, ist jedes Gebäude ein Unikat. Dementsprechend müssen alle Maßnahmen, sei es beim Neubau oder bei der Bestandssanierung, auf die Gegebenheiten vor Ort abgestimmt werden.

2.5 Monitoring und Evaluation

Hendrik Siebert

Um was geht es?

Die sich ändernden klimatischen Bedingungen wirken sich bereits jetzt auf vielfältige Weise auf alle Bereiche unseres Lebens aus. Die Bewältigung der Konsequenzen der zukünftig noch zunehmenden Dynamik dieser Veränderungsprozesse wird eine unserer zentralen Zukunftsaufgaben sein. Die Betroffenheit reicht hierbei von den gesellschaftlichen Makrosystemen bis auf die Mikroebene jener einzelnen Akteure, die in der ambulanten oder stationären Gesundheitsversorgung tätig sind. Bei großer Hitze werden die Orte der Leistungserbringung, sei es das Krankenhaus, das Pflegeheim oder die einzelne Arzt- oder physiotherapeutische Praxis, zu Settings, an denen die handelnden Personen eine Abmilderung der gesundheitlichen Risiken sowohl für die Patientinnen und Patienten bzw. die zu Pflegenden als auch für die dort beschäftigten Berufsgruppen erreichen können. Dazu zählen neben ganz konkreten Maßnahmen etwa zur Kühlung der Räumlichkeiten auch Strategien, durch die unter Rückgriff auf routinemäßig oder neu erhobene Daten eine Informationsgrundlage geschaffen wird, mit der die Erreichung eines definierten Zustands oder Ziels zahlenbasiert überprüft werden kann. Dies kann etwa die standardisierte Kontrolle der Raumtemperatur oder die Sicherstellung eines hinreichenden Kenntnisstands zu den gesundheitlichen Gefahren von Hitze und den adäquaten Präventionsstrategien bei den Beschäftigten in den Einrichtungen sein. Verfahren, die dies möglich machen, werden als Monitoringverfahren bezeichnet.

Das vorliegende Kapitel richtet sich an alle Akteure, die ihre Strategien zum Hitzeschutz von durch sie versorgten Personen sowie den beteiligten Beschäftigten mit Hilfe eines Monitorings strukturiert verbessern möchten. Es verdeutlicht die Notwendigkeit einer datenbasierten Prüfung relevanter Indikatoren und schafft das grundlegende Verständnis für die Implementierung, den Nutzen und die Limitationen von Monitoringverfahren auf der Ebene der einzelnen Einrichtung. Darüber zeigt es anhand konkreter Beispiele, wie Indikatoren aufwandsarm und datensparsam entwickelt werden können.

2.5.1 Monitoring als Element von Hitzeaktionsplänen

Die Erkenntnis, dass Hitze zahlreiche unerwünschte Effekte auf die menschliche Gesundheit haben kann, gilt als wissenschaftlich belegt (▶ Kap. 1.1, ▶ Kap. 2.2). Im europäischen Ausland wurde dies zum Anlass genommen, Hitzeaktionspläne (HAP) zu entwickeln, die bei einer drohenden Hitzewelle die rasche Initiierung von Präventionsmaßnahmen für den bevölkerungsbezogenen Gesundheitsschutz erlauben (Grewe & Blättner 2011, ▶ Kap. 1.3). Inzwischen liegen erste Erkenntnisse insbesondere für ältere Bevölkerungsgruppen vor, die die Wirksamkeit von Hitzeaktionsplänen nahelegen (Niebuhr et al. 2021). Systeme zur Beobachtung gesundheitlicher Indikatoren, sog. Monitoringsysteme, sind oftmals Bestandteil dieser Aktionspläne. Als primär epidemiologische Instrumente dienen sie den Entscheidungsträgern auf der Public-Health-Ebene einerseits als zeitnaher Überblick über die Entwicklung ausgesuchter Gesundheitsindikatoren während Hitzeperioden. Andererseits wird ihnen eine Evaluationsfunktion bei der Beurteilung des längerfristigen Nutzens von Hitzeaktionsplänen durch die Darstellung von Trends in den erzeugten Datenbeständen zugeschrieben (WHO 2008).

Die in Deutschland etablierten Ansätze zur Gesundheitsfolgenabschätzung bei großer Hitze bestätigen internationale Befunde weitgehend (vgl. an der Heiden et al. 2020, Winklmayr & an der Heiden 2022). Neben dem für diese Auswertungen über viele Jahre retrospektiv betrachteten Sterbegeschehen analysiert das Robert Koch-Institut seit dem Jahr 2023 zwischen Juni und September hitzebedingte Mortalität auf wöchentlicher Basis (an der Heiden et al. 2023). Auf regionaler oder nationaler Ebene existieren bislang nur wenige Verfahren, die in der Lage sind, die gesundheitlichen Belastungen bei Hitze auf Bevölkerungsebene abzubilden und der oben eingeführten Definition des Begriffs Monitoring vollumfänglich zu entsprechen. Exemplarisch sei hier auf das Land Hessen verwiesen, das, bezogen auf die oben genannten Kriterien, derzeit über eines der am weitesten entwickelten Monitoringsysteme für die hitzeassoziierte Mortalität verfügt und Auswertungen zur Mortalität auf Basis des Sterbegeschehens der vergangenen Woche ermöglicht (Uphoff et al. 2011). Im Kontext der Corona-Pandemie wurde nun auch auf Bundesebene ein Verfahren für die Beschleunigung der Aufbereitung und Auswertung von Daten entwickelt (zur Nieden & Engelhart 2021), welches auf das Monitoring hitzeassoziierter Todesfälle übertragen werden kann.

> **Definition**
>
> Der Begriff Monitoring beschreibt die andauernde, systematische und zeitnahe Erfassung, Zusammenführung und Auswertung von relevanten und aussagekräftigen Daten sowie deren Interpretation (nach Mazick 2007).

Abbildung 2.5.1 zeigt den für ein Monitoringsystem, das den genannten Anforderungen genügen soll, idealtypischen Prozess, der sowohl von einer strukturellen Basis als auch einer Prozessdefinition getragen wird (▶ Abb. 2.5.1).

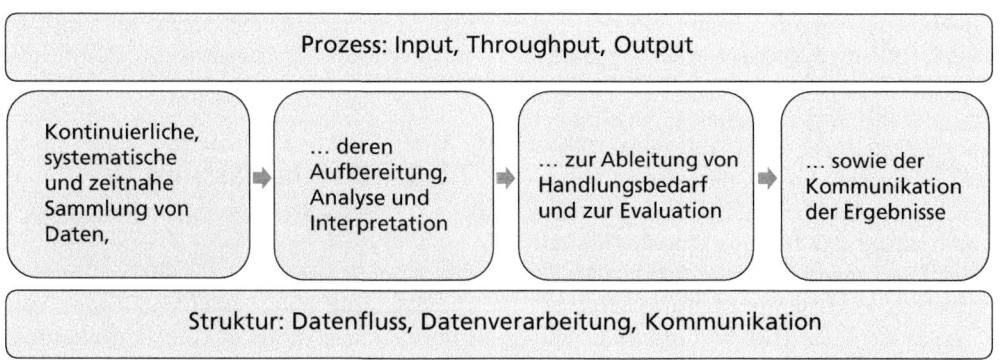

Abb. 2.5.1: Schema eines Monitorings als Prozess und Struktur (eigene Darstellung nach Mazick 2007)

Der Prozess eines Monitorings kann in drei Phasen unterteilt werden: Die Inputphase umfasst die Zuführung der Daten, die Phase des Throughput den Durchlauf und die Umwandlung der Daten und jene des Outputs die Erzeugung interpretationsfähiger Ergebnisse. Die Basis des dargestellten Prozesses bilden definierte Strukturen für die Ermöglichung eines effizienten Datenflusses, der Datenverarbeitung und der Kommunikation der Ergebnisse. Der Datenfluss definiert den Weg, den die Daten von ihrer Entstehung über ihre Verarbeitung bis zu ihrer Kommunikation durchlaufen, sowie die physisch-analogen und/oder digitalen Entsprechungen, die diesen Weg bahnen. Um die Daten zu aussagekräftigen Informationen zu verarbeiten, erfordert es Systeme, die diese in ein standardisiertes und gut verstehbares Format überführen, dauerhaft sichern und vor unerlaubtem Zugriff schützen. Nicht zuletzt sind auch Kommunikationsstrukturen erforderlich, durch die die zu Informationen aufbereiteten Daten am Ende der Datenflusskette an die relevanten Akteure übermittelt werden.
Es wird deutlich, dass eine Datensammlung im Rahmen eines Monitorings niemals Selbstzweck ist, sondern stets durch relevante und erreichbare Ziele legitimiert sein sollte.

2.5.2 Monitoring auf der Ebene der einzelnen Einrichtung

Wird der Blick von der nationalen Ebene auf die Ebene einzelner Institutionen gerichtet, erscheinen diese bezogen auf ein Monitoring zunächst wenig vergleichbar. Bei genauerer Betrachtung offenbaren sich jedoch strukturelle Ähnlichkeiten, die eine Übertragung der Prinzipien eines »Hitze-Monitorings« auf die Ebene der einzelnen Einrichtung erlauben, dessen Kern die Vermeidung von Gesundheitsgefahren bzw. das Erkennen bereits eingetretener Gesundheitsfolgen durch die gezielte Erfassung von Daten, ihre Dokumentation und Interpretation ist. Dabei spielt der Versorgungszweck für die grundlegenden Anforderungen eines Monitorings auf der Einrichtungsebene zunächst keine entscheidende Rolle, da Strukturkomponenten und Prozessbeschreibungen der Einrichtungstypen durchaus verallgemeinert werden können.

Erhebliche Unterschiede können sich jedoch bei der konkreten Umsetzung bzw. Umsetzbarkeit der spezifisch für die jeweilige Einrichtungsart gebotenen Notwendigkeiten zeigen. Diese Notwendigkeiten können das gesamte Spektrum von der Datenerfassung über deren Verarbeitung und Interpretation sowie der Initiierung konkreter Handlungsoptionen betreffen. Man denke etwa an eine

Physiotherapiepraxis, deren Versorgungs- zweck, Patientenkollektiv sowie Umgebungs- bedingungen sich von jenen in Einrichtungen der stationären Langzeitpflege maßgeblich unterscheiden. Die oben eingeführte Defini- tion beschreibt also lediglich das Grundmo- dell eines Monitorings bei Hitze, welches durch umsichtige Planung einrichtungsindi- viduell und möglichst unter Beteiligung der relevanten Akteursgruppen umzusetzen ist.

Als großer Vorteil für die Einführung eines Hitzemonitorings erweist sich, dass in Ge- sundheits- und Pflegeeinrichtungen bereits Strukturen etabliert sind und Prozesse existie- ren, in denen routinehaft eine Vielzahl von Daten bisweilen mehrmals täglich erfasst und dokumentiert wird. Neben der Leistungser- fassung zu abrechnungstechnischen Zwecken dienen diese Daten auch und insbesondere dem Ziel einer qualitätsvollen Versorgung der Patientinnen und Patienten bzw. Pflegebe- dürftigen.

Die Umsetzung der oben genannten Kri- terien einer andauernden, systematischen und zeitnahen Erfassung, Zusammenführung, Auswertung und Interpretation von Daten ist demnach geübte Praxis. Die Schaffung einer Informationsbasis als Grundlage für die Identifikation von Auffälligkeiten, etwa Ver- änderungen im Gesundheitsstatus der Ver- sorgten, sowie die Möglichkeit der Ableitung geeigneter Maßnahmen gehört zu den Zielen eines Monitorings auf der Ebene der einzel- nen Einrichtung. Wie in den vorhergehenden Kapiteln in diesem Band herausgestellt, ist eine gesteigerte Achtsamkeit bei der Versor- gung von Patientinnen und Patienten bzw. Pflegebedürftigen geboten, um gesundheitli- che Gefahren während Perioden mit hohen Außentemperaturen abzuwenden. Dies setzt voraus, dass Leistungserbringer über diese Gefahren hinreichende Kenntnis haben und in der Lage sind, den individuellen Gesund- heitszustand und das Wohlbefinden der Pati- entinnen und Patienten bzw. Pflegebedürfti- gen sowie drohende, hitzebedingte Gesund- heitsgefahren anhand geeigneter Informatio-

nen zu beurteilen und, sofern erforderlich, entsprechende Maßnahmen einzuleiten (▶ Kap. 2.2, ▶ Kap. 2.3).

2.5.3   Datenerfassung als anspruchsvoller Prozess

Das zentrale Instrument für die kontinuierli- che Erfassung und Zusammenführung von Informationen ist die schriftliche Dokumen- tation, die einen verbindlichen Bestandteil der Tätigkeiten in der täglichen Versorgungs- praxis darstellt. Angehörige von Gesundheits- fachberufen sind folglich prädestiniert, ein Monitoring bei Hitze durchzuführen: Einer- seits sind sie »nahe« an den Patientinnen und Patienten bzw. Pflegebedürftigen, kennen diese mit ihren individuellen Möglichkeiten und Limitationen, andererseits sind sie darin geübt, relevante Vorkommnisse und Zustän- de sowie deren Veränderung im Zeitverlauf in standardisierter Form abzubilden. Demnach kommt ihnen eine zentrale Rolle im Monito- ring vor und während Perioden mit hohen Temperaturen zu.

Wenn ein Informationssystem dazu beitra- gen soll, zeitnah interessierende Phänomene abzubilden, sollten die erforderlichen Daten messbar und relevant sein. Das Kriterium *Messbarkeit* bezieht sich hier auf die ggf. technisch unterstützte Beobachtbarkeit von Eigenschaften und Vorgängen in der tägli- chen Versorgungspraxis. Soll etwa der Verlauf der Körpertemperatur bei Personen mit grip- palem Infekt beobachtet werden, ist ein ge- eignetes Instrument (das Thermometer) auf geeignete Art und Weise (gemäß der Ge- brauchsanleitung des Herstellers) anzuwen- den und sind die Messergebnisse entspre- chend (in der Pflegedokumentation) auf ge- eignete Art und Weise (gemäß den Doku- mentationsstandards) zu dokumentieren. Dabei wird unterstellt, dass der Indikator »Körpertemperatur« durch einen regelkon- formen Messvorgang in eine aussagekräftige Zahl überführt werden kann, deren Beobachtung einen klinisch-praktischen Nutzen hat. Insuffizienzen im Rahmen des Messvorgangs, etwa durch eine nicht korrekte Handhabung des Thermometers, könnten etwa in einer falschen Temperaturmessung resultieren und in der Folge die in die Pflegedokumentation eingehende Information zu falschen Schlussfolgerungen über den Gesundheitszustand und die zu treffenden Maßnahmen führen (▶ Kap. 2.3.4).

Das Kriterium *Relevanz* bezieht sich auf die Aussagekraft der gewonnenen Information und damit auf den Beitrag, den diese zur Lösung eines aus Sicht der Angehörigen von Gesundheitsfachberufen relevanten Informationsbedürfnisses leistet. So ist es beispielsweise mit unnötigem Aufwand für professionell Pflegende und ggf. der Erzeugung von Ängsten auf der Seite der Pflegebedürftigen verbunden, wenn eine Information (wie etwa die Körpertemperatur) messtechnisch mit hoher Genauigkeit erfasst werden kann, diese aber keinen klinisch-praktischen Informationswert und damit keine Konsequenzen für die Versorgung hat.

2.5.4 Indikatoren als Kern eines Monitorings

Damit ein einrichtungsbezogenes Monitoring ein hilfreiches Instrument zur Identifikation von Gesundheitsgefahren bei Hitze ist, sind geeignete Indikatoren erforderlich. Diese sollten einen sinnvollen Beitrag zur Einschätzung der Gefährdung bzw. des Gefahrenpotenzials oder zu dessen Vermeidung für die versorgten Personen leisten. Darüber hinaus sollte die Erfassung der hierfür erforderlichen Daten mit angemessenem Zeit- und/oder technischem Aufwand möglich sein. Um dies zu gewährleisten, sollte ein Monitoring sinnvollerweise in die bestehenden Dokumentationsstrukturen integriert werden. Bei der Bestimmung, welche Indikatoren letztlich Teil des Monitorings sein sollen, spielen neben dem aus der Erfassung resultierenden Nutzen auch

die Kosten eine Rolle, hier verstanden als die Gesamtheit der finanziellen Aufwendungen, etwa für die Anschaffung von Messinstrumenten, sowie des zeitlichen sowie personellen Aufwands als eine die eigentliche Versorgung an Patientinnen und Patienten bzw. den Pflegebedürftigen begleitende Tätigkeit. Um die Akzeptanz gegenüber dem ggf. entstehenden zusätzlichen Aufwand zu erhöhen, sollten die Absicht und die Durchführung der Maßnahmen sowohl gegenüber denen, die sie umsetzen sollen, als auch den versorgten Personen deutlich gemacht werden. Für Angehörige von Gesundheitsfachberufen stellen initiale Schulungen über die Intention und den potenziellen Nutzen eines Hitzemonitorings eine sinnvolle und notwendige Maßnahme dar, deren Inhalte regelmäßig, etwa vor Beginn des Sommers, kompakt wiederholt werden können.

Es erscheint sinnvoll, ein einrichtungsbezogenes Hitze-Monitoring zunächst mit wenigen Indikatoren einzuführen, um dessen Eignung im Versorgungsalltag prüfen zu können und die Akzeptanz sowohl bei den Beschäftigten als auch den Patientinnen und Patienten bzw. Pflegebedürftigen nicht bereits bei seiner Einführung durch einen hohen Erfassungs- und Dokumentationsaufwand aufgrund zu vieler Indikatoren einzuschränken. Ein Projektteam, bestehend aus Vertretern der von der Einführung des Monitorings betroffenen Akteuren, sollte sich Klarheit über die genaue Zielsetzung des Monitorings insgesamt sowie über die einzelnen Indikatoren verschaffen. Sobald das übergeordnete Ziel für das einrichtungsbezogene Hitze-Monitoring definiert wurde, ist zu klären, welche Strategie zur Erreichung dieses Ziels beitragen kann. Obgleich notwendig, ist es noch nicht hinreichend, gut begründete, gut messbare sowie relevante Indikatoren zu haben. Diese sollten eingebettet sein in eine Vorschrift zu dessen korrekter Messung, einer Interpretationshilfe für das Messergebnis sowie einer Handlung, die von der Ausprägung des Ergebnisses abhängt. Die Tabellen 2.5.1 bis 2.5.3

zeigen, wie eine solche Beschreibung die Bewertung von Ergebnissen oder Strukturen am Beispiel

- der Raumtemperatur in einer Altenpflege-einrichtung (Beispielindikator A) (► Tab. 2.5.1),
- der apparativen Möglichkeit zur Messung der Körpertemperatur in der ambulanten Pflege (Beispielindikator B) (► Tab. 2.5.2) und
- der Mitarbeitendenschulung in einer Praxis für Physiotherapie (Beispielindikator C) (► Tab. 2.5.3) aussehen könnte.

Beispielindikator A hat zum Ziel, den längeren Aufenthalt in überhitzten Räumen zu vermeiden und ist mit der potenziellen Gesundheitsgefahr zu rechtfertigen, die von einem längeren Aufenthalt in sehr warmer Umgebung ausgeht (► Kap. 1.2.6, ► Kap. 2.3.1). Die interessierende Kennzahl ist die Raumtemperatur in °C als Ergebnis der Anwendung einer definierten Messvorschrift. Die Messvorschrift sollte darüber hinaus mit einem Zeitkriterium sowie einer Verantwortlichkeit versehen werden. So ist es denkbar, dass die Raumtemperatur nicht nur einmalig, sondern mehrmals

täglich abgelesen wird und nicht zu beliebigen, sondern zu vordefinierten Zeitpunkten bzw. mit einer bestimmten Häufigkeit innerhalb eines definierten Zeitintervalls. Darüber hinaus kann eine Person oder ein Personenkreis bestimmt werden, die bzw. der für die Umsetzung der Messung sowie die Dokumentation des Messergebnisses verantwortlich zeichnet. Die Interpretation des Ergebnisses kann ebenfalls vordefiniert werden und ist im hier beschriebenen Beispiel der Abgleich der aktuell gemessenen Temperatur mit der Raumtemperatur, die gemäß der Indikatorbegründung als potenziell gesundheitsgefährdend gilt (hier also eine Temperatur von 26 °C). Nicht zuletzt sollten abhängig vom Ergebnis konkrete Handlungen (oder Unterlassungen) definiert sein, die wiederum mit Verantwortlichkeiten versehen sein können. Eine pflegebedürftige Person könnte in diesem Falle etwa an einen gekühlten Gemeinschaftsraum verbracht werden. Sollte eine solche Handlung durch die betroffene Person abgelehnt werden oder aufgrund pflegepraktischer Umstände nicht möglich sein, könnten ergänzend alternative Handlungsoptionen formuliert werden. Dies wäre dann entsprechend in der Pflegedokumentation zu diesem Indikator zu vermerken.

Tab. 2.5.1: Beschreibung des Indikators Raumtemperatur in °C in der stationären Altenpflege (eigene Zusammenstellung)

Indikator A	Raumtemperatur
Ziel	Pflegebedürftige sollen sich nicht in überhitzten Räumen aufhalten. Als überhitzt gilt ein Raum, wenn die Raumtemperatur 26 °C übersteigt (T_{ZIEL}).
Gegenstand der Messung	Raumtemperatur in °C (T_{IST})
Grundgesamtheit	Nicht definiert
Auslöser	Tage mit Hitze-Warnung der Stufe 1 des Deutschen Wetterdienstes
Messvorschrift	Messung der Raumtemperatur mittels Digitalthermometer in der Raummitte in 1 Meter Höhe über dem Boden ohne direkte Sonnenbestrahlung (oder gemäß Gebrauchsanweisung durch Hersteller)
Messfrequenz	drei bis fünf Messungen, etwa jede zweite bis dritte Stunde beginnend um 10:00 Uhr bis 20:00 Uhr

Tab. 2.5.1: Beschreibung des Indikators Raumtemperatur in °C in der stationären Altenpflege (eigene Zusammenstellung) – Fortsetzung

Indikator A	Raumtemperatur
Dokumentation des Mess-ergebnisses	Eintrag in der fallspezifischen Pflegeakte
Verantwortlich für die Dokumentation	Erika Musterfrau (betreuende Pflegefachkraft)
Interpretation	Abgleich der gemessenen Temperatur mit der Temperaturschwelle: falls $T_{IST} > T_{ZIEL}$, Einleitung von Handlung
Handlung	• 1.1: Verbringung des/der Pflegebedürftigen in einen kühleren Bereich • 1.2: bei Ablehnung durch pflegebedürftige Person oder Unmöglichkeit der Verbringung (diese Umstände dokumentieren) Einleitung erweiterter raumklimatisierender Maßnahmen gemäß einrichtungsbezogenem Hitzeaktionsplan

Dieser erste Indikator spricht unter dem akuten Einfluss von Hitze sinnvollerweise erfasste Informationen an. Die beiden folgenden Indikatoren adressieren hingegen die strukturelle (Indikator B) sowie die ergebnisbezogene Seite (Indikator C), ohne dass hier unmittelbar mit der Hitze zusammenhängende Informationen abgebildet werden. Vielmehr sind hier konkrete Maßnahmen, die der Prävention bzw. frühen Erkennung von hitzebedingten Gesundheitsproblemen dienen, Gegenstand der Anstrengungen. Insbesondere der Indikator B spricht Aspekte an, die nicht ausschließlich die Verantwortlichkeit für die Zielerreichung bei den Gesundheitsfachberufen sieht, sondern für die eine Mitwirkung der durch sie versorgten Personen unabdingbar ist. Hierdurch kommt die gemeinsam von allen Beteiligten zu tragende Verantwortung für die Klimafolgenanpassung mit Blick auf die Vermeidung von Gesundheitsgefahren zum Ausdruck.

Indikator B spricht die Verfügbarkeit eines geeigneten Thermometers in den durch einen ambulanten Pflegedienst versorgten Haushalten an. Selbstverständlich ist damit noch nicht die korrekte Durchführung der Messung und Dokumentation etwa durch die pflegebedürftige Person oder deren Angehörige sichergestellt. Gleichwohl kann etwa durch regelmäßige Ansprache und ggf. auch Erörterung der korrekten Durchführung durch den Pflegedienst bezogen auf die Sinnhaftigkeit einer wiederholten Messung der Körpertemperatur hierdurch einem Gefahrenpotenzial begegnet werden (► Kap. 2.3.1, ► Kap. 2.3.4).

Tab. 2.5.2: Beschreibung des Indikators zur Möglichkeit der Körpertemperaturmessung in der ambulanten Pflege (eigene Zusammenstellung)

Indikator B	Verfügbarkeit der apparativen Möglichkeit zur Messung der Körpertemperatur bei ambulant versorgten Pflegebedürftigen
Begründung	Die Körpertemperatur (und deren zeitliche Entwicklung) kann an Tagen mit Hitze als wichtige Informationen über drohende oder eingetretene Gesundheitsgefahren dienen. Die Verfügbarkeit eines Thermometers kann die Wahrscheinlichkeit erhöhen, dass an Tagen mit Hitze mindestens einmal eine Messung der Körpertemperatur durch die pflegebedürftige Person selbst oder deren Angehörige erfolgt.

Tab. 2.5.2: Beschreibung des Indikators zur Möglichkeit der Körpertemperaturmessung in der ambulanten Pflege (eigene Zusammenstellung) – Fortsetzung

Indikator B	Verfügbarkeit der apparativen Möglichkeit zur Messung der Körpertemperatur bei ambulant versorgten Pflegebedürftigen
Ziel	In allen durch einen ambulanten Pflegedienst versorgten Haushalten soll die Möglichkeit gegeben sein, die Körpertemperatur der gepflegten Personen auch in Abwesenheit einer Pflegeperson oder der Pflegefachkraft aufwandsarm zu messen.
Gegenstand der Messung	Haushalte (HH) mit ambulant gepflegten Personen, die über die apparativen Möglichkeiten verfügen, die Körpertemperatur gemäß der Anleitung der Hersteller des Thermometers (Th.) zu messen *(HH mit Th.)*
Grundgesamtheit	Alle durch einen ambulanten Pflegedienst versorgten Haushalte *(HH gesamt)*
Auslöser	Vor dem Sommer, spätestens bis Ende Mai
Messvorschrift	Befragung des/der Pflegebedürftigen und/oder Angehörigen durch Pflegeperson, ggf. augenscheinliche Bestätigung des Vorhandenseins eines geeigneten Thermometers
Messfrequenz	Einmal pro Monat, jeweils in der ersten Woche in den Monaten Juni, Juli und August
Dokumentation des Messergebnisses	Eintrag in die fallspezifische Pflegeakte
Verantwortlich für die Dokumentation	Erika Musterfrau, Max Mustermann (betreuende Pflegefachkräfte)
Interpretation	Anteil der Haushalte mit verfügbarem Thermometer *(HH mit Th.)* an allen durch einen ambulanten Pflegedienst versorgten Haushalten *(HH gesamt)*. Falls Anteil kleiner 100 %, Einleitung von Handlung
Handlung	• 1.1: Kurze Information der Pflegebedürftigen und/oder Angehörigen über die Relevanz der Messung der Körpertemperatur zu Beginn des Sommers • 1.2: Ggf. Beratung zu den für die Messung geeigneten Thermometertypen

Indikator C adressiert sowohl die Gesundheit und das Wohlbefinden bei den Mitarbeitenden als auch den Patientinnen und Patienten einer Praxis für Physiotherapie. Dieser Indikator zielt auf Schulungen zu den Zusammenhängen zwischen Hitze und Gesundheit mit dem Ziel ab, die Risiken für daraus resultierende Gesundheitsgefahren zu verringern.

Viele, jedoch nicht alle Indikatoren sind auf diese Weise wie in den Beispielen quantifizierbar. Zu den qualitativen Indikatoren zählt etwa das selbstwahrgenommene Wohlbefinden der Pflegebedürftigen, das einen wichtigen Informationswert über den aktuellen Gesundheitszustand geben kann und regelmäßig erfragt werden sollte. So könnte eine pflegebedürftige Person sich bereits bei einer Raumtemperatur unwohl fühlen, die unterhalb der im Beispielindikator definierten Temperaturschwelle liegt. Probleme bei demenziell veränderten, anderweitig kognitiv limitierten oder in ihrer Kommunikationsfähigkeit eingeschränkten Personen sind bei der Definition der Handlung zu antizipieren und zu berücksichtigen. In jedem Falle sind die Bedürfnisse der Pflegebedürftigen bei der Umsetzung eines einrichtungsbezogenen Monitorings handlungsleitend.

Tab. 2.5.3: Beschreibung des Indikators zur Schulung der Mitarbeitenden in einer Physiotherapiepraxis (eigene Zusammenstellung)

Indikator C	Mitarbeitendenschulung zu hitzebedingten Gesundheitsfolgen
Begründung	Die Kenntnis um grundlegende Zusammenhänge zwischen Hitze und Gesundheit kann die Risiken für daraus resultierende Gesundheitsgefahren verringern.
Ziel	Alle Mitarbeitenden kennen die grundlegenden Zusammenhänge zwischen Hitze und Gesundheit und sind in der Lage, Anzeichen für drohende oder eingetretene hitzebedingte Gesundheitsfolgen sowohl bei Patientinnen und Patienten oder Kolleginnen und Kollegen als auch bei sich selbst zu erkennen und bei Bedarf entsprechende Maßnahmen zu deren Vermeidung oder Linderung/Versorgung einzuleiten.
Gegenstand der Messung	Mitarbeitende (MA), die an einer hausinternen Kurzschulung zur Erreichung des Indikatorziels teilgenommen haben (*MA geschult*)
Grundgesamtheit	Alle Mitarbeitenden in der Physiotherapiepraxis (*MA gesamt*)
Auslöser	Einmalig, vor dem Sommer
Messvorschrift	Per Unterschrift dokumentierte Teilnahme
Messfrequenz	Einmalig, ggf. wiederholte Messung, bis Indikatorziel erreicht wurde
Dokumentation des Messergebnisses	Definierter Ort in der Dokumentation zum Praxismanagement
Verantwortlich für die Dokumentation	Max Mustermann (Praxisinhaber)
Interpretation	Anteil der geschulten Mitarbeitenden (*MA geschult*) an allen Mitarbeitenden (*MA gesamt*). Falls Anteil kleiner 100 %, Einleitung von Handlung
Handlung	• 1.1: Explizite Aufforderung zur Teilnahme • 1.2: Setzung einer Frist für die Teilnahme an der Schulung

2.5.5 Monitoring als Instrument der Evaluation

Als Instrument zur Überprüfung der Zielerreichung kann ein Monitoring damit auch der Evaluation dienen, die hier verstanden wird als die Absicht, den Nutzen von Maßnahmen auf Basis geeigneter Kriterien systematisch zu beurteilen (DeGEval 2022). Dabei kann sowohl der mögliche Nutzen des Monitorings als auch das Monitoring selbst Gegenstand der Evaluation sein. Bei Ersterem läge der Fokus im Sinne einer Ergebnisevaluation auf dem Outcome, d. h. dem Effekt des routinemäßigen Betriebs des Monitorings hinsichtlich der vorformulierten Zieldefinition. Letzteres richtet den Blick eher auf die Umsetzungsgüte des Monitorings als Intervention in das professionelle System einer ambulanten oder stationären Einrichtung bezogen auf die Struktur- und Prozesskomponente.

Wie auch die Entwicklung und Umsetzung eines Hitzemonitorings erfordet die Einführung von Strategien zu seiner Evaluation ein planvolles und umsichtiges Vorgehen, welches den anerkannten Prinzipien der Durchführbarkeit, Fairness und Genauigkeit folgt (DeGEval 2016). Essentiell sind hierbei die Klärung der zeitlichen Dimension sowie die Definition geeigneter Evaluationskriterien:

1. Die zeitliche Dimension erfordet die Beantwortung der Frage, zu welchem Zeitpunkt eine Evaluation stattfinden soll. Insbesondere nach dessen Ersteinführung erscheint es zunächst sinnvoll, den Nutzen des Monitorings zurückblickend im Sinne einer summativen Evaluation nach Ablauf eines definierten Zeitraums durchzuführen. Im Falle eines Hitzemonitorings wäre dieser Zeitpunkt erwartungsgemäß nach dem Sommer, während dem die ersten Erfahrungen im Routinebetrieb gemacht wurden.

2. Kriterien zur Abbildung des Nutzens lassen sich etwa aus einem Vergleich der nach der Einführung des Monitorings während der Sommermonate beobachteten gesundheitsrelevanten Ereignisse mit jenen aus den Sommern vor der Einführung des Monitorings ableiten. Man denke hier etwa an die Anzahl beobachteter, dem typischen Spektrum der Schäden durch Hitze und Sonnenlicht zuzurechnenden Gesundheitsstörungen, wie sie in der Internationalen statistischen Klassifikation der Krankheiten und verwandter Gesundheitsprobleme in der jeweils gültigen Version in der T.67-Gruppe zusammengefasst sind. Eine Veränderung der Zahl dieser Ereignisse nach Einführung eines Hitzemonitorings kann, in der Gesamtschau mit anderen als relevant erachteten Indikatoren, als Indiz angesehen werden, dass die kontinuierliche Beobachtung und daraus abgeleitete Maßnahmen einen gewissen gesundheitsrelevanten Nutzen hatten. Allerdings muss an dieser Stelle herausgestellt werden, dass ein solches Vorgehen stets mit Einschränkungen verbunden ist. Zum einen könnten Änderungen in den definierten Indikatoren rein zufällig zustande gekommen sein, zum anderen könnten Veränderungen der Altersstruktur oder des Krankheitsprofils im Kollektiv der Patientinnen und Patienten bzw. Pflegebedürftigen jene Änderungen hervorgebracht haben, die dann irrtümlicherweise dem Monitoring zugeschrieben würden. Darüber hinaus lassen sich beobachtete Effekte in der Regel nicht trennscharf auf die Existenz des Monitorings an sich oder damit einhergehende Begleitbedingungen wie eine erhöhte Sensibilität der Leistungserbringer und/oder der Patientinnen und Patienten bzw. Pflegebedürftigen gegenüber den Gesundheitsgefahren bei Hitze nach dessen Einführung zurückführen. Es wäre sogar denkbar, dass diese gesteigerte Sensibilität die Häufigkeit der korrekt als hitzebedingte Erkrankungen identifizierten Vorkommnisse erhöht und damit, zumindest zahlenmäßig, die eigentliche Intention der Reduzierung der Gesundheitsgefahren durch Hitze durch das Monitoring konterkariert. Auf der Ebene der einzelnen Einrichtung ist bei der Interpretation der Ergebnisevaluation daher stets eine gewisse Zurückhaltung geboten und beobachtete Effekte können nicht mit absoluter Sicherheit, sondern nur oder lediglich dem Anschein nach dem Monitoring zugeschrieben werden.

Auch ein einrichtungsbezogenes System zum Monitoring bei Hitze bedarf einer Überprüfung. Dies rechtfertigt sich aus dem Aufwand, den ein solches System für die Akteure mit sich bringt, die es im Versorgungsalltag umsetzen müssen. Durch eine systematische Erfassung all jener Erfahrungswerte, zusammengetragen und dokumentiert etwa im Rahmen organisierter Gruppendiskussionen mit Beschäftigten, können wertvolle Informationen zu den Bedingungen, die die Durchführung des Monitorings erleichtern oder erschweren, identifiziert und ggf. Änderungsbedarf abgeleitet werden. So ist es sinnvoll, bereits bei der Einführung eines Monitorings den Zeitraum sowie die Kriterien festzulegen, die zur Überprüfung des praktischen Nutzens herangezogen werden sollen. Aufgrund dieser Bewertung, an der idealerweise alle Beteiligten partizipieren, kann das Monitoring angepasst werden mit dem Ziel, seinen Nutzen zu maximieren bzw. den Aufwand für seinen Betrieb zu minimieren.

Nicht zuletzt sind in die Abwägungen zum Nutzen auch die Kosten im oben definierten Sinne sowie alle im Zusammenhang mit dem Monitoring beobachteten unerwünschten Ereignisse einzubeziehen. Hierzu können etwa Konflikte zwischen denen gezählt werden, die das Monitoring umsetzen, und jenen, die von der Umsetzung betroffen sind, oder auch Ängste, die etwa durch eine wiederholte Messung der Körpertemperatur als Maßnahme zur Früherkennung hitzebedingter Gesundheitsschäden bei vulnerablen Gruppen hervorgerufen werden könnten.

2.5.6 Fazit

Die gesundheitliche Bedeutung des Klimawandels auch für Gesundheitssysteme, Leistungserbringer und die durch sie versorgten Personen ist unbestritten. Um Gesundheitsgefahren abzuwenden, können neben den bekannten präventiven und therapeutischen Maßnahmen auch informationelle Systeme wie ein Monitoring eingerichtet werden, die eine strukturierte Erhebung, Darstellung und Interpretation relevanter und verlässlicher Daten ermöglichen, um definierte Maßnahmen zum Schutz vor den gesundheitlichen Risiken durch Hitze zu veranlassen. Darüber hinaus ist die Prüfung des Ausmaßes der Erreichung gesundheitsrelevanter Ziele bei Hitze möglich. Als für die Umsetzung eines hitzebezogenen Monitorings vorteilhaft erweist sich die routinehafte Datenerfassung im Rahmen der Dokumentation, für die die Aufnahme einiger weniger wohlbegründeter Kennzahlen keinen unverhältnismäßigen Zusatzaufwand bedeuten sollte.

3 Spezielle Settings und Betroffenengruppen

3.1 Hitzeaktionspläne für stationäre Pflegeeinrichtungen und Krankenhäuser

Anna Grundel und Henny Annette Grewe, unter Mitarbeit von Debora Janson

Um was geht es?

Hessen war das erste Bundesland, das nach dem Hitzesommer 2003 die Problemlage systematisch untersuchte, konkrete Schritte plante und diese auch implementierte und evaluierte, also alle Phasen des Health Action Process Approach durchschritt (▶ Kap. 1.3). Das Hessische Sozialministerium entwickelte gemeinsam mit dem Deutschen Wetterdienst (DWD) im Jahr 2004 ein Hitzewarnsystem und strukturierte die Kommunikationswege innerhalb des Landes im Falle einer Hitzewarnung (▶ Kap. 2.1). Dafür legte das Ministerium für die relevanten Akteure verpflichtende Maßnahmen fest. Einbezogen wurden die Gesundheitsbehörden, die hessischen Krankenhäuser, die Kassenärztliche Vereinigung Hessen, der Medizinische Dienst der Krankenversicherungen Hessen, die Hessische Betreuungs- und Pflegeaufsicht sowie die Einrichtungen der Langzeitpflege und der Eingliederungshilfe.

Für stationäre Pflegeeinrichtungen der Alten- und Eingliederungshilfe ließ das Ministerium Handlungsempfehlungen für die Hitzewarnstufen 1 und 2 erstellen. Die Einführung eines Konzeptes zum Hitze-schutz ist seither für alle hessischen Pflegeheime verpflichtend. Die Umsetzung wird durch die Hessische Betreuungs- und Pflegeaufsicht kontrolliert. Sie führt neben Beratungen in Hitzeperioden auch stichprobenartig Prüfungen durch. Auswertungen der Hessischen Betreuungs- und Pflegeaufsicht haben gezeigt, dass die Planung und Umsetzung von Hitzeschutzkonzepten in den Einrichtungen kontinuierlich unterstützt werden muss (Heckenhahn & Gussmann 2011, Krampen 2020). Gründe dafür sind personelle Fluktuationen in den Einrichtungen, Neuzulassungen von Einrichtungen und nicht zuletzt die »Saisonalität« der Hitzeereignisse.

Für jede Einrichtung, gleich ob Pflegeheim, Akutkrankenhaus, Reha-Klinik oder Hospiz, gilt: Die Anpassung an Hitzeextreme ist ein Dauerprozess und darf sich nicht auf einige Wochen im Sommer beschränken. Langfristige Anpassungsmaßnahmen an den Klimawandel müssen umgesetzt und Mitarbeitende kontinuierlich in den Krisenkonzepten, die Hitze einbeziehen müssen, geschult werden. Dies lässt sich in der Praxis am besten durch einen Hitzeaktionsplan erreichen, der alle Ebenen der Einrichtung einbezieht.

3.1.1 Einen Hitzeaktionsplan erarbeiten und implementieren

Eine repräsentative Umfrage des Deutschen Krankenhausinstitutes (DKI) ergab, dass zum Erhebungszeitpunkt im Sommer 2021 lediglich 17 % der einbezogenen Krankenhäuser einen Hitzeaktionsplan vorhielten. 54 % der einbezogenen Krankenhäuser beschäftigten sich allerdings »sehr« oder »ziemlich viel« mit Maßnahmen, die die Hitzebelastung reduzieren sollen, wie grünen Klimaoasen, aktiver Kühlung oder Verschattungen. Nur 35 % der Häuser nutzten Frühwarnsysteme oder führten eine Sensibilisierung des Klinikpersonals oder der Patientinnen und Patienten zum Hitzeschutz durch (DKI 2022). Wieso fehlen Hitzeaktionspläne noch in so vielen Einrichtungen der Gesundheitsversorgung?

Auf den Internetseiten der Landessozialministerien, der Landesgesundheitsämter, des Umweltbundesamtes, kommunaler Gesundheitsämter und vieler Initiativen finden sich Informationen über die Gefahren von Hitze für kranke und pflegebedürftige Menschen sowie mögliche Schutzmaßnahmen. Die Schwierigkeiten, Hitzeschutz in stationären Gesundheitseinrichtungen umzusetzen, sind daher wahrscheinlich nicht dem »Nicht-Wissen« geschuldet. Das Erarbeiten eines sinnvollen Konzeptes und dessen Einführung erfordern Zeit und Energie, die von den verantwortlichen Personen bewusst eingeplant werden muss. Wie ein solcher Prozess erfolgreich gestaltet werden kann, wird in diesem Kapitel beschrieben. Dabei werden Akutmaßnahmen fokussiert, auf langfristig angelegte Maßnahmen wird in Kapitel 2.4 eingegangen (▶ Kap. 2.4).

Bei Maßnahmen zum Hitzeschutz handelt es sich um *komplexe Interventionen* (▶ Kap. 1.3), gleich, ob bestehende Alltagspraktiken festgeschrieben werden sollen oder mit dem Hitzeschutz ein neuer Aufgabenbereich erstmals formuliert wird. In dem Prozess geht es nicht um die »Neu-Erfindung« von Maßnahmen, denn gute Beispiele aus anderen Ländern, Städten oder Institutionen können und sollten als Vorlagen herangezogen werden. Es geht vielmehr um den Übertrag bewährter Interventionsansätze auf die eigene Institution, ihre Organisationsstruktur und ihre bestehenden Handlungsabläufe. Dafür müssen die beteiligten Personen in den Einrichtungen erreicht und motiviert werden und es müssen Ressourcen bereitgestellt werden. Voraussetzung für die erfolgreiche Implementierung eines Hitzeaktionsplans ist also immer die Einsicht der obersten Leitungsebene, aus der heraus eine konsequente und glaubwürdige Unterstützung des Vorhabens erfolgen muss.

Die Idee zu einem Hitzeaktionsplan könnte auch aus der Belegschaft heraus entstehen, da Mitarbeitende Erfahrungen in Hitzeperioden in der Einrichtung gemacht und ggf. sogar eigeninitiativ Maßnahmen zum Schutz der betreuten Personen durchgeführt haben könnten. Eine solche Initiative sollte auf Leitungsebene unbedingt zustimmende Beachtung finden, da es auf die Mitarbeitenden sehr motivierend wirken kann, wenn die Idee von ihnen selbst kommt. Unterstützt und begleitet werden muss der Prozess jedoch auch in diesem Fall von der obersten Leitungsebene.

Die Maßnahmen aus dem Hitzeaktionsplan später umzusetzen, bedeutet für die Mitarbeitenden einen Zusatzaufwand, und das in einer Zeit, in der sie selbst unter Hitze leiden oder lieber im Urlaub sein möchten. Es ist daher ratsam, die Maßnahmen gemeinsam und in Ruhe zu planen und auch motivierende Elemente einzubauen, z. B., dass bestimmte Arbeiten in Hitzeperioden ausbleiben können und längere Pausen eingeplant werden. Dieser sogenannte »Auftauprozess« (Schreyögg & Geiger 2016, S. 369) hat zum Ziel, alle Beteiligten mitzunehmen, den Sinn und Nutzen des Vorhabens zu vermitteln und die Bereitschaft zur Mitarbeit zu erzeugen. Leitungskräfte sollten also immer die Auswirkungen des Hitzeaktionsplans auf die Beschäftigten mitdenken. Die Bereitschaft des Personals zur Mehrarbeit bzw. »Andersarbeit« während Hitzeperioden wird höher sein, wenn auch parallel für die Mitarbeitenden Maßnahmen zur Reduktion der Exposition sowie zur Verbesserung der Arbeitsbedingungen in Hitzeperioden unternommen werden (▶ Kap. 1.3, ▶ Kap. 3.5). Eine Auswahl an Kaltgetränken, Obst oder Eis in kühlen Pausenräumen sind dafür nur Beispiele.

Tipps zur Implementierung eines Hitzeaktionsplans

1. Bilden Sie eine Steuerungsgruppe, die für die Planung, Umsetzung und Bewertung des gesamten Prozesses verantwortlich ist. In der Steuerungsgruppe sollten alle relevanten Entscheider sowie das Qualitätsmanagement (QM) der Einrichtung vertreten sein.
2. Beachten Sie »Lewins Goldene Regeln« (Schreyögg & Geiger 2016, S. 367 ff.): Alle Organisationsbereiche und Hierarchieebenen, einschließlich der Bewohner- bzw. Patientenvertretungen, sollten am Diskussionsprozess beteiligt werden. So kommen Sie zu praxisnahen Maßnahmen, die von den betroffenen und den handelnden Personen mitgetragen werden.
3. Finden Sie heraus, welche Relevanz das Thema Hitzeschutz in Ihrer Einrichtung hat und welche Bedarfe es seitens Ihrer Mitarbeitenden/Bewohnerinnen und Bewohner/Patientinnen und Patienten gibt. Dafür eignen sich Befragungen oder Qualitätszirkel. So wird das Thema in Ihrer Einrichtung gleichzeitig auch bekannt.
4. Integrieren Sie die entwickelten Maßnahmen in das QM Ihrer Einrichtung. Nutzen Sie diese Struktur für eine verbindliche Verankerung des Themas. Die Formulare und Checklisten im QM sollten Ihren Mitarbeitenden als Handlungshilfe in Hitzeperioden dienen und daher kurz, einfach handhabbar und gut verständlich sein.

5. Organisieren Sie in regelmäßigen Abständen Schulungen zur Wissensvermittlung, Sensibilisierung und Generierung von Handlungssicherheit für Ihre Mitarbeitenden. Hitzeschutz kann z. B. regelhaft in Themenkomplexen wie Arbeitssicherheit, Krisenmanagement und Schutzkonzepte integriert werden.

3.1.2 Kontextfaktoren der Einrichtung berücksichtigen

Obgleich der Prozess der Hitzeaktionsplan-Erstellung und -Einführung in stationären Einrichtungen der Gesundheitsversorgung vermutlich ähnlich abläuft, kann es in der inhaltlichen Ausformung zu deutlichen Unterschieden kommen, die durch die Charakteristika der jeweiligen Institutionen bedingt sind. In Tabelle 3.1.1 sind einige strukturelle Unterschiede sowie Unterschiede in typischen Alltagsabläufen zwischen einer stationären Pflegeeinrichtung und einem Akutkrankenhaus aufgeführt, die für den Hitzeschutz relevant sein können (▶ Tab. 3.1.1).

Die Vielzahl an Funktionsbereichen, die hohe Fluktuation der Patientinnen und Patienten, das breite Alters- und Krankheitsspektrum sowie die Tatsache, dass auf den Stationen neben geplanten Behandlungen auch regelmäßig Notfälle behandelt werden müssen, sind besondere Herausforderungen, denen Krankenhäuser auch in Hitzeperioden gegenüberstehen. Im Gegensatz zu stationären Pflege- und Betreuungseinrichtungen ist für Krankenhäuser der Akutversorgung davon auszugehen, dass während Hitzeperioden die Zahl der zu versorgenden Personen steigt. Eine Zunahme der Rettungseinsätze um 4,8 bis zu 17 % konnte beispielsweise für Hitzewellen im Zeitraum 2014 bis 2018 in Frankfurt am Main nachgewiesen werden (Steul et al. 2019). Die Auswertung von AOK-Versichertendaten über 65-Jähriger aus den Jahren

2008 bis 2018 ergab für Hitzetage mit einer Höchsttemperatur von mindestens 30 °C im Durchschnitt knapp 40 zusätzliche Krankenhausbehandlungen pro Million Versicherte (Klauber & Koch 2021). Bei einem Viertel der etwa 5,8 Millionen AOK-Versicherten über 65 Jahre wurde eine stärkere Gefährdung nachgewiesen, die sich in einer höheren Anzahl von Krankenhausbehandlungen bis hin zu knapp 553 zusätzlichen Behandlungen pro Million Versicherte zeigte. Demenz bzw. Alzheimer-Erkrankung, Niereninsuffizienz, affektive Störungen, Diabetes mellitus und chronische Krankheiten der unteren Atemwege charakterisierten diese besonders vulnerable »Spitzengruppe«, die ca. 1 % der jährlich etwa 5,8 Millionen Versicherten über 65 Jahre ausmachte.

Tab. 3.1.1: Unterschiede zwischen einer stationären Pflegeeinrichtung und einem Akutkrankenhaus mit Relevanz für notwendige Hitzeschutzmaßnahmen (eigene Zusammenstellung)

Pflegeeinrichtung	Akutkrankenhaus
Belegung planbar	schwer kalkulierbare Belegung (Notfälle)
überwiegend chronische Erkrankungen	heterogene Krankheitsbilder
enges Altersspektrum der Betreuten	weites Altersspektrum der Betreuten
längere Verweildauer (Monate/Jahre)	kurze Liegezeiten (Tage/Wochen)
Aufenthaltsorte der Bewohnenden meist bekannt	hohe Binnenmobilität der Patientinnen und Patienten aufgrund von Wegen zu Diagnostik und Behandlungen
planbarer Tagesablauf (Routinen)	oft gestörter Tagesablauf (Notfälle/Akutbehandlung)
hoher Anteil mobilitätseingeschränkter/bettlägeriger Personen	hoher Anteil mobiler Patientinnen und Patienten
Freizeit kann im Freien verbracht werden oder nicht (optional)	Weg zur Versorgung muss angetreten werden (vor-, nachstationär, Notfälle)
ärztliches Personal nur selten im Haus	ärztliches Personal 24 Stunden vor Ort
wenige (medizinische) Funktionsräume	Funktionsabteilungen mit spezieller Ausstattung
eingeschränkte diagnostische und therapeutische Möglichkeiten	gesamtes Equipment für Diagnostik und Therapie vorhanden

Auf die gegenwärtig gut 18 Millionen Menschen in Deutschland, die über 65 Jahre alt sind, hochgerechnet, bedeutet dies, dass mehr als 180 000 Menschen zur »Spitzengruppe« der besonders vulnerablen Personen über 65 Jahre gehören könnten, mehr als 4 Millionen über 65-Jähriger zur Gruppe der vulnerablen Personen, bei denen mit einer verstärkten Inanspruchnahme von Krankenhausleistungen an Hitzetagen zu rechnen ist. Dies kann auch die Auslastung von Intensivstationen verändern. Akute kardiovaskuläre Erkrankungen, Nierenfunktionsstörungen und akute Verschlechterungen vorbestehender Lungenerkrankungen sind Beispiele für Hitze-assoziierte Notfälle, durch die auch die Intensivmedizin verstärkt in Anspruch genommen wird (Bein et al. 2020). Dies gilt es in der Dienstplanung zu berücksichtigen, am besten auf dem Boden der Auswertung hauseigener

Notfallzahlen der letzten Sommer in der Zusammenschau mit regionalen Wetterdaten, die über den DWD oder den jeweils landeseigenen Wetterstations-Betreiber zu beziehen sind, falls keine eigene Messstation betrieben wird.

Krankenhäuser haben im Vergleich zu stationären Pflegeeinrichtungen den Vorteil der schnellen Verfügbarkeit von ärztlicher Expertise, von Laborkapazitäten und einer Vielzahl unterschiedlicher Therapiemethoden wie z. B. der parenteralen Flüssigkeitsgabe. Für eine Krisenintervention bei Hitzeerschöpfung oder Hitzschlag sind Krankenhäuser daher besser gerüstet als Einrichtungen der Langzeitpflege. Allerdings sollte auch in Krankenhäusern der Prävention hohe Aufmerksamkeit geschenkt werden, nicht zuletzt unter dem Aspekt des Arbeitsschutzes (▶ Kap. 3.5). Die genannten Charakteristika, insbesondere die häufig wechselnde Belegung der Patientenzimmer, sprechen dafür, die Reduzierung der Exposition gegenüber hohen Umgebungstemperaturen in Krankenhäusern als vordringliches Nahziel zu setzen, und dies im gesamten Gebäude, also auch auf den Bettenstationen, den Intensivstationen und der Notfallaufnahme. Bis dieses Ziel erreicht ist, besteht auch in Krankenhäusern die Notwendigkeit, sich auf hohe Innenraumtemperaturen einzustellen und passende Schutzmaßnahmen zu erarbeiten und umzusetzen. Die Anpassung des Entlassungsmanagements muss dabei immer mitbedacht werden. Es sollte vermieden werden, Menschen in überhitzte Wohnungen und eine unzureichende häusliche Betreuung zu entlassen.

Gemeinsame Merkmale stationärer Pflegeeinrichtungen und stationärer Wohnformen für behinderte Menschen sind eher planbare Tagesabläufe, über lange Zeit andauernde Betreuungsbeziehungen und die relative Ferne zur medizinischen Versorgung. Die Vertrautheit mit den besonderen Vorlieben und speziellen Bedürfnissen der Bewohnerinnen und Bewohner ist in der Planung und Umsetzung personenzentrierter hitzeschützender Maßnahmen von Vorteil.

In Pflegeeinrichtungen der Langzeitpflege leben Personen, die besonders vulnerabel gegenüber Hitzeeinwirkungen sind. Fast 70 % der Bewohnenden deutscher Pflegeheime leiden an Demenz (Schäufele et al. 2013), ca. 20 % dieser dementiell Erkrankten werden jährlich aufgrund einer Dehydratation im Krankenhaus behandelt (Behrend et al. 2022). Flüssigkeitsmangel ist demnach bei einer nicht geringen Zahl von Bewohnenden ein vorbestehendes Gesundheitsproblem, selbst in Zeiten moderater Umgebungstemperaturen (▶ Kap. 2.2). Auch Polymedikation besteht hier als Problem unabhängig vom Wetter, kann aber bei Hitze schnell zur körperlichen Dekompensation Betroffener führen (▶ Kap. 2.2).

Für stationäre Wohnformen von Menschen mit Behinderung gilt Ähnliches: Etwa zwei Drittel der Menschen, die dort leben und versorgt werden, haben eine geistige Behinderung (BAGüS & con_sens 2022), die ihnen ggf. die Verhaltensanpassung an hohe Umgebungstemperaturen erschwert oder unmöglich macht. Dazu kommen chronische körperliche Erkrankungen und Polymedikation (▶ Kap. 3.4). Anders als in den Altenpflegeeinrichtungen leben hier auch Menschen, die einer Arbeit nachgehen und/oder eigenständig hoch mobil sind.

Abhängig von der räumlichen Situation, den Anforderungen der zu betreuenden Personen sowie Art und Umfang einsetzbarer Ressourcen werden sich die Hitzeaktionspläne in den verschiedenen stationären Settings daher voneinander unterscheiden.

3.1.3 Hitzeschutzmaßnahmen planen

Abbildung 3.1.1 gibt einen Überblick über gezielte Maßnahmen des Hitzeschutzes zur Beeinflussung der Exposition, der Sensibilität und der gesundheitlichen Versorgung (▶ Kap. 1.1) und damit zur Minimierung des gesundheitlichen Risikos betreuter Personen (▶ Abb. 3.1.1). Die Einzelmaßnahmen zu jedem der drei Einflussbereiche gelten prinzipiell

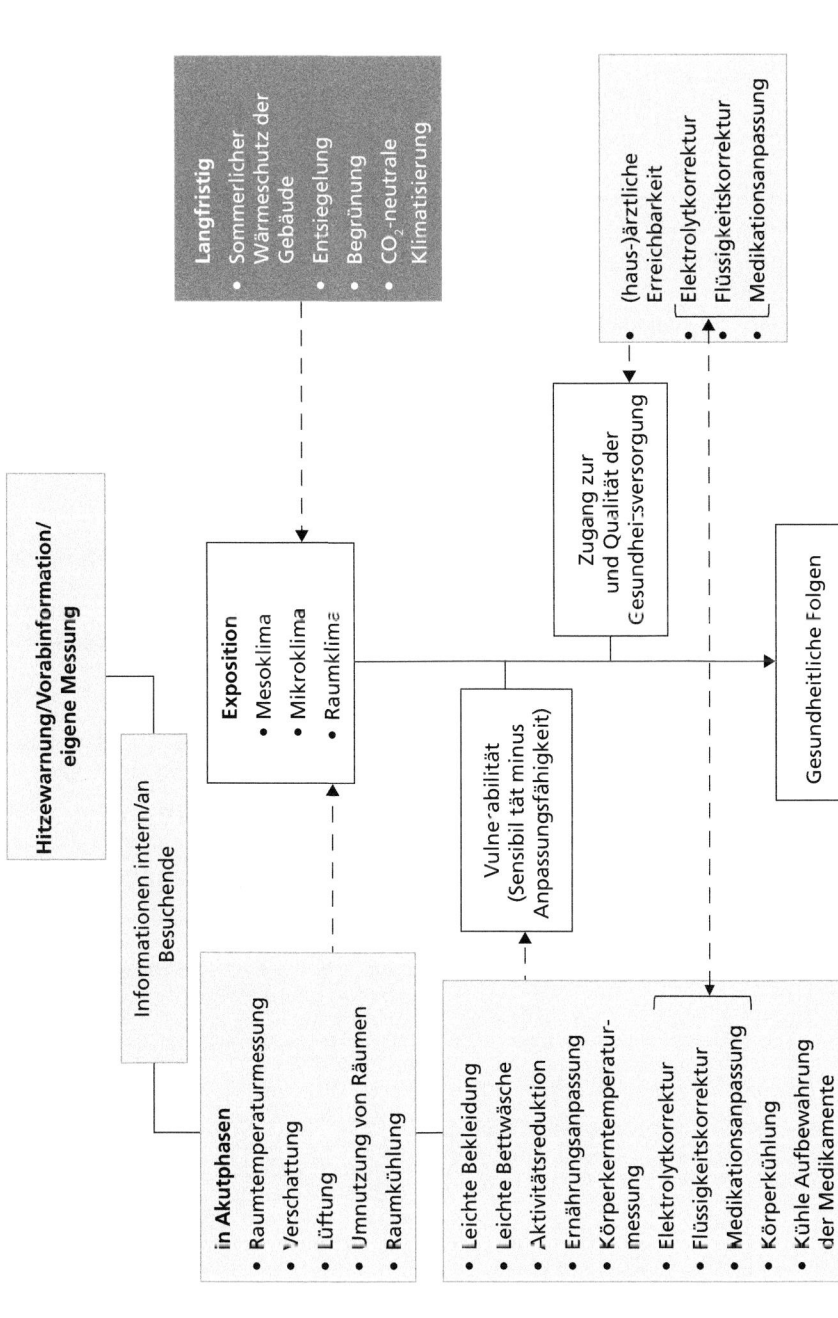

Abb. 3.1.1: Durch Hitzeschutzmaßnahmen veränderbare Einflussfaktoren auf die Gesundheit. Hellgrau hinterlegt: Akutmaßnahmen; dunkelgrau hinterlegt: langfristige Maßnahmen (eigene Darstellung)

für alle Settings. Sie werden in den Kapiteln 2.2, 2.3 und 2.4 hergeleitet und beschrieben (▶ Kap. 2.2, ▶ Kap. 2.3, ▶ Kap. 2.4); die Abbildung ist mit entsprechendem Kapitelverweis für den schnellen Zugriff auf der letzten Seite dieses Buches nochmals aufgeführt.

Es ist unschwer abzuleiten, dass die einfachste Lösung des Problems – auch im Sinne des Arbeitsschutzes – in der Verbesserung der Bausubstanz durch Verschattung, Dämmung und ggf. eine klimafreundliche Art der Gebäudekühlung bestünde. Dies sind langfristig angelegte Maßnahmen, die größerer Investitionen bedürfen. Bis zur Umsetzung dieser langfristigen Verbesserungen des baulichen Zustands muss zum Hitzeschutz in allen stationären Einrichtungen der Gesundheitsversorgung vor allem an organisatorischen Stellschrauben gedreht werden.

Die in Abb. 3.1.1 aufgeführten Maßnahmen erscheinen unstrittig und selbstverständlich. Die Schwierigkeit besteht in ihrem Übertrag in den Pflege- bzw. Krankenhausalltag. Soll Hitzeschutz Eingang in die tägliche Arbeit in stationären Einrichtungen finden, muss in der Erstellung des individuellen Einrichtungskonzeptes unbedingt geklärt werden, welche Maßnahmen zu welchem Zeitpunkt sinnvoll sind und wer sie durchführt.

In der nachfolgenden Tabelle sind anhand des Beispiels »Raumtemperaturmessung« sechs W-Fragen aufgeführt und erläutert, die für jede Maßnahme eines Hitzeaktionsplans beantworten werden müssen (▶ Tab. 3.1.2).

Tab. 3.1.2: Planung von Maßnahmen zur Überwachung der Exposition am Beispiel »Raumtemperaturmessung«. PDL: Pflegedienstleitung (eigene Zusammenstellung)

Beispiel-Maßnahme	sechs W-Fragen	Beispiele für mögliche Festlegungen im Hitzeaktionsplan
Messung der Raumtemperatur	1 Wann soll die Raumtemperatur gemessen werden? *Startpunkt definieren*	• bei Hitzewarnstufe 1 • bei einer Außentemperatur von 28 °C über einen Zeitraum von mehr als drei Tagen • von Juni bis Ende August
	2 Wo soll die Raumtemperatur gemessen werden? *Bestimmung des Zielobjektes der Maßnahme*	• Räume X, Y, X, weil dort Medikamente gelagert werden • Räume X, Y, Z, weil sie auf der Südseite liegen, lange Sonneneinstrahlung haben, nicht verschattet werden können • Räume X, Y, Z, weil die Bewohnerinnen/Patienten dort besonders gefährdet sind
	3 Wie soll die Raumtemperatur gemessen werden? *Konkrete Handlungsbeschreibung*	• in 60–110 cm Höhe, nicht durch Sonnenstrahlen erreichbar • an einer Wand in der Nähe des Bewohnerbettes, nicht durch Sonnenstrahlen erreichbar. Nicht im Zugluftbereich • Thermometer werden morgens, mittags und abends abgelesen (Uhrzeiten festlegen) • die ermittelten Werte werden auf dem Formular XYZ im jeweiligen Raum dokumentiert
	4 Was muss bei der Messung beachtet werden? *Hinweis auf Besonderheiten*	• die Raumtemperatur in einem Bewohnerzimmer darf nicht über 26 °C liegen; wenn doch → PDL verständigen → Person aus dem Zimmer in einen kühleren Raum bringen

Tab. 3.1.2: Planung von Maßnahmen zur Überwachung der Exposition am Beispiel »Raumtemperatur-messung«. PDL: Pflegedienstleitung (eigene Zusammenstellung) – Fortsetzung

Beispiel-Maßnahme	sechs W-Fragen	Beispiele für mögliche Festlegungen im Hitzeaktionsplan
		• die Raumtemperatur in einem Medikamentenraum darf nicht über 25 °C liegen; wenn doch → PDL verständigen → Medikamente in kühleren Raum bringen • falls feuchte Tücher aufgehängt werden, auch Luftfeuchte messen (Hygrometer)
	5 Wann wird die Maßnahme wieder beendet? *Endpunkt definieren*	• Ende Hitzewarnstufe 1 • wenn die Außentemperatur an zwei aufeinanderfolgenden Tagen unter 28 °C lag • wenn die Raumtemperatur an der heißesten Stelle des Gebäudes (Benennung) an zwei aufeinanderfolgenden Tagen unter 25 °C lag
	6 Wer führt die Maßnahme durch? *Zuständigkeit festlegen*	• Einleitung der Maßnahme: PDL • Aufhängen der Thermometer: Haustechnik • Ablesen der Thermometer + Dokumentation der Temperatur: Pflegehilfskraft • Einleitung von weitergehenden Maßnahmen: PDL • Beendigung der Maßnahme: PDL

Bei der Bearbeitung der sechs W-Fragen fällt auf, dass die Antworten nur einrichtungsindividuell gegeben werden können. Was für gebäudebezogene Maßnahmen wie die Raumtemperatur gilt, gilt natürlich auch für Maßnahmen, die sich auf die Verbesserung der körperlichen Voraussetzungen der Bewohnenden bzw. Patientinnen und Patienten beziehen. In der folgenden Tabelle sind die gleichen sechs W-Fragen beispielhaft für die Maßnahme »Präventive Körperkühlung« beantwortet (▶ Tab. 3.1.3).

Tab. 3.1.3: Planung von Hitzeschutzmaßnahmen zur Reduktion der Vulnerabilität am Beispiel »präventive Körperkühlung« (eigene Zusammenstellung)

Beispiel-Maßnahme	sechs W-Fragen	Beispiele für mögliche Festlegungen im Hitzeaktionsplan
Präventive Körperkühlung	1 Wann soll die präventive Körperkühlung durchgeführt werden? *Startpunkt definieren*	• Anstieg der Raumtemperatur im Bewohnerzimmer auf über 28 °C und Raumkühlung/Raumwechsel nicht möglich • subjektives Bedürfnis der Person • Körperkerntemperatur 38 °C
	2 Wer soll abgekühlt werden? *Bestimmung des Objektes der Maßnahme*	• Personen, die stark unter der Hitze leiden • Personen, die unter Herz-Kreislauferkrankungen leiden • Personen, die eine Erfrischung wünschen • alle Personen mit Körperkerntemperatur 38 °C, die infektfrei sind

Tab. 3.1.3: Planung von Hitzeschutzmaßnahmen zur Reduktion der Vulnerabilität am Beispiel »präventive Körperkühlung« (eigene Zusammenstellung) – Fortsetzung

Beispiel-Maßnahme	sechs W-Fragen	Beispiele für mögliche Festlegungen im Hitzeaktionsplan
	3 Wie soll die Körperkühlung erfolgen? *Konkrete Handlungsbeschreibung*	• Grundpflege mit lauwarmem Wasser durchführen • kühlende Einreibung Rücken, nach der Grundpflege • mehrfach täglich Kühlung der Hand- und Fußgelenke mit feuchten Tüchern (Uhrzeiten festlegen) • kühles Handgelenksbad um X, Y, und Z Uhr, jeweils X Minuten
	4 Was muss dabei beachtet werden? *Hinweis auf Besonderheiten*	• auf Wohlbefinden der Person achten, insb. bei der Wahl der Wassertemperatur. Nicht zu kalt! • Beobachtung der Person auf Zeichen der Überhitzung → Info an Pflegefachkraft • Messung der Kerntemperatur nach ärztlicher Verordnung etc. → Dokumentation der Werte auf Formblatt XY
	5 Wann wird die Maßnahme beendet? *Endpunkt definieren*	• auf Wunsch der Person • Raumtemperatur unter 28 °C • Körperkerntemperatur unter 37,5 °C
	6 Wer führt die Maßnahme durch? *Zuständigkeit festlegen*	• Einleitung der Maßnahmen: Pflegefachkraft • Grundpflege nach Plan: Pflegehilfskraft • Zusätzliche kühlende Maßnahmen nach Plan: Soziale Betreuung • Einleitung von weitergehenden Maßnahmen: Pflegefachkraft • Beendigung der Maßnahme: Pflegefachkraft

Im Zuge der Beantwortung dieser und vieler anderer Fragen müssen ggf. mehrere alternative Vorgehensweisen bei identischer Zielsetzung diskutiert und gegeneinander abgewogen werden. Eine komplette Verschattung von Räumen, wie sie für die Senkung der Raumtemperatur ideal wäre, lässt sich z. B. in Bewohner- oder Patientenzimmern nicht immer realisieren, weil die Räume dann für Menschen mit Sehbehinderung unbenutzbar wären. In diesem Fall wäre es notwendig, alternative Raumkühlungs- und/oder Nutzungskonzepte zu finden.

Maßnahmen der präventiven Körperkühlung müssen unter Beachtung der pathophysiologischen Mechanismen, die zum Hitzschlag führen, personen- und situationsgerecht konkretisiert werden. So ist es z. B. ein Unterschied, ob eine wache und gut hydrierte Person, die nachweislich schwitzen kann und deren Körperkerntemperatur um 37 °C liegt, eine Erfrischung wünscht oder ob die Körperkerntemperatur einer Person, die Diuretika und Antipsychotika einnehmen muss, 38 °C beträgt. In letzterem Falle ist Körperkühlung keine »kleine Aufmerksamkeit für das Wohlbefinden«, sondern eine wichtige Präventivmaßnahme, die in regelmäßigen Abständen so lange durchgeführt werden sollte, bis sich die Körpertemperatur der betroffenen

Person normalisiert hat. Unbedingt sollten bei einer derartigen Konstellation die Expositionsfaktoren beachtet und für eine kühle Umgebung gesorgt werden. Zusätzlich wäre bei dieser Person auch eine ärztliche Einschätzung nötig, da neben einem individuellen Plan zur Körperkühlung und Körperkerntemperaturkontrolle auch Überlegungen zur Medikationsanpassung erfolgen müssten.

Ein Hitzeaktionsplan für ein Krankenhaus, für eine stationäre Pflegeeinrichtung oder für eine betreute Wohneinheit wird somit lediglich einen Rahmen bilden können, innerhalb dessen situativ nach individuellen Bedarfen der betreuten Personen und nach Kriterien des Arbeitsschutzes vorgegangen werden muss. Daher ist es wichtig, in diesem Rahmenplan verantwortliche Personen nicht nur für die Durchführung jeder einzelnen Handlung, sondern auch für die Entscheidung über weiter reichende personenbezogene Maßnahmen zu benennen. Diese Entscheidungspersonen müssen in der Lage sein, kritische Gesundheitsprobleme, die im Kontext hoher Umgebungstemperaturen auftreten können, einzuschätzen und rechtzeitig richtig zu handeln. Um eine kritische Situation zu erkennen, ist es darüber hinaus notwendig, dass alle nahe an den betreuten Personen Arbeitenden regelmäßig vor dem Sommer ihr Wissen über die Risikofaktoren für hitzebedingte Erkrankungen und über die Symptome einer ggf. kritischen Hitzebelastung auffrischen (▶ Kap. 1.2, ▶ Kap. 2.2, ▶ Kap. 2.3).

Digitales Zusatzmaterial

Im digitalen Zusatzmaterial finden Sie eine Vorlage der Tabelle, in die anhand der sechs W-Fragen Festlegungen für den Hitzeaktionsplan individuell für Ihre Einrichtung eingetragen werden können. Den Weblink und den QR-Code, unter dem die Zusatzmaterialien zum Download verfügbar sind, finden Sie unter ▶ Kap. Zusatzmaterial zum Download.

3.1.4 Personengruppen, die im Hitzeaktionsplan berücksichtigt werden sollten

Wie an den Beispielen deutlich wird (▶ Tab. 3.1.2, ▶ Tab. 3.1.3), können durchaus mehrere Akteure an der Durchführung einer Maßnahme beteiligt sein. Da Hitze das gesamte Gebäude und alle Personen darin betrifft, ist es wahrscheinlich, dass auch bewohner- bzw. patientenfern tätige Mitarbeitende gute Vorschläge zur Verbesserung des Hitzeschutzes in der jeweiligen Einrichtung machen können. Sie können das thermische Potenzial von anderen Teilbereichen des Gebäudes und des Außenraumes wie Kellerräumen, Treppenaufgängen oder Grünanlagen ggf. besser einschätzen als ausschließlich auf den Stationen oder in Funktionsbereichen arbeitendes Fachpersonal. Die Einbeziehung des Küchenpersonals ist für die Anpassung des Speise- und Getränkeplans und der Küchenabläufe in Hitzeperioden essentiell, das Reinigungspersonal muss ggf. die Haustechnik beim Lüftungsmanagement unterstützen, der technische Dienst muss die Thermometer und Hygrometer korrekt platzieren und ggf. zu einem festgelegten Zeitpunkt ablesen. Unter Organisationsaspekten geht es also darum, die zusätzlichen Aufgaben auf mehrere Schultern zu verteilen. Dabei ist es gleich, ob es sich um eigene oder um externe Mitarbeitende handelt.

Für Pflegeheime und stationäre Wohnangebote gilt es zudem, die Kooperation mit Arztpraxen, Therapeutinnen und Therapeuten, Apotheken sowie ehrenamtlich Tätigen frühzeitig mitzuplanen und diese nach Möglichkeit aktiv in die Planung einzubeziehen.

Nicht vergessen werden sollte darüber hinaus der Hitzeschutz für Besucherinnen und Besucher. Oft gehören Angehörige selbst zur Gruppe der gefährdeten Personen. Sie müssen durch die Hitze anreisen und sollten daher als zu schützende Zielgruppe mit in den Hitzeaktionsplan aufgenommen werden.

3.1.5 Fallbeispiel einer stationären Pflegeeinrichtung in Hessen

Die hessische Pflegeeinrichtung, die hier als Beispiel dient, ist eine stationäre Pflegeeinrichtung ohne Schwerpunktversorgung. Dort werden Pflegebedürftige aller Pflegegrade versorgt, mit und ohne kognitive Einschränkungen. Der Anteil an Menschen mit Demenz oder psychiatrischen Erkrankungen liegt bei ca. 30 %. Die Einrichtung verfügt über 107 Betten, sie hat eine eigene Küche. Die zentralen Komponenten des Hitzeaktionsplans der Einrichtung werden hier kurz beschrieben; in Abb. 3.1.2 sind diese als Übersicht zusammengefasst (▶ Abb. 3.1.2).

Management:
Der Hitzeaktionsplan der Einrichtung wird durch die Hitzewarnung des DWD aktiviert. Die Einrichtungsleitung, die Abteilungsleitungen (Pflege und Hauswirtschaft) sowie das Qualitätsmanagement erhalten die Hitzewarnung und kommen ad hoc zu einer Kurzbesprechung zusammen, um die gültigen Maßnahmenpläne durchzusprechen und ggf. zu aktualisieren. Die meisten Maßnahmen werden bereits bei Warnstufe 1 umgesetzt, einzelne Ergänzungen werden bei Warnstufe 2 vorgenommen. Hitzeschutz wird als fester Tagesordnungspunkt in die wöchentlich stattfindende Leitungssitzung aufgenommen, bei Bedarf werden zusätzliche Besprechungen angesetzt.

Information:
Vor dem Speisesaal, im Empfangsbereich, in den Personenaufzügen und Stockwerken werden Aushänge angebracht und Informationsmaterial an prominenten Stellen ausgelegt, z. B. am Empfang und in der Verwaltung. Im Speisesaal erfolgt eine Durchsage, in der die Bewohnenden zur Hitzewarnung und zum Umgang hiermit informiert werden.

Kommunikation mit den Mitarbeitenden:
Die Abteilungsleitungen verteilen Checklisten für die aktuelle Hitzewarnstufe 1 oder 2 an ihre Mitarbeitenden der Bereiche Soziale Betreuung, Hauswirtschaft, Haustechnik, Küche und Pflege. Die Checklisten enthalten konkrete Vorgaben für die jeweiligen Bereiche, die nach den Stufen der Hitzewarnungen gestaffelt sind. Die abgehakten und unterschriebenen Checklisten werden abends eingesammelt und in die Postfächer der zuständigen Abteilungsleitung gelegt. So wird für die Verantwortlichen auch dokumentiert, dass die Maßnahmen umgesetzt wurden.

Maßnahmen der Sozialen Betreuung:
Die Fachkräfte der Sozialen Betreuung entscheiden bei einer Hitzewarnung, welche Gruppenangebote stattfinden können und sagen ggf. Gruppenangebote ab, die nach 10.00 Uhr geplant sind. Das veränderte Angebot wird beim Frühstück im Speisesaal bekannt gegeben. Bewohnende, die in ihrem Appartement frühstücken, werden persönlich informiert. Anstelle der Gruppenangebote suchen die Mitarbeitenden der Sozialen Betreuung die Bewohnenden in den Zimmern und in den öffentlichen Bereichen des Hauses auf. Sie bieten Erfrischungsgetränke, salzhaltige Snacks oder Brühe an und stellen Trinkgefäße in Reichweite der Bewohnenden. Für Bewohnende mit Herzleistungseinschränkungen, Diabetes mellitus und Nierenfunktionseinschränkungen wird den Fachkräften der Sozialen Betreuung die erforderliche Trinkmenge (Mindest- und Maximaltrinkmenge) von der zuständigen Pflegefachkraft mitgeteilt. Die Trinkmengen von Bewohnenden mit Trinkproblematik werden auf einem Trinkplan dokumentiert.
Das Messen der Raumtemperatur in allen Bewohnerzimmern gehört ebenfalls zu

den Aufgaben der Sozialen Betreuung. Bei Bedarf (auf Wunsch oder bei sehr hohen Raumtemperaturen) werden feuchte Laken vor den Fenstern aufgehängt. Ein Wechsel zu leichterer Kleidung oder Kühlpacks können zur Kühlung eingesetzt werden. Die Mitarbeitenden der Sozialen Betreuung achten auf Zeichen der Hitzebelastung bei den Bewohnenden. Sie informieren die Pflegefachkräfte, sobald es Auffälligkeiten gibt oder sie Hilfe bei den kühlenden Maßnahmen benötigen.

Maßnahmen der Pflege:
Die Pflegekräfte messen bei Auffälligkeiten die Körpertemperatur der Bewohnenden. Sie führen auf Wunsch oder bei Bedarf kühlende Pflegemaßnahmen wie lauwarme Waschungen durch. Zudem achten die Pflegekräfte verstärkt auf regelmäßige Ausscheidungen, besonders beim Wechsel von Inkontinenzmaterial. Bei Bewohnenden, die sich verbal äußern können und orientiert sind, wird nach dem Wohlbefinden gefragt. Bei Bewohnenden, die sich nicht äußern können bzw. desorientiert sind oder unter Sensibilitätsstörungen leiden, werden Parameter wie Raumtemperatur und Schweißbildung besonders beachtet. Die Pflegekräfte sind aufgefordert, bei Auffälligkeiten ärztliche Expertise hinzuzuziehen. Auch Mitarbeitende der Pflege unterstützen Bewohnende bei der Flüssigkeitsaufnahme und dokumentieren die Werte. Sie setzen zudem den Lüftungsplan um: Während Hitzeperioden sollen die Fenster in der Einrichtung tagsüber möglichst geschlossen bleiben. Das Durchführen einer Nachtlüftung zwischen 5:00 und 8:00 Uhr fällt in den Aufgabenbereich des Nachtdienstes (Öffnen der Fenster ab 5:00 Uhr), der Frühdienst ist hingegen aufgefordert, die Fenster rechtzeitig zu schließen. Ebenso übernimmt die Pflege das Messen und Dokumentieren der Raumtemperatur in den Dienstzimmern und Fluren. Hierzu sind im Haus feste Messpunkte bestimmt worden, an denen die Zimmertemperatur in Hitzeperioden abgelesen wird. Für die Festlegung der Punkte wurden die erfahrungsgemäß kühlsten und heißesten Orte gewählt.

Maßnahmen der Küche:
In der Küche werden die Getränke und der Speiseplan auf die Hitze abgestimmt, indem das Angebot verstärkt salzhaltige Speisen, Suppen/Brühe und Erfrischungsgetränke wie natürliche Eistees und zuckerarme Limonaden enthält. Die Mitarbeitenden bereiten den Servierwagen für die Soziale Betreuung vor und bestücken diesen mit Erfrischungsgetränken, Obst, salzigem Knabbergebäck oder Joghurtdrinks. Sie halten Rücksprache mit der Sozialen Betreuung, falls Ergänzungen gewünscht werden.

Maßnahmen der Haustechnik und Hauswirtschaft:
Die Haustechnik ist hingegen aufgefordert, ausreichend Mineralwasser für die Bewohnenden zur Verfügung zu stellen. Dieses wird zweimal wöchentlich in Kästen ausgeteilt. Bei allen Bereichen wird der Bedarf an Wasser täglich abgefragt. Sofern notwendig, werden darüber hinaus Hilfsmittel wie z. B. Thermometer oder Kühlgeräte von der Haustechnik zur Verfügung gestellt. Die Kühlgeräte müssen in den ausgewählten Räumen (meist Dienstzimmer) auch korrekt installiert werden. Zuletzt übernimmt die Hauswirtschaft die Verteilung von dünner Bettwäsche und auf Anweisung auch jene von feuchten Laken.

Maßnahmen des Arbeitsschutzes:
Die Vorgaben für Arbeitsbekleidung werden bei Hitze gelockert. Für Pflegepersonal ist dies allerdings aufgrund von Hygienevorgaben nur in Maßen möglich. Die Dienstzimmer und Büros aller Bereiche

127

werden während Hitzeperioden mit mobilen Kühlgeräten klimatisiert. Der Pausenraum für Mitarbeitende wurde dauerhaft in einen Raum im Souterrain verlegt, der den kühlsten Bereich des Gebäudes darstellt. Wasser wird für Mitarbeitende in der Einrichtung immer kostenlos angeboten. In Hitzeperioden werden zusätzlich andere Erfrischungsgetränke bereitgestellt, z. B. Saftschorlen. Während Hitzewellen werden die Mitarbeitenden angehalten, neben den offiziellen Pausenzeiten zusätzlich kurze Pausen zu nehmen.

Bauliche Maßnahmen:
Eine Gebäudeklimatisierung befindet sich derzeit im Bau, ebenso eine Dachbegrünung mit Photovoltaikanlage.

Fehlende Maßnahmen:
Für Besucherinnen und Besucher sind bislang keine Schutzmaßnahmen geplant.

3.1.6 Fazit

Einen Hitzeaktionsplan in stationären Einrichtungen der Gesundheitsversorgung einzuführen, bringt positive Effekte auf mehreren Ebenen mit sich. Durch einen praxisnahen Plan kann ein Schutz von Bewohnenden oder Patientinnen und Patienten vor hitzebedingten Gesundheitsschäden erreicht werden, insbesondere wenn alle relevanten Personengruppen in die Erstellung und Umsetzung einbezogen werden. Zudem kann ein Hitzeaktionsplan auch zu besseren Arbeits-

bedingungen und zum Arbeitsschutz beitragen sowie eine umfassende Kundenorientierung, z. B. durch den Einbezug von Besuchenden und Angehörigen, nach außen transportieren.

Ein Hitzeaktionsplan ist immer als Rahmenplan zu verstehen, in dem nicht jede individuelle Konstellation von Umgebungs- und Personencharakteristika abgebildet werden kann. Umso wichtiger ist die regelmäßige Auffrischung des Wissens aller personennah Arbeitenden über die Risiken für und Anzeichen von hitzebedingten Gesundheitsstörungen. In jeder stationären Einrichtung sollten Ansprechpersonen benannt werden, die in kritischen Situationen personenbezogene Entscheidungen treffen können, die über den vereinbarten Maßnahmenkatalog des Hitzeaktionsplans hinausgehen.

In Hessen gibt es seit vielen Jahren verpflichtende Vorgaben zum Hitzeschutz in Einrichtungen der Langzeitpflege und ein bewährtes Verfahren der Beratung und Kontrolle durch die Hessische Betreuungs- und Pflegeaufsicht. Alle stationären Gesundheitseinrichtungen sollten den Hitzeschutz ernst nehmen, um Bewohnende, Patientinnen und Patienten, aber auch ihre Mitarbeitenden vor den gesundheitlichen Folgen von Hitze zu schützen. Damit die Einführung eines Hitzeaktionsplans gelingt, müssen vor allem die Leitungskräfte dahinterstehen und sich zum Ziel setzen, gemeinsam mit allen beteiligten Personengruppen möglichst konkrete und praxisnahe Maßnahmen zu erarbeiten und den Hitzeaktionsplan in ihr Qualitätsmanagementsystem zu integrieren.

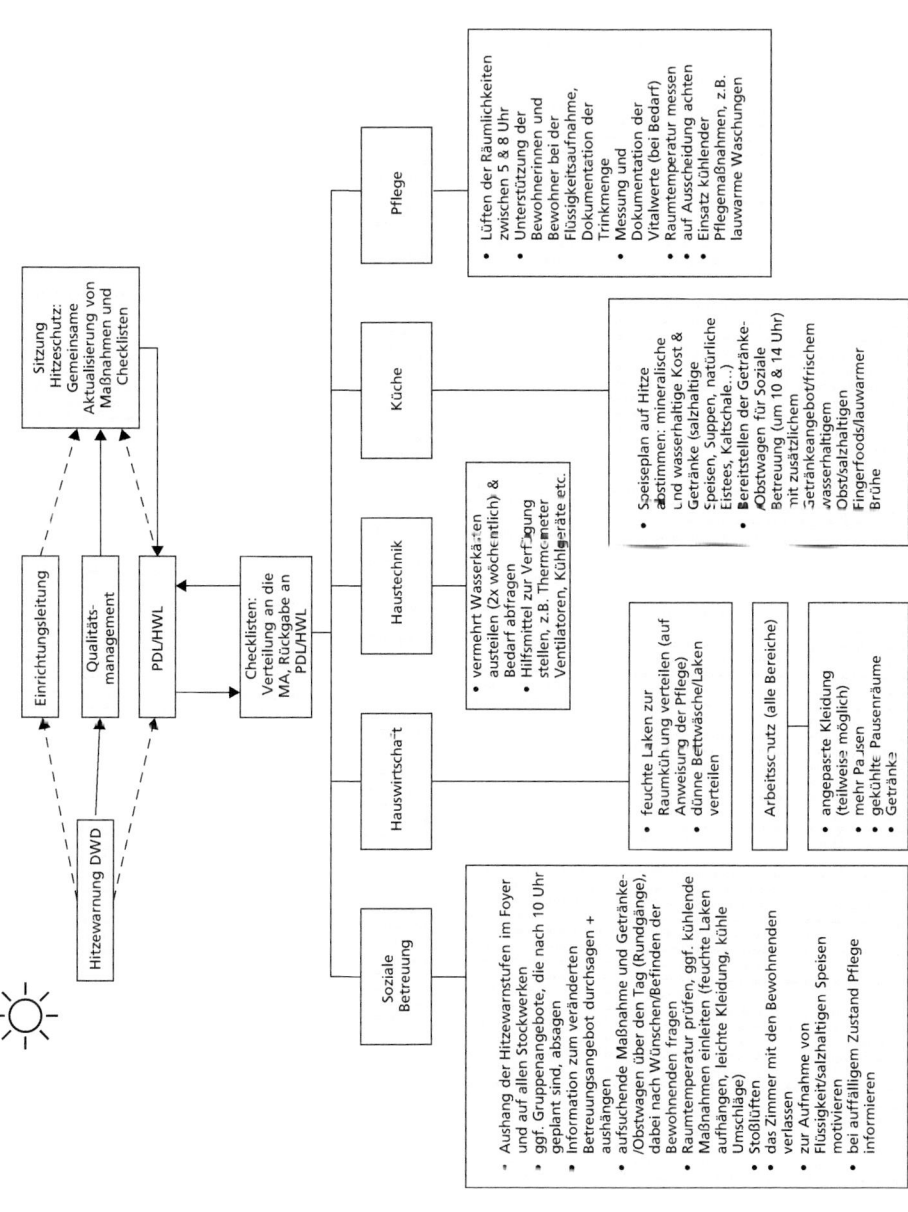

Abb. 3.1.2: Ablaufplan einer stationären Einrichtung der Altenpflege in Hessen bei Hitzewarnung Stufe 1. MA: Mitarbeitende; PDL: Pflegedienstleitung; HWL: Hauswirtschaftsleitung (eigene Darstellung)

3.2 Hitzeschutz und Beratung in ambulanten Settings

Henny Annette Grewe und Anna Grundel

Um was geht es?

Nach Angaben des Statistischen Bundesamtes lebten im Jahr 2021 in Deutschland 96 % der über 65-Jährigen im eigenen Haushalt (Statistisches Bundesamt (Destatis) 2022d). Rund 6 Millionen Menschen ab 65 Jahren lebten im Jahr 2022 allein (Statistisches Bundesamt (Destatis) 2023). Ende 2021 erhielten fast 5 Millionen Menschen in Deutschland Leistungen der Pflegeversicherung, davon waren 214.000 Personen jünger als 15 Jahre. Zu 99,8 % wurden diese Kinder und Jugendlichen zu Hause versorgt. 2,55 Millionen Menschen, die Leistungen der Pflegekassen erhielten, wurden zu Hause ausschließlich durch Angehörige gepflegt, gut 1 Million Pflegebedürftige erhielten zusätzlich oder ausschließlich Leistungen ambulanter Pflegedienste (Statistisches Bundesamt (Destatis) 2022d).

Im Jahr 2022 versorgten 55.112 Hausärztinnen und Hausärzte im Durchschnitt mehr als 800 Patientinnen und Patienten pro Quartal (KBV 2023). 80 % aller 18- bis 79-jährigen Bürgerinnen und Bürger waren nach einer repräsentativen Befragung der Kassenärztlichen Bundesvereinigung (KBV) im Jahr 2021 in den letzten zwölf Monaten mindestens einmal beim Arzt gewesen, von den 60- bis 79-jährigen Männern waren es 84 %, von den gleichaltrigen Frauen 86 %. 54 % aller versicherten Erwachsenen waren drei- bis zehnmal in den letzten zwölf Monaten beim Arzt, 14 % mehr als zehnmal (KBV & Forschungsgruppe Wahlen Telefonfeld GmbH 2021).

Eine Studie des Zentralinstituts für die kassenärztliche Versorgung (ZI) gibt an, dass im Jahr 2021 rund 12.000 sogenannte NäPA (Nichtärztliche Praxisassistentin-

nen) in rund 10.000 Vertragsarztpraxen beschäftigt waren. Eine der Aufgaben der NäPA ist die Durchführung von Hausbesuchen, bei denen nicht zwingend ärztliche Expertise erforderlich ist. Eine weitere Aufgabe ist die Schulung der Patientinnen und Patienten.

24.610.000 ärztliche Hausbesuche wurden in 2017 gefahren (Deutscher Bundestag 2017). Hierbei zählen die Hausbesuche der speziell qualifizierten Medizinischen Fachangestellten wie NäPA oder VERAH® (Versorgungsassistentin in der Hausarztpraxis) nicht mit.

Mehr als die Hälfte aller Heilmittelverordnungen betrifft die Altersgruppen 80 Jahre und älter. Den Hauptanteil an allen Heilmittelverordnungen hat die Physiotherapie. 14,5 % von insgesamt 260.838 physiotherapeutischen Behandlungseinheiten fanden 2019 in der Häuslichkeit der Patientinnen und Patienten statt (GKV-Spitzenverband 2020a).

Ambulante Versorgung bedeutet unterschiedliche Wohnkonstellationen, viele Akteure an unterschiedlichen Orten und damit verbunden Wege durch den Außenbereich. Diese Faktoren machen die Prävention hitzebedingter Gesundheitsrisiken in ambulanten Settings zu einer besonderen Herausforderung. Andererseits sind die Akteure der ambulanten Versorgung wichtige Hilfen beim Thema Hitzeschutz, denn sie kommen mit vulnerablen Personen in Kontakt, die sonst nur schwer erreicht werden können. Bei der Entwicklung eines Hitzeaktionsplans für Menschen in der Häuslichkeit ist das sinnvolle Zusammenwirken dieser Akteure eine zentrale Aufgabe.

Für körperlich oder kognitiv eingeschränkte Personen ist ein funktionierendes soziales Netz oft der Garant dafür, zu Hause leben zu können. Da in ambulanten Settings die Möglichkeiten der Einflussnahme auf die private Wohnumgebung und das Tagesgeschehen begrenzt sind, kommt der gezielten Information und Beratung vulnerabler Gruppen und ihrer Bezugspersonen eine hohe Bedeutung zu. Diese spezifische, auf die betroffene Person und ihre räumlichen und sozialen Bedingungen bezogene Beratung sollte ergänzend zu der allgemeinen Risikokommunikation erfolgen (▶ Kap. 1.3).

3.2.1 Merkmale ambulanter Versorgung

Die ambulante Gesundheitsversorgung in Deutschland ist facettenreich und unübersichtlich. Dies liegt zum einen daran, dass die Finanzierung von Leistungen sehr kompliziert ist. Sie ist in unterschiedlichen Gesetzen, vor allem den Sozialgesetzbüchern (SGB) V, IX und XI, geregelt. Sie erfolgt in Teilen durch die gesetzliche Kranken- und Pflegeversicherung oder durch andere Kostenträger, wie die Kommune (SGB XII). In Teilen wird sie »Out of Pocket«, also als Privatleistung gezahlt. Zum anderen erschweren die unterschiedlichen Abrechnungsformen wie Einzelleistungsvergütung, Pauschalen, Zeitabrechnungen, Punktwerte und Sonderverträge eine bedarfsorientierte Versorgung in der Praxis. Dies trifft insbesondere dann zu, wenn Leistungen nicht formal definiert und leistungsrechtlich zugeordnet sind, wie es beim Hitzeschutz derzeit der Fall ist. Klare Zuständigkeiten für den Hitzeschutz zu benennen, ist zusätzlich dadurch erschwert, dass viele Akteure an der Versorgung im ambulanten Setting beteiligt sind. Neben den verschiedenen Gesundheitsprofessionen sind dies z. B. Angehörige, gesetzlich Betreuende oder im privaten Haushalt Beschäftigte.

Hinzu kommt, dass ambulante Versorgungsstrukturen durch einen hohen Grad an Mobilität gekennzeichnet sind, entweder die Mobilität des Dienstleisters oder die der Patientinnen und Patienten bzw. der Kundinnen und Kunden. Im Kontext heißer Sommer bedeutet dies, dass sich Hitzeschutzmaßnahmen nicht nur auf das ambulante Setting selbst (z. B. die Therapiepraxis oder die Privatwohnung) beziehen dürfen, sondern gleichermaßen das häusliche Wohnumfeld der Personen sowie die zu leistenden Wege bedenken müssen. Die Abbildung 3.2.1 zeigt häufige Versorgungskonstellationen und die damit verbundenen Wege (▶ Abb. 3.2.1).

Sowohl bei aufsuchenden Diensten wie Hausbesuchen als auch in der Komm-Struktur von Praxen sind die Kontaktzeiten zu den Patientinnen und Patienten in der Regel kurz. Zwar kann sich der Kontakt täglich oder wöchentlich wiederholen und über lange Zeiträume fortbestehen, umfasst jedoch nur in speziellen Versorgungssituationen, wie der häuslichen Intensivpflege, 24 Stunden.

Aus Datenschutzgründen haben die beteiligten Akteure, vor allem Pflegedienste und therapeutisches Personal, teilweise nur eine eingeschränkte Kenntnis über die Vorerkrankungen der zu betreuenden Personen oder über die verschriebenen bzw. eingenommenen Medikamente (Grewe & Blättner 2017). Selbst in länger andauernden Betreuungsverhältnissen kann nicht davon ausgegangen werden, dass ambulante Pflegedienste oder Physiotherapiepraxen über die Arzneimitteltherapie ihrer Klientinnen und Klienten informiert sind. Nach Daten des Medizinischen Dienstes des Spitzenverbandes Bund der Krankenkassen (MDS) erhielten im Jahr 2019 lediglich 40 % der Personen, die ambulant professionell pflegerisch betreut wurden, auch eine Medikamentengabe durch die Pflegefachkräfte (MDS 2020, S. 14 f.).

Mögliche Veränderungen des Gesundheitszustandes, individuelle räumliche Bedingungen der betroffenen Personen, die Beteiligung vieler Akteure am Versorgungsprozess sowie die begrenzte Kontaktzeit zwischen Gesundheitsdienstleistern und den betreuten Personen erfordern immer wieder Aushandlungsprozesse zwischen allen Beteiligten. Die Vorbereitung auf Hitzeereignisse könnte ein wichtiger Anlass für solche Aushandlungen oder Absprachen sein. Gerade dabei stellt sich die dringende Frage nach der Zuständigkeit.

Wer muss was wann tun, um gesundheitliche Gefahren von vulnerablen Personen abzuwenden? Wer kann und sollte diese rechtzeitig erkennen und präventiv tätig werden?

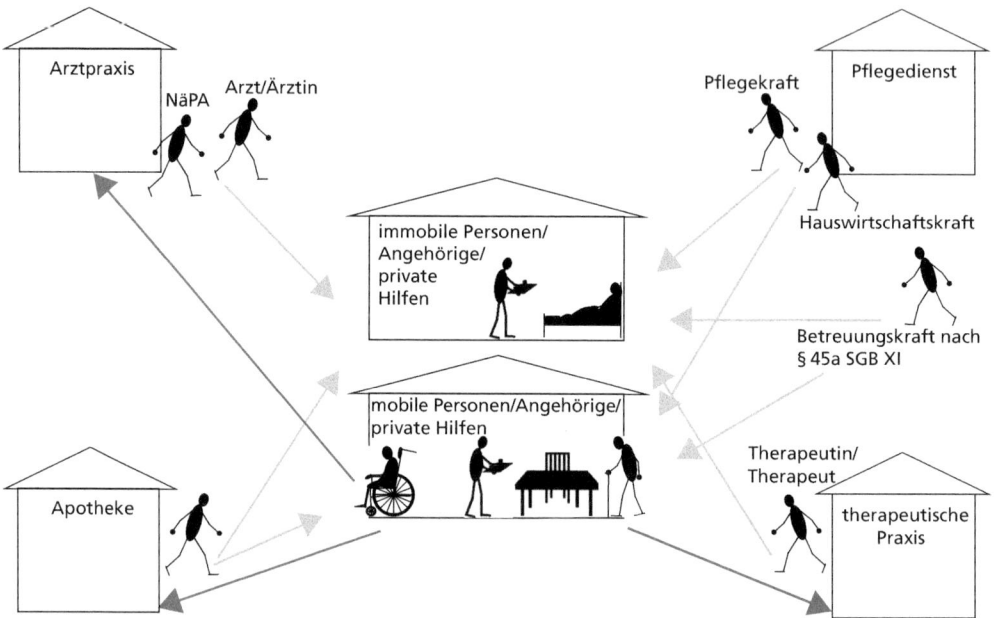

Abb. 3.2.1: Wege und Akteure im ambulanten Versorgungsbereich (eigene Darstellung)

Diese Fragen sind in Deutschland bisher nicht geklärt. Die Erstellung und Koordinierung eines Hitzeschutzplans für eine ambulant betreute Person muss auf die individuellen Gegebenheiten dieser Person einschließlich ihres Wohnumfeldes zugeschnitten sein. Verhältnispräventive Interventionen bei Hitze sind bislang jedoch weder Bestandteil des Leistungskataloges der Kranken- noch der Pflegeversicherung. Umso wichtiger sind Maßnahmen zur Reduktion der Vulnerabilität der betreuten Personen. Innerhalb der bestehenden Versorgungsrealität ist es zielführend, wenn die Initiative dafür von der Hausarztpraxis ausgeht, weil diese Kontakt zu vielen gefährdeten Personen hat, u. a. auch zu Personen, die keine Leistungen der Pflegeversicherung erhalten oder ausschließlich von Angehörigen gepflegt

werden. Es existieren erste Beispiele dafür, dass innerhalb des gegebenen Vergütungsrahmens für hausärztliche Leistungen individueller Hitzeschutz Gegenstand auch proaktiver Maßnahmen sein kann und sich diese Aktivitäten in die Praxisroutinen integrieren lassen (Osterloh 2022). In den Fällen, in denen ein ambulanter Pflegedienst involviert ist, könnten Aufgaben auch an diesen delegiert werden. Einige Leistungen, die ggf. in Hitzeperioden erfolgen müssen wie z. B. die Kontrolle des Körpergewichtes bei der Diuretika- und Trinkmengenanpassung, die subkutane Flüssigkeitsgabe oder die Kühlung von Körperregionen, können prinzipiell als Maßnahmen der Behandlungspflege ärztlich verordnet werden, bislang allerdings unter anderen Indikationen. Für ambulante Pflegedienste ergibt sich die Möglichkeit, Informationen zum Hitzeschutz in die Beratungsleistungen nach SGB XI und V zu integrieren (▸ Kap. 3.2.4). Falls hitzegefährdete Personen einen Hausnotrufdienst in Anspruch nehmen, wäre auch hier eine Kooperation auszuloten (▸ Kap. 2.1).

Zudem sollte die mögliche Rolle von Apotheken nicht vergessen werden. Nach Auswertung von Versichertendaten durch das wissenschaftliche Institut der AOK litt im Jahr 2020 etwa jede siebte versicherte Person unter drei oder mehr chronischen Krankheiten, fast jede dritte Person über 65 Jahre nahm fünf oder mehr Medikamente ein (van den Akker et al. 2022, S. 34). Nicht alle dieser durch Hitze gefährdeten Menschen sind pflegebedürftig oder immobil. Apotheken sind eine wichtige Anlaufstelle für Angehörige vulnerabler Gruppen oder ihre Bezugspersonen. Apothekerinnen und Apotheker können zur allgemeinen Information über die gesundheitlichen Folgen von Hitze beitragen und auf individuelle Risikokonstellationen bei der Arzneimittelaufbewahrung und -therapie eingehen. Die Hauptversammlung der deutschen Apothekerinnen und Apotheker hat 2022 einen entsprechenden Beschluss gefasst (Deutscher Apothekertag 2022).

Nicht zuletzt empfiehlt sich die Abstimmung mit einschlägigen Hitzeschutzaktivitäten, die in immer mehr Kommunen geplant, in einigen Kommunen auch schon umgesetzt werden. Kommunal betriebene Telefondienste und andere zugehende Unterstützungsleistungen könnten Präventionslücken, die durch die gegenwärtigen Rahmenbedingungen der kassenfinanzierten Gesundheitsversorgung bestehen, schließen helfen.

3.2.2 Hitzeschutz in der Häuslichkeit vulnerabler Personen

Prinzipiell sind Hitzeschutzmaßnahmen in allen Versorgungssettings identisch (▸ Kap. 3., ▸ Abb. 3.1.1), allerdings stellen sich in der Häuslichkeit einer vulnerablen Person für ihre Umsetzung besondere Herausforderungen. Bei allen zugehenden Interventionen, seien sie ärztlich, pflegerisch oder therapeutisch, muss auf die Kooperation nicht nur mit der betroffenen Person, sondern mit allen in der Wohnung lebenden bzw. handelnden Menschen gesetzt werden. Für einen effektiven Sonnenschutz durch eine Außenverschattung oder andere bauliche Anpassungen kommt in Mietwohnungen der Vermieter als wichtiger Akteur hinzu, da Veränderungen an der Bausubstanz zustimmungspflichtig sind (▸ Kap. 2.4).

Wie in allen Versorgungssettings sollten auch im häuslichen Umfeld alle Anstrengungen auf die Prävention gerichtet sein. Grundsätzlich gilt, dass der Expositionsreduktion, d. h. der Schaffung einer kühlen Umgebung, in jedem Wohnumfeld der höchste Stellenwert zukommt. Dies bedeutet Fensterverschattung möglichst von außen, nächtliche oder frühmorgendliche Querlüftung, ggf. Raumkühlung oder die Nutzung eines kühleren Raumes, sofern er vorhanden ist (▸ Kap. 2.2).

Um die bestmögliche Umsetzung zu gewährleisten, ist die Kenntnis der gesamten Wohnung von Vorteil, auch sollten Lufttemperaturmessungen in allen zur Disposition stehenden Räumen durchgeführt werden können.

Merke

Zu beachten ist, dass selbst bei einer 24-Stunden-Intensivpflege die professionellen Kräfte lediglich »Gast« in der Wohnung der betreuten Person sind und damit nur einen eingeschränkten Entscheidungs- und Handlungsspielraum für die Gestaltung der Wohnumgebung haben. Umso wichtiger ist die Einbeziehung des gesamten sozialen Netzes und die Kooperation der zugehenden Gesundheitsdienstleister.

Vor dem Sommer sollten die Mitarbeitenden zugehender Dienste ihre Kenntnisse über die Zeichen hitzebedingter Gesundheitsstörungen auffrischen; in den Notfallkoffern sollten Thermometer für die rektale Messung der Körpertemperatur vorhanden sein (▶ Kap. 2.3), Dienstfahrzeuge sollten klimatisiert sein und Kühlmöglichkeiten für den Medikamententransport vorgehalten werden (▶ Kap. 2.2).

Um sich einen Eindruck von der hitzebedingten Gefährdungslage einer Person in häuslicher Umgebung machen zu können, hilft die Beantwortung einiger Fragen, die auf der epidemiologischen Evidenz für Hitzegefährdung basieren (▶ Tab. 3.2.1). Die dort genannten Merkmale sind teilweise Bestandteil eines jeden geriatrischen Assessments, u. a.

im Kontext präventiver Hausbesuche, andere beziehen sich explizit auf Hitze. Letztere Fragen gehen über die angebotenen standardisierten Assessmentprotokolle hinaus, da dort bislang lediglich mechanische Hindernisse (Schwellen, Teppiche, rutschige Fußböden etc.) oder unzureichende Beleuchtung zu den Umgebungsrisiken zählen (Renz & Meinck 2020). In Abhängigkeit von der Mobilität der betroffenen Person sollten die thermischen Verhältnisse des Wohnumfeldes im Außenbereich miterfasst werden. Bei der Inaugenscheinnahme der Wohnverhältnisse können adäquate Schutzmaßnahmen direkt gemeinsam mit den betreuten Personen und ihren Angehörigen vor Ort konkretisiert werden.

Tab. 3.2.1: Beispielfragen für die Ersteinschätzung der Gefährdung durch Hitze in der häuslichen Umgebung (eigene Zusammenstellung)

Einflussfaktor	Beispielfragen
Exposition Wohnung	• Wird es im Sommer sehr warm in Ihrer Wohnung? • War es Ihnen in der Vergangenheit im Sommer schon einmal zu warm in Ihrer Wohnung? • Wo in Ihrer Wohnung ist es im Sommer am wärmsten? • Gibt es kühlere Orte in Ihrer Wohnung? • Wo ist es im Sommer in Ihrer Wohnung am kühlsten? • Auf welchen Fenstern steht die Sonne mittags und nachmittags im Sommer? • Haben Sie Rollläden/Außenmarkisen an den Fenstern? Falls ja, an welchen Fenstern? • Haben Sie Innenrollos oder dichte Vorhänge an Ihren Fenstern? Falls ja, an welchen Fenstern?
Exposition Außenbereich	• Gibt es Orte oder Wege im Freien, die Ihnen im Sommer schon einmal zu warm waren?
Sensibilität	• Leiden Sie an Herzschwäche oder Zuckerkrankheit oder…? (Risikoerhöhende Vorerkrankungen gemäß ▶ Tab. 2.2.2, ▶ Kap. 2.2) • Wie viele Medikamente nehmen Sie ein? (Polypharmazie, ▶ Kap. 2.2) • Welche Medikamente nehmen Sie ein? (Risikoerhöhende Medikamente, ▶ Kap. 2.2) • Schwächt Sie Hitze körperlich? • Fühlen Sie sich bei Hitze weniger leistungsfähig, z. B. durch Schwäche beim Gehen oder Schwindel? • Welche Arbeiten oder Tätigkeiten strengen Sie besonders an, wenn es heiß ist? • Sind Sie bei Hitze vermehrt müde oder unkonzentriert?

Tab. 3.2.1: Beispielfragen für die Ersteinschätzung der Gefährdung durch Hitze in der häuslichen Umgebung (eigene Zusammenstellung) – Fortsetzung

Einflussfaktor	Beispielfragen
Anpassungsfähigkeit	• Suchen Sie kühlere Orte (in der Wohnung) auf, wenn es heiß ist? • Können Sie vorübergehend in eine kühlere Umgebung ausweichen, wenn es zu heiß ist, z. B. zu Angehörigen, Nachbarn, öffentlichen Räumen? • Wie lüften Sie, wenn es heiß ist? • Kühlen Sie sich (z. B. mit feuchten Tüchern, kühlen Fußbädern, häufigerem lauwarmem Duschen o. ä.), wenn es heiß ist? • Trinken Sie mehr als sonst, wenn es heiß ist? Was trinken Sie, wenn es heiß ist? • Was essen Sie, wenn es heiß ist? Worauf haben Sie dann Appetit? • Wie bewahren Sie Ihre Lebensmittel auf, wenn es heiß ist? • Ziehen Sie leichtere Kleidung an, wenn es heiß ist? • Können Sie anstrengende Arbeiten/Tätigkeiten unterlassen oder verschieben, wenn es heiß ist? • Können Sie im Sommer zu warme Orte/Wege meiden, wenn Sie außer Haus gehen (müssen)? • Um welche Tageszeit erledigen Sie Ihre Besorgungen, wenn es heiß ist? • Können Sie Ihre Besorgungen morgens erledigen, wenn es heiß ist? • Hilft Ihnen jemand, z. B. beim Einkaufen, wenn es heiß ist? • Gibt es jemanden, an den Sie sich wenden können, wenn es Ihnen nicht gut geht?

In komplexen häuslichen Versorgungsarrangements sollte das Ergebnis der Hitze-Gefährdungseinschätzung nicht nur den Betroffenen, sondern im Einverständnis mit ihnen allen an der Versorgung Beteiligten zur Kenntnis gegeben werden mit dem Ziel, gemeinsam geeignete Lösungen zu finden. Dies ergibt sich daraus, dass viele der erarbeiteten Maßnahmen arbeitsteilig umgesetzt werden müssen:

• Die Anpassung der Medikation an extreme Hitze liegt im Zuständigkeitsbereich der behandelnden Ärztinnen und Ärzte,
• ebenso die Kontrolle des Elektrolytstatus und die Festlegung der bei Hitze erlaubten Trinkmenge/Getränke bei entsprechenden Vorerkrankungen,
• Die Verantwortung für die Nahrungs- und Flüssigkeitsaufnahme wird sich auf mehrere Personen verteilen,
• zumeist auf die betroffene Person selbst, ihre persönlichen Bezugspersonen und ggf. den Pflege- oder Betreuungsdienst.

• Analoges gilt für die meisten der anderen Maßnahmen, die sich über 24 Stunden erstrecken,
• wie das Monitoring der Innenraumtemperatur, die intermittierende Lüftung und Verschattung, die Raum- bzw. Körperkühlung, die Aufbewahrung der Medikamente sowie die Tagesgestaltung.

Die Erarbeitung eines Hitzeaktionsplans für die häusliche Versorgung sollte daher analog zum Vorgehen in stationären Einrichtungen erfolgen (► Kap. 3.1), d. h. alle relevanten Personen einbeziehen und Zuständigkeiten festlegen. Sie sollte möglichst vor dem Sommer abgeschlossen sein, um Vorbereitungen wie die Vorhaltung leichter Bekleidung und Bettwäsche oder das Anbringen wirksamer Verschattung noch rechtzeitig treffen zu können.

Falls Leistungen der Physio- oder Ergotherapie in Anspruch genommen werden, sollte auch diese Expertise, insbesondere bei Vorschlägen zur Anpassung körperlicher Aktivitäten bzw. zur Tagesgestaltung, einbezogen werden.

Wenn ein Hitzeaktionsplan für die häusliche Versorgung erarbeitet wurde, bleibt die Unsicherheit, ob die geplanten Maßnahmen auch umgesetzt werden. Insbesondere alleinlebende Personen mit kognitiver Beeinträchtigung sind gefährdet, wichtige Handlungen wie die Tagesverschattung der Fenster oder das hinreichende Trinken zu vergessen. Anrufe der hausärztlichen Praxis wären eine Möglichkeit, in einer solchen Situation präventiv tätig zu werden, gefährdete Patientinnen und Patienten können anhand ihrer Risikokonstellationen über die Praxissoftware leicht identifiziert werden. Pflege- und Betreuungsdienste haben nur ein begrenztes Zeitkontingent vor Ort, Angehörige leben ggf. nicht in derselben Häuslichkeit oder sind berufstätig. Umso wichtiger ist die Sensibilisierung des gesamten sozialen Umfeldes, ggf. auch der Nachbarschaft. Das Einverständnis der Betroffenen ist selbstverständlich Voraussetzung dafür. Diese Sensibilisierung sollte die Vermittlung von Warnzeichen für hitzebedingte Gesundheitsstörungen, die Kenntnis wichtiger Erste-Hilfe-Maßnahmen und die Hinterlegung von Notfallrufnummern einschließen (▶ Kap. 2.3).

Ist eine sichere Versorgung im häuslichen Setting in Hitzeperioden nicht zu gewährleisten, sollte eine zeitweise Versorgung durch eine Tagespflege oder stationäre Kurzzeitpflege mitgedacht werden.

3.2.3 Hitzeschutz in ärztlichen und therapeutischen Praxen

Expositionsmindernde Maßnahmen zum Hitzeschutz in ärztlichen und therapeutischen Praxen unterscheiden sich grundsätzlich nicht von denen in anderen Gebäuden; Verschattung und ggf. Raumkühlung sind auch hier am wirksamsten (▶ Kap. 3.1, ▶ Kap. 2.4). Außenverschattungselemente sind jedoch nicht immer vorhanden. Ihre Montage sollte Priorität haben – auch in gemieteten Praxisräumen (▶ Kap. 2.4).

Die Anpassung der Praxisräume muss, wie in Gebäuden generell, einen Kompromiss zwischen akzeptablen Raumtemperaturen und Nutzungsanforderungen finden. Insbesondere eine hinreichende Beleuchtung kann hier zum Problem werden. In der Abwägung zwischen Dunkelheit und Kühle versus Sicherheit für Seheingeschränkte muss ggf. auf aktive Kühlung zurückgegriffen werden, wenn Maßnahmen wie nächtliche/frühmorgendliche Querlüftung und die Umnutzung von Räumen nicht ausreichen.

Ein wesentlicher Unterschied zu stationären Versorgungsformen im Hitzeschutz betrifft die Verweildauer der Patientinnen und Patienten. Im Gegensatz zu stationären Einrichtungen reisen sie in der Praxis für eine kurze Behandlung an und müssen danach eine Rückreise bewältigen. Die damit verbundenen Anstrengungen hängen neben dem Grad ihrer körperlichen Fitness auch vom zurückzulegenden Weg, den Transportmitteln und der Tageszeit ab und können während Hitzeperioden erschöpfend sein. Da kurzfristige Terminänderungen organisatorisch aufwändig sind, sollte eine vorausschauende Terminplanung daher während des ganzen Sommers kühlere Tageszeiten für besonders vulnerable Patientinnen und Patienten vorsehen und Erholungsphasen mit Getränkeangeboten in kühleren Wartebereichen für Hitzeperioden einplanen. Dass allein durch die Vorbelastung der anreisenden Patientinnen und Patienten hitzebedingte Notfälle vorkommen können, sollte mitbedacht werden, für Möglichkeiten der Körperkühlung Vorsorge getroffen und das Notfallmanagement festgelegt werden (▶ Kap. 2.3).

Auch aus Arbeitsschutzgründen ist eine Entschleunigung des Praxisbetriebes während Hitzeperioden geboten, um Entwärmungsphasen und eine hinreichende Flüssigkeitsaufnahme für die Beschäftigten zu gewährleisten (▶ Kap. 3.5). Sowohl Beschäftigte als auch Patientinnen und Patienten sollten körperliche Anstrengungen reduzieren können. Dies kann für therapeutische Interventionen eine vorübergehende Umstellung des Behandlungsregimes bedeuten, die ggf. im Team besprochen werden muss.

Wie in allen Settings der gesundheitlichen Versorgung sollte die Erstellung eines Hitzeaktionsplans auch in ärztlichen und therapeutischen Praxen Bestandteil des internen Qualitätsmanagements sein, alle Hierarchieebenen beteiligen und rechtzeitig vor dem Sommer erfolgen (▶ Kap. 3.1, ▶ Kap. 2.2).

3.2.4 Beratung zum Hitzeschutz

Im Idealfall ergänzen sich die bevölkerungsbezogene Risikokommunikation (▶ Kap. 1.3) und die individuelle Beratung, indem die Sensibilisierung gefährdeter Personen und ihrer Bezugspersonen bereits durch allgemeine Informationen stattgefunden hat, an die in der Beratungssituation angeknüpft werden kann. Es ist daher auch in ambulanten Kontexten sinnvoll, allgemeine Informationen über die Risiken von Hitze breit zugänglich zu machen und diese z. B. in Praxen und Beratungsstellen auszulegen.

Information

Obgleich noch nicht alle Kommunen in Deutschland dem Gesundheitsschutz bei Hitze den Stellenwert zusprechen, der ihm zukommen müsste, kann es im Einzelfall erfolgversprechend sein, beim regionalen Gesundheitsamt oder einer anderen zuständigen Stelle gedruckte Informationsmaterialien anzufragen. Alternativ kommen überregionale Informationsangebote in Betracht. Diese sind, auch für spezielle Zielgruppen wie Kleinkinder, Schwangere, Ältere und Pflegepersonen, zahlreich vorhanden, überwiegend in deutscher Sprache.

Die Bundeszentrale für gesundheitliche Aufklärung (BZgA), hat auf ihrer Internetseite https://www.klima-mensch-gesundheit.de/mediathek/ (**Zugriff:** 21.08.2023) die Informationsmaterialien vieler Anbieter, u. a. die des Umweltbundesamtes, zusammengestellt.

Leider werden die meisten Online-Materialien ausschließlich zum Download angeboten. Die Nachteile reiner Internetangebote liegen auf der Hand: Zum einen stellt die Erfordernis des »Selbst-Druckens« für Praxen und zugehende Dienste eine Hemmschwelle dar und erschwert die Vorhaltung eines niedrigschwelligen Informationsangebotes im Warteraum der Praxis, im Pflegestützpunkt oder zur Verteilung beim Hausbesuch. Zum anderen ist es bei einem Internetangebot fraglich, ob diejenigen, die erreicht werden sollen, überhaupt erreicht werden. Zwar nutzten nach der repräsentativen Umfrage der ARD/ZDF-Onlinestudie im Jahr 2022 95 % der deutschsprachigen Bevölkerung ab 14 Jahren das Internet, allerdings waren es in der Altersgruppe 70 Jahre und älter nur 80 % und lediglich 38 % dieser Altersgruppe nutzten die medialen Inhalte des Internets (ARD/ZDF-Forschungskommission 2022).

Ein gewisses Risikobewusstsein in der älteren Bevölkerung scheint jedoch bereits vorhanden zu sein: Gut 90 % der im Jahr 2020 Befragten einer repräsentativen Studie des Wissenschaftlichen Instituts der AOK, die 65 Jahre und älter waren, gaben an, bei Hitze auf ausreichend Flüssigkeit zum Trinken zu achten und nachts zu lüften, mehr als Dreiviertel verdunkelten tagsüber die Fenster ihrer Wohnung (Schmuker et al. 2021, S. 165). Auch diese Daten beziehen sich ausschließlich auf die deutschsprachige Bevölkerung.

Spezifische Information und Beratung kann in allen ambulanten Settings stattfinden – beim Besuch der Arztpraxis, während eines Hausbesuchs durch die NäPA oder VERAH®, in therapeutischen Situationen, im Kontext einer Pflegeüberleitung aus stationärer Versorgung, bei häuslicher Krankenpflege nach § 37 SGB V und nicht zuletzt im Rahmen formalisierter Formate der Pflegeberatung zu Lasten der Pflegeversicherung. Einen Überblick über die verschiedenen Beratungsansprüche nach § 37 Abs. 3, § 7a, § 45 sowie § 45a SGB XI gibt folgende Tabelle (▶ Tab. 3.2.2).

Die Pflegeberatung nach § 7a SGB XI bietet sich primär für eine Sensibilisierung an, könnte jedoch, falls sie in der Häuslichkeit stattfindet, auch konkrete Vorschläge zum Umgang mit Hitze, u. a. zur Anpassung des Wohnumfeldes, machen. Im Jahr 2018 wurden 184.286 Pflegeberatungen nach § 7a SGB XI durchgeführt, davon 55.047 in Pflegestützpunkten und 129.239 durch angestellte Pflegefachkräfte der Pflegekassen. Etwa die Hälfte dieser Beratungen fand in der Häuslichkeit der Betroffenen statt (iges 2020, S. 47). Da die Inanspruchnahme freiwillig ist, werden zwar nicht alle Antragstellenden bzw. Leistungsbeziehenden erreicht, der Vorteil liegt jedoch in der Prozesshaftigkeit dieser Beratungsleistung, die Folgeberatungen mit wiederholten Hausbesuchen ausdrücklich vorsieht (GKV-Spitzenverband 2021, S. 5).

Im Rahmen von Pflegekursen und häuslichen Schulungen nach § 45 SGB XI ist gleichfalls eine Hinführung zum Thema denkbar. Hier liegt der Vorteil in der Unabhängigkeit dieser Angebote von einer Leistungsbewilligung durch die Pflegekasse und somit in der Chance, einen erweiterten Personenkreis zu erreichen, ggf. mit Weiterleitung an eine vertiefende Beratung nach § 7a SGB XI. Betreuungsleistungen nach § 45 a SGB XI sind weniger als Beratungen gedacht, könnten jedoch auch eine Möglichkeit bieten, während Hitzeperioden Unterstützung, insbesondere bei der Betreuung kognitiv eingeschränkter Personen, zu leisten. Dass Demenz mit einem erhöhten Sterberisiko bei Hitze nicht nur in stationären Einrichtungen, sondern auch bei häuslicher Betreuung einhergeht, zeigt eine Auswertung der Daten von mehr als 182.000 AOK-Versicherten, die 65 Jahre und älter waren, über die Jahre 2004 bis 2010 (Fritze 2020).

Nicht zuletzt bieten die Beratungsbesuche nach § 37 Abs. 3 SGB XI die Gelegenheit, auch Belastungen durch Hitze zu thematisieren, die einerseits vorbestehende Pflegeprobleme deutlich verschärfen können, andererseits neue Herausforderungen für die Pflegepersonen mit sich bringen. Die Sicherung einer hinreichenden Flüssigkeitsaufnahme, eine angepasste Ernährung, die Kontrolle der Körpertemperatur, leichte Bekleidung und Bedeckung sowie die Einsparung von Lagerungsmitteln zur Optimierung der Schweißverdunstung, die Körperkühlung, die Organisation einer ärztlichen Medikationsüberprüfung, die korrekte Medikamentenaufbewahrung – dies alles kann Pflegepersonen, die nicht selten selbst unter der Hitze leiden, stark belasten. Dazu kommt, dass mit all diesen Maßnahmen das Wichtigste, nämlich der kühle Raum, noch nicht geschaffen ist. Verschattung, ein konsequentes Lüftungsregime, Raumtemperaturmessung und ggf. die Veränderung der Raumnutzung, die Raumkühlung mit feuchten Tüchern oder die Beschaffung eines Kühlgerätes kommen als Belastung hinzu. Diese überfordernde Konstellation sollte nicht nur beim Beratungsbesuch nach § 37 Abs. 3 SGB XI beachtet werden, sondern in allen Beratungskonstellationen, unabhängig von der beratenden Stelle.

Die Beratung sollte strukturiert sein, die pflegenden Personen einbeziehen und zunächst den Bedarf erfassen. Dazu bietet sich ein Fragenkatalog an (▶ Tab. 3.2.1), der nach Exposition, Sensibilität und Anpassungsfähigkeit gegliedert ist. In diesem Zusammenhang sollte auch eine gemeinsame und ehrliche Einschätzung der betroffenen Person unter dem Aspekt ihres Hydratationszustands erfolgen und es sollte eruiert werden, inwieweit Flüssigkeitsrestriktionen bestehen und ob die Wahrscheinlichkeit gegeben ist, dass erhöhte Trinkmengen auch realisiert werden könnten. In der Pflegeberatung muss für die Planung des »Trinkmanagements« in vielen Fällen auf eine ärztliche Konsultation verwiesen werden,

Tab. 3.2.2: Beratungsangebote und Schulungen zu Lasten der Pflegeversicherung (SGB XI) und der Krankenversicherung (SGB V) (eigene Zusammenstellung)

Gesetz	§§	Leistung	Anspruchsberechtigung	wie oft
SGB XI	§ 37 Abs. 3	Beratungsbesuch immer in der Häuslichkeit	Pflegegrad 1	halbjährlich, nicht verpflichtend
			Pflegegrad 2 & 3, bei Geldleistung	halbjährlich, verpflichtend
			Pflegegrad 4 & 5, bei Geldleistung	vierteljährlich, verpflichtend
			Pflegegrad 2 bis 5, bei Kombileistung	halbjährlich, nicht verpflichtend
			Pflegegrad 2 bis 5, bei Sachleistung	halbjährlich, nicht verpflichtend
	§ 7a	Pflegeberatung durch • Pflegekassen • Pflegestützpunkte • Wohlfahrtsverbände • Verbraucherzentralen • zugelassene Pflegeberaterinnen & Pflegeberater Auf Wunsch in der Häuslichkeit	nach Antragstellung/bei Leistungsbewilligung	• nicht verpflichtend • prozesshaft, d. h. bedarfsangemessene Folgeberatungen sind möglich
	§ 45	Pflegekurs außerhalb der Häuslichkeit	unabhängig von einer Leistungsgewährung	nicht verpflichtend, wiederholt möglich
		Pflegeschulung auf Wunsch in der Häuslichkeit	unabhängig von einer Leistungsgewährung	nicht verpflichtend, wiederholt möglich

Tab. 3.2.2: Beratungsangebote und Schulungen zu Lasten der Pflegeversicherung (SGB XI) und der Krankenversicherung (SGB V) (eigene Zusammenstellung) – Fortsetzung

Gesetz	§§	Leistung	Anspruchsberechtigung	wie oft
SGB XI	§ 45a	• Unterstützung im Alltag • u. a. Entlastung & beratende Unterstützung pflegender Angehöriger	Pflegegrad 2 bis 5 • bei Geldleistung oder • in Ersatz für bis zu 40 % der Sachleistung nach § 45a Abs. 4 oder • zusätzlich zu Sachleistungen (außer Grundpflege) Pflegegrad 1	kontinuierlich oder bei Bedarf; nur zugelassene Angebote, daher • Umwidmung von Geld- bzw. Sachleistungen oder • Entlastungsbetrag nach § 45b kontinuierlich oder bei Bedarf; nur zugelassene Angebote, daher • Entlastungsbetrag nach § 45b
SGB V	§ 37	häusliche Krankenpflege	• anlassbezogen ärztlich verordnet • unabhängig vom Pflegegrad	im Rahmen der Anleitung bei der Grund- oder Behandlungspflege gemäß Häuslicher Krankenpflege-Richtlinie nach § 92 Abs. 1 Satz 2 Nr. 6 und Abs. 7 SGB V

da Empfehlungen zur Flüssigkeitsaufnahme bei Hitze im Einzelfall eng mit der Anpassung des Medikationsregimes verknüpft sein können. Die Kenntnis der Vorerkrankungen sowie der Arzneimitteltherapie der Betroffenen spricht für eine Beratung durch Personal der Hausarztpraxis, wenn es um diesen wichtigen Aspekt der Verringerung der Sensibilität geht.

Möglichkeiten der Expositionsverringerung sollten in allen Beratungen einen zentralen Stellenwert einnehmen. Hier könnten zumindest in einigen Regionen Deutschlands »kühle Orte« ein Beratungsgegenstand sein, da die ersten Kommunen im Zuge ihrer Anpassung an Hitze derartige Orte ausweisen. Zukünftig sollte darauf geachtet werden, diese kommunalen Angebote zum Hitzeschutz in vulnerablen Stadtgebieten mit einer hohen Dichte älterer Menschen auszubauen, die Wege dorthin für von Hitze gefährdete Menschen leistbar zu machen und das Angebot niedrigschwellig zu bewerben.

In Hitzeperioden überwärmte Wohnungen sind für viele Menschen ein Problem. Aus den Untersuchungen anderer europäischer Länder nach dem »Hitzesommer 2003« ist bekannt, dass ungünstige Wohnverhältnisse das Risiko, während Hitzewellen zu sterben, deutlich erhöhen. Eine schlechte Dämmung des Gebäudes oder Schlafräume im Dachgeschoss ließen sich z. B. in Frankreich als Risikofaktoren nachweisen (Vandentorren et al. 2006). Beratungen sollten daher den sommerlichen Wärmeschutz der Wohnung thematisieren (▶ Kap. 2.3, ▶ Kap. 2.4). Mehr als die Hälfte der Bevölkerung ab 65 Jahren lebt im Wohneigentum und hat somit einen Entscheidungsspielraum über bauliche Veränderungen (Fuchs et al. 2022, S. 39). In Mietwohnungen ist dafür die Zustimmung des Vermieters nötig. Bei Inanspruchnahme von Leistungen der Pflegeversicherung könnte auch über Gelder für Wohnumfeld verbessernde Maßnahmen nach § 40 Abs. 4 SGB XI informiert werden, z. B. für die Installation eines elektronisch steuerbaren

Außensonnenschutzes (GKV-Spitzenverband 2020, S. 222). Dokumentierte tägliche Raumtemperaturen oberhalb von 26–28 °C über einen längeren Zeitraum könnten die Argumentation bei der Antragstellung eventuell stützen, obwohl es bislang keine verbindlichen Grenzwerte für Wohngebäude gibt und die genannten Werte daher aus den Arbeitsschutzregeln und dem Gebäudeenergiegesetz abgeleitet sind (▶ Kap. 2.2, ▶ Kap. 2.4, ▶ Kap. 3.5).

Falls Verschattung nicht möglich ist, bleiben in der Akutsituation nur die anderen Maßnahmen zur Raumkühlung, daneben sollte die Körperkühlung nicht vergessen werden (▶ Kap. 2.3). In epidemiologischen Studien erwies sich eine regelmäßige Körperkühlung durch häufiges Duschen als protektiver Faktor während Hitzewellen (Bouchama et al. 2007), es sind aber auch wassersparende Kühlungsformen möglich (▶ Kap. 2.3). Wie bereits ausgeführt, sollte im Einzelfall genau abgewogen werden, ob in diesem Zusammenhang Ventilatoren empfohlen werden (▶ Kap. 2.3).

Insbesondere in Beratungskonstellationen, denen erwartbar kein regelmäßiger Kontakt zur gesundheitlichen bzw. pflegerischen Betreuung folgen wird, sollte die soziale Situation der ratsuchenden Person thematisiert werden. Einsamkeit und soziale Isolation erhöhen nachweislich das Risiko während Hitzewellen zu sterben (Bouchama et al. 2007). Gemeinsame Überlegung zur Stärkung des sozialen Netzes sollten auch entfernt lebende, telefonisch erreichbare Personen einschließen. Angehörige, die nicht vor Ort wohnen, können z. B. unterstützend wirken, indem sie die Hitzewarnungen für den Landkreis der betroffenen Person abonnieren, in Hitzeperioden den Telefonkontakt intensivieren und die betroffene Person regelmäßig an Maßnahmen zum Eigenschutz erinnern. Alternativ wäre wiederum das lokale Angebot zu prüfen. Die telefonische Weitergabe von Hitzewarnungen an registrierte Personen ist ein Baustein im Konzept von kommunalen

141

Hitzeaktionsplänen, der hoffentlich in Zukunft eine weite Verbreitung findet.

3.2.5   Fazit

In den Settings der ambulanten Behandlung, Pflege oder Betreuung älterer Menschen und anderer vulnerabler Personen ist die Erstellung eines Hitzeaktionsplans besonders komplex. Die handelnden Akteure sind zahlreich und örtlich voneinander getrennt, was sowohl die Kommunikation erschwert als auch Anforderungen an den Hitzeaktionsplan im Hinblick auf zurückzulegende Wege und Verantwortlichkeiten in der Umsetzung von Maßnahmen stellt.

Erschwerend kommt hinzu, dass Hitzeschutz als Querschnittsaufgabe in der sektorengetrennten Gesundheits- und Pflegeversorgung bislang nicht verortet ist. Im je eigenen Einflussbereich können wirksame Maßnahmen ergriffen werden: Praxisräume sollten für Patientinnen und Patienten sowie für alle dort Arbeitenden kühl gehalten werden, das Praxismanagement sollte Hitzeperioden berücksichtigen. Erste Beispiele zeigen, dass dies gelingen kann. Schwieriger

ist die Umsetzung von Hitzeschutzmaßnahmen in der Häuslichkeit vulnerabler Personen. Eine zentrale Rolle kommt hier den behandelnden Ärztinnen und Ärzten zu, da sie Zugang auch zu nicht pflegebedürftigen oder ausschließlich von Angehörigen gepflegten Personen in ihrem Einzugsbereich haben. Die ärztliche Expertise und Entscheidungskompetenz ist für Interventionen zur Reduktion der Sensibilität durch Anpassung des Medikations- und Flüssigkeitsregimes essentiell, andere Berufsgruppen können unterstützend wirken.

Schon heute sind Information und Beratung zum Verhalten bei Hitze über die Leistungskataloge der Kranken- und Pflegeversicherung darstellbar, die Finanzierung verhältnispräventiver Maßnahmen zur Reduktion der Exposition vulnerabler Menschen in ihrem Wohnumfeld ist demgegenüber nur rudimentär abgebildet. Bis zu einer Lösung dieses Problems bleibt als kompensatorische Maßnahme nur die Einbeziehung des gesamten Umfeldes gefährdeter Personen. Auch gilt es, die Entwicklungen in Verantwortung der Kommunen zu verfolgen und übergreifende Netzwerke zu bilden.

3.3   Betreuung von Schwangeren und jungen Familien

Vanessa Holt und Beate Blättner

Um was geht es?

Hitzeschutz bei Schwangeren und jungen Familien ist eine Querschnittsaufgabe, die umso besser gelingen wird, je enger die Berufsgruppen des Gesundheits- und Sozialwesens zusammenarbeiten. Dazu zählen neben Gynäkologinnen und Gynäkologen, Pädiaterinnen und Pädiatern, (Familien-)Hebammen und Pflegefachkräf-

ten mit Schwerpunkt Pädiatrie auch die örtlichen Teams der Frühen Hilfen, der Sozialarbeit, der Familienpflege sowie ehrenamtlich tätige Familienpatinnen und Familienpaten. Um hitzebezogene Gefahrensituationen identifizieren und effektive Hitzeschutzmaßnahmen planen und umsetzen zu können, ist es notwendig, sich ein möglichst detailliertes Bild von der Lebenssituation der Familien zu machen.

Fallbeispiel:
Ein junges Paar ist vor drei Monaten Eltern geworden und wird bereits seit der Schwangerschaft von einer Familienhebamme aus dem örtlichen Netzwerk der Frühen Hilfen begleitet. Die Familie lebt in einem stark versiegelten Wohngebiet ohne fußläufig erreichbare Parkanlagen in einer beengten Zweiraumwohnung unter dem Dach. Im Sommer wird es hier sehr heiß. Zu Beginn des Sommers wurden Innenjalousien zur Beschattung der Dachfenster angebracht. Außenjalousien anzubringen war aufgrund der hohen Kosten nicht möglich. Der Nachteil der Jalousien ist, dass nun kaum noch Tageslicht in die Wohnung kommt. Als die Familienhebamme an einem sehr heißen Tag am frühen Nachmittag die Familie besucht, sind alle Fenster weit geöffnet. Im Wohn- und im Schlafzimmer haben die Eltern Ventilatoren aufgestellt, die auf niedriger Stufe eingeschaltet sind. Die Tochter liegt im Schlafzimmer mit einem kurzärmeligen Body bekleidet in ihrem Bettchen und schläft.

- Welchen Risiken ist diese junge Familie ausgesetzt?
- Welche Maßnahmen können dazu beitragen, diese Risiken zu verringern?
- Was wäre anders und was genauso, wenn das Baby noch nicht geboren wäre?

3.3.1 Risiken von Hitzeextremen für Schwangere, Neugeborene und Säuglinge

Einzelne heiße Tage und länger andauernde Hitzewellen haben während einer Schwangerschaft nicht nur potentielle Auswirkungen auf die Schwangere, sondern auch auf das ungeborene Kind. Dementsprechend können mögliche hitzebedingte, negative gesundheitliche Folgen bei beiden gleichermaßen auftreten.

Internationale Studienergebnisse weisen auf einen möglichen Zusammenhang zwischen der Häufigkeit der Diagnose eines Gestations-Diabetes mellitus (GDM) und der Jahreszeit hin, mit einer höheren GDM-Inzidenz in den Sommermonaten (Khoshhali et al. 2021, Preston et al. 2020). Eine Meta-Analyse, in die elf Studien eingeschlossen werden konnten, ergab eine 12 % höhere Wahrscheinlichkeit für eine GDM-Diagnose während der wärmeren Jahreszeiten im Vergleich zum Winter, das Ergebnis war signifikant (Khoshhali et al. 2021). Ursächlich werden eine hitzebedingte Dysfunktion der beta-Zellen und eine Zunahme der Insulinresistenz diskutiert (Dalugoda et al. 2022). Hinweise auf mögliche Assoziationen zwischen hohen Umgebungstemperaturen während der Schwangerschaft und einem erhöhten Risiko für das Auftreten einer Präeklampsie, Eklampsie und Hypertonie, eines frühzeitigen Blasensprungs sowie einer Plazentaablösung sind dagegen noch nicht ausreichend wissenschaftlich gesichert (Dalugoda et al. 2022).

Im Gegensatz zu den potentiellen Auswirkungen einer Hitzeexposition auf Schwangere ist die Evidenzlage in Bezug auf fetale und neonatale Outcomes deutlich besser. Zum jetzigen Zeitpunkt sind die Häufigkeit des Auftretens von Frühgeburten, Totgeburten und einem verringerten Geburtsgewicht am umfangsreichsten erforscht. Es kann als wahrscheinlich angenommen werden, dass eine Hitzeexposition in der Schwangerschaft das Risiko für das Auftreten einer Früh- bzw. Totgeburt erhöht (Dalugoda et al. 2022, Chersich et al. 2020). Dieses Risiko scheint in der letzten Woche bzw. dem letzten Monat vor der Geburt am höchsten zu sein. Ob eine pränatale Hitzeexposition zu einem verringerten Geburtsgewicht führt, kann anhand der epidemiologischen Datenlage derzeit nicht sicher gesagt werden (Dalugoda et al. 2022,

Chersich et al. 2020). Zudem wird vermutet, dass Hitzeereignisse während der Schwangerschaft das Risiko für angeborene Fehlbildungen beim Fetus erhöhen können (Dalugoda et al. 2022, Haghighi et al. 2021). Ein solcher Zusammenhang ist bisher jedoch nicht konsistent belegt. Als kritisches Zeitfenster für einen hitzebedingten Einfluss auf die Entstehung kongenitaler Anomalien wird primär der Zeitraum der Organogenese im ersten Trimenon angenommen (Haghighi et al. 2021).

Im Vergleich zu thermischen Einflüssen auf den Schwangerschaftsverlauf und die intrauterine Entwicklung sind die möglichen gesundheitlichen Auswirkungen einer postnatalen Hitzebelastung auf Neugeborene und Säuglinge noch vergleichsweise wenig erforscht.

Eine positive Assoziation zwischen einer Exposition gegenüber hohen Umgebungstemperaturen und der Sterblichkeit von Säuglingen ist nicht konsistent belegt, wenngleich Studien mit geringerem Verzerrungsrisiko überwiegend auf eine solche hindeuten (Dalugoda et al. 2022, Lakhoo et al. 2022). Studien, die gezielt einen möglichen Zusammenhang zwischen einer Hitzebelastung und dem Risiko für das Auftreten eines plötzlichen Kindstodes (SIDS) untersucht haben, kamen ebenfalls zu keinem einheitlichen Ergebnis, wenngleich auch hier Studien mit geringerem Verzerrungsrisiko eher auf eine positive Assoziation hindeuten (Lakhoo et al. 2022). In Bezug auf die Morbidität von Säuglingen finden sich in der internationalen Literatur Hinweise auf einen Anstieg der Aufnahmen in neonatologischen Intensivstationen sowie der Besuche von Notaufnahmen oder Krankenhauseinweisungen bei Säuglingen im unmittelbaren zeitlichen Zusammenhang mit einer Exposition gegenüber Hitze (Lakhoo et al. 2022, Uibel et al. 2022). Auch für Deutschland ließ sich eine Zunahme von Krankenhausaufnahmen von Kindern zwischen null und neun Jahren an heißen Tagen nachweisen (▶ Kap. 2.2).

Die ätiologischen Mechanismen, die den vorgenannten möglichen Assoziationen zugrunde liegen, sind bisher nicht aufgeklärt. Eine Ursache-Wirkungs-Beziehung wird vermutet, ist bisher aber nicht zweifelsfrei belegt (Samuels et al. 2022). Es wird angenommen, dass es durch eine Hitzeexposition zu einer Verringerung der plazentaren Durchblutung aufgrund von maternaler Dehydratation, hormonellen Veränderungen und der Auslösung inflammatorischer Prozesse kommt. Frühzeitige Wehen und damit einhergehend Frühgeburten, ein aus fetaler Unterversorgung resultierendes geringeres Geburtsgewicht sowie kongenitale Anomalien und Totgeburten aufgrund einer gestörten genetischen Aktivität und daraus resultierenden ausbleibenden Zellteilungen könnten die Folge sein (Samuels et al. 2022, Dalugoda et al. 2022). Von entscheidender Bedeutung dürfte im Hinblick auf fetale und neonatale Outcomes die Erhöhung der fetalen Körperkerntemperatur sein, welche primär von der maternalen Körpertemperatur und von der plazentaren Durchblutung (Wärmeübertragung) abhängt (▶ Kap. 3.3.2).

3.3.2 Besonderheiten der Thermoregulation in der Schwangerschaft, bei Neugeborenen und Säuglingen

Die hohen Stoffwechselraten des wachsenden Fetus und der Plazenta bedingen eine Zunahme der Wärmeproduktion, daher ist die Körperkerntemperatur des Fetus ca. 0,5 °C höher als die der Mutter (Randall et al. 1991). Überwiegend wird die beim Fetus anfallende Wärme über den Blutweg und die Plazenta an die Mutter abgegeben, ca. 15 % der Wärme erreichen die Mutter über direkte Wärmeabgabe an die Amnionflüssigkeit und die Uteruswand (Laburn 1996). Hinzu kommt eine erhöhte Wärmeproduktion der Mutter, bedingt durch ihre Gewichtszunahme im Laufe der Schwangerschaft (Wells 2002), die aufgrund der Massenzunahme mit einer erhöhten Speicherkapazität für Wärme einhergeht (Samuels et al. 2022). Über die Erhöhung des Plasmavolumens sowie des Herzminutenvolumens, die Steigerung der Hautdurchblutung und das Absinken der Schwitzschwelle kann die vermehrt anfallende Wärme von der Mutter an die Umgebung abgegeben werden (Samuels et al. 2022). Die Körperkerntemperatur der Mutter sinkt während der Schwangerschaft sogar um ca. 0,2 °C ab (Green 2020).

Erhöhungen der Körpertemperatur Schwangerer können durch Fieber bei Infektionen, erhöhte Wärmeproduktion bei körperlicher Anstrengung oder Überhitzung in Folge äußerer Wärmebelastung bedingt sein. Unabhängig vom Auslöser könnte der Verlauf der Körperkerntemperatur der Schwangeren Aufschluss über das Risiko für gesundheitliche Schäden von Mutter und Kind geben, da ab Überschreitung der fetalen Körpertemperatur die Temperaturerhöhungen bei beiden synchron verlaufen (Laburn 1996). Ab welcher Erhöhung der Körperkerntemperatur der Mutter eine Gefährdung der Schwangerschaft bzw. des Fetus einsetzt und ob alle drei genannten Auslöser gleichermaßen risikoerhöhend sind, ist allerdings bis heute unklar. Tierexperimentell konnte nachgewiesen werden, dass die Schwellenwerte in Abhängigkeit vom embryonalen Entwicklungsstadium und dem jeweiligen Gewebe variieren (Edwards 2003). Eine hohe exogene Wärmebelastung führte bei Mäusen, Ratten, Meerschweinchen, Schafen, Schweinen und Affen in der frühen Schwangerschaft zum Abort oder schweren Organschäden, in der Fetalperiode vor allem zu einer Fehlentwicklung des Nervensystems oder zur Totgeburt (Edwards 2003). Beim Menschen ist der Zusammenhang zwischen Fieber und ungünstigem Ausgang der Schwangerschaft am intensivsten untersucht, allerdings ohne dass gegenwärtig gesicherte Aussagen über Schwellenwerte, die Dauer der febrilen Episode oder vulnerable

Zeitfenster während der Schwangerschaft gemacht werden können (Edwards 2003). Allerdings gibt es Hinweise darauf, dass Fieber im ersten Trimenon nicht mit einer Gefährdung der Schwangerschaft bzw. des Kindes einhergeht, wenn die Körperkerntemperatur der Mutter 38,9 °C nicht übersteigt (Chambers et al. 1998). In zwei großen Kohortenstudien ließ sich kein Zusammenhang für den möglichen Auslöser Fieber im ersten Trimenon mit Totgeburten oder kindlichen Fehlbildungen nachweisen, selbst bei rektal gemessenen Temperaturen über 39 °C (Sass et al. 2017, Andersen et al. 2002).

Der Körpertemperaturerhöhung bei Fieber liegen andere physiologische Mechanismen zugrunde als einer körperlichen Reaktion auf Umgebungshitze oder exzessive Wärmeproduktion durch körperliche Aktivität (▸ Kap. 1.2.6). Epidemiologische Nachweise eines Zusammenhanges von Umgebungshitze und maternalen oder kindlichen Folgen fußen auf regional- bzw. länderspezifischen Definitionen von »Hitze«, über die Höhe des Körperkerntemperaturanstiegs der jeweils betrachteten Personen wissen wir nichts. Es gibt bislang also kaum durch Untersuchungen am Menschen gesicherte Erkenntnisse, die in die Beratung Schwangerer zum Verhalten bei Hitze eingehen könnten. Mangels gesicherter Schwellenwerte der Körperkerntemperatur orientieren sich Bewertungen und Empfehlungen für das tolerable Ausmaß an körperlicher Anstrengung oder äußerer Wärmebelastung an tierexperimentell gewonnenen Erkenntnissen. Hiernach gelten eine 15-minütige Erhöhung der Körperkerntemperatur der Mutter um 4 °C oder mehr oder eine Erhöhung um 2,0–2,5 °C für eine halbe bis eine Stunde oder eine Erhöhung um ca. 2 °C über eine längere Zeit als potentiell teratogen (Ziskin & Morrissey 2011).

Nach derzeitigem Erkenntnisstand erlauben die thermoregulatorischen Anpassungsmechanismen gesunder Schwangerer sowohl eine körperliche Belastung bis zu 90 % ihrer maximalen Herzfrequenz für bis zu 35 Minuten in einer thermisch behaglichen Umgebung von 25 °C und 45 % relativer Feuchte als auch eine gewisse exogene Wärmebelastung, z. B. ein 20-minütiges Bad in 40 °C heißem Wasser oder einen trockenen Saunagang bei 70 °C für 20 Minuten, ohne dass es zu einem kritischen Anstieg der Körperkerntemperatur auf über 39 °C kommt (Ravanelli et al. 2019). In einer neueren experimentellen Studie konnte für eine körperliche Belastung mit moderater Intensität über 45 Minuten bei 32 °C und 45 % relativer Feuchte für Schwangere im zweiten und dritten Trimenon ebenfalls kein kritischer Anstieg der Körperkerntemperatur festgestellt werden (Smallcombe et al. 2021). Es kann jedoch nicht ausgeschlossen werden, dass eine körperliche Belastung mit vergleichbarer Wärmeproduktionsrate bei höheren als den bisher untersuchten Umgebungstemperaturen und bei höherer Luftfeuchte zu einem Anstieg der Körperkerntemperatur in den teratogenen Bereich führen könnte (Samuels et al. 2022).

Reife Neugeborene verfügen bereits über alle thermoregulatorischen Mechanismen, diese sind jedoch noch nicht ausgereift. So weisen Babys eine geringere Körpergröße und ein im Vergleich zum Erwachsenen doppelt so großes Oberfläche-Masse-Verhältnis auf, die isolierende Körperschale ist dünner und die Muskelmasse geringer, sie haben einen pro Kilogramm Körpergewicht mehr als doppelt so hohen Grundumsatz und die Thermogenese erfolgt zitterfrei im braunen Fettgewebe und ist ihnen entsprechend nicht anzusehen (Smith 2019). Reife Neugeborene benötigen unbekleidet eine Lufttemperatur von 32–34 °C für die Aufrechterhaltung ihrer Körperkerntemperatur, ohne dass thermoregulatorische Mechanismen aufgewendet werden müssen (Persson 2019, S. 547). Die thermische Neutralzone unbekleideter Erwachsener liegt demgegenüber bei 28–30 °C (Persson 2019, S. 539). Unter- und oberhalb dieser thermischen Neutralbereiche müssen thermoregulatorische Mechanismen eingesetzt werden. Neugeborene erreichen ihr Maximum an

möglicher Wärmebildung bereits bei Umgebungstemperaturen von ca. 23–25 °C, gesunde Erwachsene erst bei ca. 0–5 °C (Persson 2019, S. 544). Neugeborene haben demzufolge eine deutlich schmalere thermische Regulationsbreite als Erwachsene.

Der höhere thermische Neutralbereich von Neugeborenen und Säuglingen darf nicht über die Risiken hoher Umgebungstemperaturen hinwegtäuschen. Aufgrund des größeren Oberfläche-Masse-Verhältnisses sind Neugeborene und Säuglinge nicht nur durch hohe Wärmeverluste an eine kühle Umgebung, sondern gleichermaßen auch durch eine hohe Wärmeaufnahme aus einer heißen Umgebung gefährdet (Smith 2019). Sie verfügen zudem, bedingt durch ihre geringe Körpermasse, nur über eine sehr geringe Wärmespeicherkapazität. Hinzu kommt, dass sie sich weder selbständig einer thermisch unangenehmen Situation entziehen noch sich durch Verhaltensänderungen (z. B. Entkleiden, höhere Flüssigkeitszufuhr) an diese anpassen können.

Die Fähigkeit zu schwitzen setzt etwa 36 Wochen post conceptionem ein, ist also bei reifen Neugeborenen bereits vorhanden (Sharma 2010). Aufgrund ihrer geringeren Körpergröße haben Säuglinge verglichen mit Erwachsenen eine höhere Schweißdrüsendichte, die mit der Ausdehnung der Haut während des Wachstums abnimmt (► Kap. 1.2.1). Eine höhere Schweißdrüsendichte ist jedoch nicht gleichbedeutend mit einer höheren Schweißrate, welche vor allem von der Schweißsekretionsrate pro Drüse abhängt (Baker 2019). Bis zur Pubertät ist diese im Vergleich zu der junger Erwachsener geringer (Notley 2020). Neugeborene und Säuglinge erhitzen bei Exposition gegenüber einer definierten Wärmebelastung daher im Vergleich zu Erwachsenen deutlich schneller und müssen ihre Schweißrate im Vergleich zu der Erwachsener stärker erhöhen, um ihre Körperkerntemperatur zu halten. Sie sind stärker als Erwachsene auf eine trockene Wärmeabgabe angewiesen (Smith 2019), was ein Gefälle zwischen der Umgebungs- und der Hauttemperatur voraussetzt. Dadurch sind sie schlechter in der Lage, ihre Körperkerntemperatur bei sehr hohen Umgebungstemperaturen zu regulieren, wenn die Wärmeabgabe ausschließlich durch Schwitzen möglich ist (▸ Kap. 1.2.1). Im Experiment konnte festgestellt werden, dass eine Hitzeexposition bei Säuglingen im Alter von unter einem Jahr im Vergleich zu Kindern im Alter von zwei bis acht Jahren zu einem signifikant höheren Anstieg der Rektaltemperatur führte, obgleich sich die Gesamtkörperschweißraten zwischen den Altersgruppen nicht signifikant unterschieden. Der beobachtete Unterschied wurde auf die geringere Körpergröße und die unausgereifteren Thermoregulationsmechanismen der Säuglinge zurückgeführt (Tsuzuki 2023).

3.3.3 Beratung und Begleitung werdender und junger Eltern

> **Welche Risiken birgt die im Fallbeispiel beschriebene Situation für das Baby und wie können diese verringert werden?**

Sind die Fenster einer Wohnung geöffnet, so führt dies zu einer Angleichung der Innenraumtemperatur mit der Außentemperatur. Zusätzlich entsteht eine Zugluft, wenn die Fenster in der gesamten Wohnung geöffnet sind. Während diese für Erwachsene angenehm sein mag, kann sie bei Babys genauso wie Zugluft durch Ventilatoren in Abhängigkeit von der Lufttemperatur zur Unterkühlung, aber auch zur Überhitzung führen. Neugeborene und Säuglinge dürfen dem Luftstrom eines Ventilators auf keinen Fall ausgesetzt werden, da es bei Lufttemperaturen unterhalb der Hauttemperatur zu einem verstärkten Wärmeverlust in Form von Konvektion kommt (▸ Kap. 1.2). Selbst

bei einer Raumtemperatur von 30 °C besteht durch Zugluft die Gefahr einer Unterkühlung (WHO 1997, S. 5), die umso schneller erfolgt, je weniger isolierende Kleidung das Baby trägt.

An heißen Tagen sollte die Wohnung zu Zeiten gelüftet werden, in denen die Außentemperatur noch unterhalb der Innentemperatur liegt (▸ Kap. 2.3). Dementsprechend muss die Kleidung des Babys angepasst werden. Sie ist so zu wählen, dass sie das Kind sowohl vor Unterkühlung als auch vor Überhitzung schützt. Während Hitzeperioden ist eine Schicht leichte, helle, saugfähige und locker sitzende Kleidung empfehlenswert (CDC 2019). Bei extremer Hitze kann es jedoch notwendig werden, das Baby bis auf die Windel zu entkleiden (WHO 1997, S. 25).

In Bezug auf Schwangere und Mütter ist die Sinnhaftigkeit des Einsatzes von Ventilatoren zum Erzeugen von Luftbewegungen mit dem Ziel der Körperkühlung durch Konvektion in Abhängigkeit von der Lufttemperatur und -feuchte abzuwägen (▸ Kap. 2.3).

Bereits vor Beginn der Sommermonate macht es Sinn, Schwangere und junge Familien zu beraten, wie sie sich auf Hitzetage vorbereiten können. Das wichtigste Ziel einer solchen Beratung ist es, zu erreichen, dass die Umgebung der Schwangeren bzw. von Eltern und Kind möglichst kühl bleibt und dass auch Eltern in prekären Lebenslagen dazu befähigt werden, sich und ihre Kinder besser vor Hitze zu schützen. Familien sollten darüber informiert sein, wie sie das Risiko für negative gesundheitliche Folgen durch ein hitzeangepasstes Verhalten verringern und Hinweise auf eine drohende akute Gefahrensituation erkennen können.

Zur allgemeinen Einschätzung der hitzebedingten Gefährdungslage einer Familie in deren Häuslichkeit können die Fragen aus der Tabelle 3.2.1 gestellt werden (▸ Tab. 3.2.1). Der nachfolgende Kasten enthält zusätzlich spezifische Fragen zur Risikobeurteilung bei Schwangeren und Familien mit Neugeborenen und Säuglingen, die diese allgemeinen Fragen ergänzen. Dabei beziehen sich die nachfolgenden Ausführungen auf gesunde Schwangere und gesunde Kinder. Im Falle von Risikoschwangerschaften und risikoerhöhenden Erkrankungen des Kindes ist immer eine individuelle ärztliche Begleitung erforderlich.

Spezifische Fragen für die Beratung Schwangerer und junger Eltern zum Umgang mit Hitzeextremen

- Gesundheitszustand
  - Haben Sie oder hat Ihr Kind Vorerkrankungen? Falls ja, welche? (▶ Tab. 2.2.2)
  - Nehmen Sie Medikamente ein? Falls ja, welche? (▶ Tab. 2.2.5)
  - Bei Bejahung der Fragen: Sind Sie/ Ist Ihr Kind in engmaschiger ärztlicher Behandlung?
- Anpassungsfähigkeit
  - Sind Sie auch an heißen Tagen auf Autofahrten angewiesen? Können Sie diese auf die Morgen- oder Abendstunden verschieben?
  - Treiben Sie auch an heißen Tagen Sport? Falls ja, welche Sportart und zu welcher Tageszeit?
  - Wie kleiden Sie Ihr Baby an heißen Tagen?
  - Welche weiteren Textilien (z. B. Schlafsack, Laken) verwenden Sie für Ihr Baby?
  - Wie intensiv nutzen Sie körpernahe Tragetechniken?
  - Stillen Sie noch ausschließlich bzw. füttern Sie Ihr Baby noch ausschließlich mit Säuglingsanfangsnahrung oder erhält Ihr Kind bereits Breimahlzeiten?
  - Falls ausschließlich gestillt/Säuglingsanfangsnahrung gegeben wird:

    Bieten Sie Ihrem Baby an heißen Tagen weitere Flüssigkeiten an?
- In der Akutsituation
  - Ist Ihr Baby an heißen Tagen inaktiv, schläft mehr als sonst und verschläft vielleicht sogar einzelne Mahlzeiten? Oder ist es unruhig und weint, ohne dass eine Ursache dafür erkennbar ist?
  - Überprüfen Sie an heißen Tagen die Körpertemperatur Ihres Kindes? Falls ja, wie?
  - Benötigen Sie an heißen Tagen weniger Windeln als sonst?

Bei der Vermeidung hitzebedingter gesundheitlicher Beeinträchtigungen spielt die räumliche Umgebung, in der sich eine Schwangere oder eine junge Familie überwiegend aufhält, eine zentrale Rolle. Messungen der Innenraumtemperatur zu Beginn des Sommers können einen Anhaltspunkt für das thermische Verhalten des Wohnraums liefern. In Wohnungen, die sich schnell aufheizen, sollten bereits vor dem Sommer Maßnahmen zur Verschattung von Fenstern und anderen lichtdurchlässigen Elementen – idealerweise an der Gebäude-Außenseite, falls dies nicht möglich ist, an der Innenseite – umgesetzt werden (▶ Kap. 2.4). Langfristig wirksame, bauliche Anpassungen am Gebäude sind aufwendiger, teurer und in der Regel nicht kurzfristig umzusetzen (▶ Kap. 2.4).

Hinsichtlich der als tolerabel erachteten Schlafzimmertemperatur für Säuglinge und Kleinkinder existieren als Teil präventiver Bemühungen zur Vermeidung des plötzlichen Kindstodes verschiedene Expertenempfehlungen, je nach Expertengruppe 16–18 °C bzw. 18 °C (DGSM et al. 2022, BVKJ 2003). Im Gegensatz zu den deutschsprachigen Fachgesellschaften weist die American Academy of Pediatrics im Kontext der SIDS-Prävention keine Raumtemperaturempfehlung aus, warnt aber gleichermaßen vor Überhitzung des Kindes (Moon et al. 2022). Die Bundeszentrale für gesundheitliche Aufklärung (BZgA) empfiehlt während Hitzeperioden für alle Räume, in denen sich Babys und Kleinkinder aufhalten, als Obergrenze 26 °C (BZgA o. J.).

Überwärmung gilt als ein unabhängiger Risikofaktor für das Auftreten eines plötzlichen Kindstodes (Bach & Libert 2022). Um die Hitzebelastung am Tag zu verringern und die Erholung während der Nacht zu fördern, sollte die Möglichkeit einer vorübergehenden Umfunktionierung kühlerer Räume in Schlaf- und Aufenthaltsräume geprüft werden. Babys geben einen Großteil ihrer Wärme über den Kopf ab. Ist diese Wärmeabgabe beeinträchtigt, kann die Gehirntemperatur gefährlich ansteigen, ohne dass dies zwangsläufig auch zu einem Anstieg der Körpertemperatur führt (Fleming et al. 1992). Durch die Verwendung eines leichten Baumwollschlafsacks kann auch bei hohen Temperaturen wirksam verhindert werden, dass der Kopf des Babys teilweise oder vollständig bedeckt wird (Bach & Libert 2022, Sauseng et al. 2011). Die Schlafunterlage sollte ausschließlich mit einem Spannbetttuch bedeckt sein (Moon et al. 2016).

Am sichersten lässt sich der thermische Zustand des Kindes durch Messung der Körperkerntemperatur feststellen, die im Normalfall zwischen 36,5 °C und 37,5 °C beträgt (WHO 1997, S. 17). Der Goldstandard zur Bestimmung der Körperkerntemperatur ist die Messung der Rektaltemperatur (Pecoraro et al. 2021, ▶ Kap. 2.3.4). Diese Methode sollte aufgrund der Gefährlichkeit eines Hitzschlags (▶ Kap. 1.2.6, ▶ Kap. 2.3.1) bei Verdacht auf Überhitzung des Kindes angewendet werden, auch wenn sie für das Kind nicht besonders angenehm ist. Zur Orientierung eignen sich angenehmere und weniger invasive Methoden wie die Messung im Ohr, in der Achselhöhle oder im Mund. Die Frage, welche Messmethode bevorzugt angewendet werden sollte, ist nicht abschließend geklärt. Die Empfehlungen variieren sowohl in Abhängigkeit vom Alter des Kindes als auch zwischen verschiedenen Fachgesellschaften (▶ Tab. 3.3.1).

Information

Auf der Internetseite https://www.gesundheitsinformation.de/fieber-messen-bei-kindern.html des IQWiG (Institut für Qualität und Wirtschaftlichkeit im Gesundheitswesen) (Zugriff: 21.08.2023) werden die Vor- und Nachteile der jeweiligen Messverfahren nach dem aktuellen Erkenntnisstand erläutert.

Tab. 3.3.1: Empfohlene Messverfahren zur Bestimmung der Körpertemperatur bei Säuglingen und Kleinkindern (eigene Zusammenstellung)

Empfohlene Temperaturmessmethode	Quelle
0–4 Jahre: • Elektronisches Thermometer im After (am genauesten), alternativ elektronisches Thermometer in der Achselhöhle, Infrarotthermometer im Ohr oder chemisches Thermometer an der Stirn (angenehmer) > 4 Jahre: • Elektronisches Thermometer unter der Zunge (am genauesten) Kombiniertes Verfahren: rektale Kontrollmessung, wenn Messung im Ohr oder an der Stirn erhöhte Körpertemperatur anzeigt	Institut für Qualität und Wirtschaftlichkeit im Gesundheitswesen (IQWiG 2022)
8–60 Tage: rektale Messung	Pantell et al. 2021

Tab. 3.3.1: Empfohlene Messverfahren zur Bestimmung der Körpertemperatur bei Säuglingen und Kleinkindern (eigene Zusammenstellung) – Fortsetzung

Empfohlene Temperaturmessmethode	Quelle
< 4 Wochen: • Elektronisches Thermometer in der Achselhöhle ≥ 4 Wochen bis 5 Jahre: • Elektronisches Thermometer oder chemisches Punktthermometer in der Achselhöhle oder Infrarotthermometer am Trommelfell	National Institute for Health and Care Excellence (NICE 2021)

Neben der Messung der Körpertemperatur des Babys können weitere Untersuchungsbefunde auf ein hitzebedingtes Unwohlsein und eine möglicherweise drohende oder bereits eingetretene Überwärmung hinweisen (▶ Abb. 3.3.1). So wurde in zwei experimentellen Studien mit insgesamt 115 Neugeborenen und Säuglingen übereinstimmend festgestellt, dass diese mit Erreichen einer Rektaltemperatur von 37,9 °C oder mit Beginn des Schwitzens überwiegend inaktiver wurden und einschliefen, teilweise auch kurz vor dem nächsten Fütterungszeitpunkt, von einer eingerollten in eine gestreckte Liegeposition wechselten, die Haut sich sichtbar rötete und es zu einer Angleichung der Hauttemperatur an den Extremitäten und der Körpermitte kam (Harpin et al. 1983, Rutter & Hull 1979). Die beiden letzteren Merkmale erlauben die Unterscheidung eines überwärmten Babys von einem Baby mit Fieber in Folge einer Infektion, bei dem die Extremitäten typischerweise eher kalt und blass sind (Harpin et al. 1983). Der Anteil der Babys, die auf die steigende Umgebungstemperatur mit Ruhelosigkeit und energischem Weinen reagierten, war deutlich geringer und dieses Verhalten trat häufiger bei Reifgeborenen auf (Harpin et al. 1983). Das Schwitzen setzte bei fast allen Babys für das Auge nicht sichtbar als erstes an der Stirn ein und war dort auch insgesamt am stärksten ausgeprägt (Rutter & Hull 1979). Puls und Atemfrequenz änderten sich durch die Hitzeexposition kaum und sind damit kein guter Indikator für eine Überwärmung des Kindes (Harpin et al. 1983).

Um dem Baby Abkühlung zu verschaffen, kann es an heißen Tagen zusätzlich gebadet werden. Zur Vermeidung einer Unterkühlung sollte hierfür warmes Wasser verwendet werden, das etwa 2 °C kühler ist als die Körpertemperatur des Babys (WHO 1997, S. 25). Sofern körpernahe Tragetechniken an heißen Tagen für längere Zeit angewendet werden, sollte die Temperierung des Kindes regelmäßig überprüft und ggf. eine Kleidungsschicht entfernt werden. So konnte in einer experimentellen Studie durch 15-minütiges körpernahes Tragen in einem Tragetuch bei gleichzeitiger körperlicher Aktivität der Mutter in thermoneutraler Umgebung (23 °C, 50 % relative Feuchte) ein Anstieg der Hauttemperatur beim Baby um bis zu 1 °C gemessen werden (Filingeri et al. 2020).

Eine reduzierte Urinmenge und damit einhergehend ein geringerer Windelverbrauch sowie ein ungewöhnlich dunkelgelber Urin können Anzeichen für eine zu geringe Flüssigkeitsaufnahme des Babys sein (Health Canada 2011). Da eine Hypohydratation die bei Neugeborenen und Säuglingen ohnehin niedrigere Schweißrate weiter verringert und damit einen Anstieg der Körperkerntemperatur begünstigt, ist eine ausreichende Flüssigkeitsaufnahme unbedingt sicherzustellen (Smith 2019). Gesunde, reifgeborene Säuglinge, die noch voll gestillt bzw. ausschließlich mit Säuglingsanfangsnahrung gefüttert werden, benötigen auch an heißen Tagen keine zusätzliche Flüssigkeit wie Wasser oder Tee (Koletzko et al. 2017, Smith &

Becker 2016), werden aber ggf. öfter kleinere Mengen trinken wollen und sollten in diesem Fall häufiger angelegt bzw. gefüttert werden. Erst mit Einführung einer dritten Brei-Mahlzeit sollte zusätzlich zur Muttermilch bzw. Säuglingsanfangsnahrung Flüssigkeit in Form von Wasser oder ungesüßten, für Säuglinge geeigneten Tees angeboten werden (Koletzko et al.

2017). Die dargestellten D-A-CH-Richtwerte für die tägliche Wasserzufuhr durch Getränke richten sich dabei nach dem Alter des Kindes (▶ Tab. 3.3.2). Da Kinder in diesem Alter die Deckung ihres Flüssigkeitsbedarfs noch nicht selbständig steuern können, sollten Eltern ihnen an heißen Tagen aktiv und wiederholt Flüssigkeit anbieten.

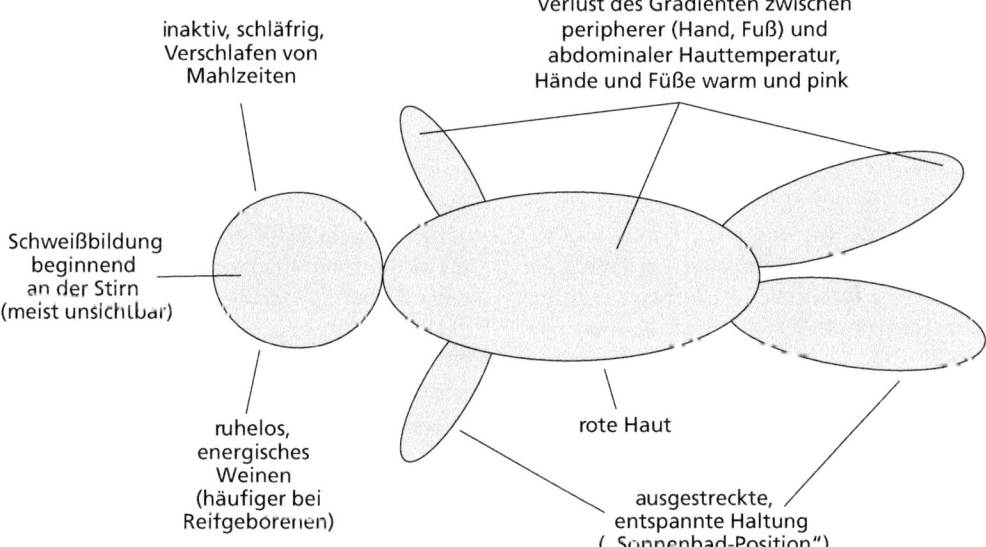

Abb. 3.3.1: Reaktionen Neugeborener und Säuglinge auf Überwärmung (eigene Darstellung)

Tab. 3.3.2: Auszug der Richtwerte für die Wasserzufuhr durch Getränke in ml/Tag, nach dem Referenzwerte-Tool der DGE (DGE 2000)

Alter	Richtwert (ml/Tag)
0 bis unter 4 Monate (Frauenmilch/Säuglingsanfangsnahrung)	620
4 bis unter 12 Monate (Getränke)	400
1 bis unter 4 Jahre	820
Schwangere (alle Trimester)	1.470
Stillende	1.710

Bei Aufenthalten im Freien sollten Maßnahmen zum Schutz vor direkter Sonneneinstrahlung ergriffen werden, u. a. das Tragen langer, locker sitzender Kleidung und Aufenthalte im Schatten (UBA 2021). Die Zeit von 10–15 Uhr ist hierbei, wenn möglich, zu vermeiden, da die Sonneneinstrahlung und damit auch die UV-Strahlung dann am höchsten sind. Eventuell bietet die Kommune bereits kühle Orte an, die Familien tagsüber aufsuchen können, um sich von der Hitze zu erholen. Diesbezüglich kann sich eine Nachfrage bei der kommunalen Verwaltung lohnen. Als Richtwert für die Kleidung gilt: Wird diese vor die Hand gehalten und ist die Hand durch die Kleidung hindurch zu sehen, bietet diese sehr wahrscheinlich keinen ausreichenden Schutz (FDA 2021, UBA 2008). Mobile Säuglinge und Kleinkinder sollten im Freien zusätzlich mit einem breitkrempigen, atmungsaktiven Hut vor einer direkten Sonneneinstrahlung auf den Kopf geschützt werden (Balk & Council on Environmental Health and Section on Dermatology 2011, UBA 2008) und nie unbeaufsichtigt sein. Zum Schutz vor Verbrennungen durch aufgeheizte Flächen (z. B. Metallabdeckungen) sollte der Aufenthaltsort von den Eltern vorab auf solche Gefahrenstellen überprüft und darauf geachtet werden, dass das Kind Schuhe trägt (Choi et al. 2019, Sinha et al. 2006). Da hormonelle Veränderungen in der Schwangerschaft die Empfindlichkeit der Haut gegenüber äußeren Reizen erhöhen, sollten Schwangere vor Aufenthalten im Freien auf unbedeckte Hautstellen Sonnencreme auftragen (Tunzi & Gray 2007). Bei Säuglingen, die jünger als sechs Monate sind, sollte Sonnencreme nur nach ärztlicher Rücksprache verwendet werden und nur auf Hautstellen, die nicht von der Kleidung geschützt sind (Balk & Council on Environmental Health and Section on Dermatology 2011).

Babys und Kleinkinder dürfen niemals allein im Auto zurückgelassen werden, auch nicht, wenn es sich nur um wenige Minuten handelt! So wurde im Experiment für ein in der Sonne geparktes Auto ein durchschnittlicher Temperaturanstieg um 9,5 °C in der Zeit zwischen 8–9 Uhr in den Monaten Mai bis August gemessen und in derselben Zeit bereits eine Innenraumtemperatur von $\geq$ 32 °C erreicht (Duzinski et al. 2014). Modellberechnungen für einen einjährigen, leicht bekleideten Säugling in einem geschlossenen Fahrzeug im Zeitraum von 8–16 Uhr ergaben für den Monat August, dass dieser die Hitze bereits innerhalb von 20 Minuten nicht mehr kompensieren, innerhalb von 105 Minuten einen Hitzschlag erleiden und innerhalb von 125 Minuten versterben würde (Grundstein et al. 2015). An heißen Tagen sollten Fahrten mit dem Auto, wenn möglich, auf die Morgen-

und Abendstunden beschränkt werden. Da die Seiten- und Heckscheiben in der Regel nicht aus laminiertem Glas hergestellt sind, können UVA-Strahlen diese in erheblicher Menge passieren. Dementsprechend sollten diese Scheiben zum Schutz vor der UV-Strahlung mit einer entsprechend getönten Folie versehen werden (Balk & Council on Environmental Health and Section on Dermatology 2011).

Sofern keine Kontraindikation vorliegt, müssen und sollten Frauen in der Schwangerschaft nicht auf körperliche Aktivität verzichten, deren Nutzen hinreichend belegt ist (Mottola et al. 2018). So gibt es eine überzeugende Evidenz dafür, dass körperliche Aktivität von moderater Intensität das Risiko einer übermäßigen Gewichtszunahme während der Schwangerschaft, für einen Gestations-Diabetes mellitus und für Symptome einer postpartalen Depression verringern kann (DiPietro et al. 2019). Darüber hinaus weisen Studien auf einen inversen Zusammenhang zwischen körperlicher Aktivität und dem Risiko für eine Präeklampsie, für einen Gestations-Hypertonus sowie vorgeburtliche Angstzustände und eine depressive Symptomatik hin (DiPietro et al. 2019). Ob regelmäßige körperliche Aktivität in der Schwangerschaft auch den möglicherweise hitzebedingten negativen Schwangerschaftsoutcomes und Gesundheitsbeeinträchtigungen entgegenwirken kann, ist bisher noch unklar (Ravanelli et al. 2019). Jegliche Form und Intensität von Belastung, die zu einem Anstieg der Körperkerntemperatur auf über 39 °C führen und damit potentiell teratogen wirken könnte (▶ Kap. 3.3.2), ist zu vermeiden. Im Zweifelsfall sollte die Körperkerntemperatur mittels rektaler Temperaturmessung überprüft werden. Unabhängig von der Temperatur sollte auf eine adäquate Hydrierung (▶ Tab. 3.3.2) geachtet und sowohl vor, während als auch nach der Aktivität Flüssigkeit zugeführt werden (Mottola et al. 2018). An Tagen mit extremer Hitze, insbesondere in Verbindung mit einer hohen Luftfeuchte, sollte körperliche Aktivität jedoch vermieden werden (Mottola et al. 2018).

Warum ist die Familie aus dem Fallbeispiel gegenüber Hitze besonders empfindlich?

In der internationalen Literatur gibt es zunehmend Hinweise darauf, dass es hinsichtlich der negativen gesundheitlichen Auswirkungen im Zusammenhang mit Hitzeereignissen einen sozialen Gradienten in Bezug auf die Betroffenheit zu geben scheint. Ergebnisse von Studien, in denen demografische und sozioökonomische Faktoren berücksichtigt wurden, deuten tendenziell auf einen stärkeren Zusammenhang zwischen einer Hitzeexposition und den untersuchten Outcomes – allen voran Früh- und Totgeburten – bei Frauen aus niedrigeren sozioökonomischen Gruppen (Savitz & Hu 2021, Asta et al. 2019) und aus ethnischen Minderheiten (Chersich et al. 2020), aber auch bei Frauen mit chronischen Vorerkrankungen (Basu et al. 2017) sowie in extremen Altersgruppen (Chersich et al. 2020) hin.

Es gibt berechtigte Gründe zu der Annahme, dass dies auch auf Deutschland zutrifft:

- Wohnverhältnisse, insbesondere in Städten, sind oft beengt und die Wohnumgebung, allen voran in Innenstädten, bietet häufig nur wenige Naherholungsflächen. Familien in belastenden Lebenslagen haben zudem seltener die Möglichkeit, bei Hitze in andere Räume auszuweichen und ihre Wohnung angenehm zu temperieren, da diese häufig für die Haushaltsgröße zu klein oder für das Haushaltseinkommen zu teuer sind (Holm et al. 2021).
- Personen in belastenden Lebenslagen sind häufiger chronisch krank und pflegen tendenziell eher einen für die Gesundheit nachteiligen Lebensstil (u. a. in Bezug auf Genussmittel, Ernährung, sportliche Betätigung), was wiederum die Vulnerabilität gegenüber Hitze erhöht (z. B. durch Medikamenteneinnahme). Auch nehmen sie medizinische Vorsorgeleistungen, sowohl allgemeine als auch schwangerschaftsspezifische, tendenziell seltener in Anspruch (RKI 2017, Simoes et al. 2003).
- Gleichzeitig befinden sich Personen in belastenden Lebenslagen häufiger in prekären Beschäftigungsverhältnissen und gehen öfter körperlich anstrengenden Tätigkeiten nach (Allmendinger et al. 2018), was zu einer verstärkten Hitzebelastung führt.

Um Schwangere und junge Familien bestmöglich vor hitzebedingten Gesundheitsfolgen zu schützen, sollten entsprechende Beratungs- und Unterstützungsangebote seitens der Gesundheitsfachkräfte in vorbereitende Maßnahmen vor dem Sommer, in Maßnahmen während akuter Hitzewellen und in Maßnahmen zum Monitoring und zur Evaluation der Angebote unterschieden werden. In der Vorbereitung auf den Sommer können Schwangere und junge Familien im Rahmen der Erbringung von routinemäßigen Versorgungsleistungen für hitzebedingte Gesundheitsrisiken sensibilisiert und zu geeigneten Maßnahmen zum Schutz vor diesen informiert werden. Allen voran im Hinblick auf die Förderung der Gesundheit von Schwangeren und jungen Familien in belastenden Lebenslagen erscheint es lohnenswert, Möglichkeiten der Kooperation mit kommunalen Stellen auszuloten, die über einen niedrigschwelligen Zugang zu diesen verfügen und bei Bedarf weiterführende Unterstützungsleistungen anbieten können. Im Falle einer Hitzewelle sollte im Kontakt mit Schwangeren und jungen Familien verstärkt auf Hinweise für bereits vorhandene hitzebedingte, gesundheitliche Beeinträchtigungen geachtet, die Beratung zu hitzeangepassten Verhaltensweisen bei Bedarf erneut angeboten und bei zuvor ermittelter hoher, potentieller Gefährdung idealerweise Kontakt mit den Betroffenen aufgenommen werden. Maßnahmen, die vor dem Sommer sowie während Hitzeereignissen umgesetzt worden, sollten im Nachgang idealerweise hinsichtlich ihrer Wirksamkeit und Akzeptanz evaluiert werden (▶ Kap. 2.5).

3.3.4 Fazit

Aktuelle Studien und Übersichtsarbeiten weisen zunehmend darauf hin, dass ein erhöhtes gesundheitliches Risiko für Schwangere, Ungeborene und evtl. auch Säuglinge während Hitzeereignissen eher wahrscheinlich ist. Präventiv ist es daher sinnvoll, dass Gesundheitsfachkräfte, die mit Schwangeren und jungen Familien arbeiten, die Beratung zum Umgang mit Hitzeextremen in ihr Versorgungsspektrum aufnehmen. Da allen voran Ungeborene gefährdet zu sein scheinen und ein höheres Risiko für Schwangere in belastenden Lebenslagen zu bestehen scheint, gibt es Argumente, die dafür sprechen, neben der medizinischen Versorgung und der Betreuung durch Hebammen auch die Netzwerke der Frühen Hilfen in die Beratung und Unterstützung einzubeziehen. Erste kommunale Hitzeaktionspläne sehen eine aktive Einbindung der örtlichen Netzwerke der Frühen Hilfen in die Umsetzung von Maßnahmen zum Schutz bei akut auftretenden Hitzeereignissen explizit vor. Diese sollten so konzipiert werden, dass Schwangere und junge Familien mit niedrigerem sozioökonomischem Status in besonderem Maße davon profitieren.

3.4 Hitzeschutz für Menschen mit Beeinträchtigungen

Katharina Rathmann und Henny Annette Grewe

Um was geht es?

Menschen mit Beeinträchtigung oder Behinderung bilden keine einheitliche Bevölkerungsgruppe. Dementsprechend ist ihre Vulnerabilität gegenüber Hitze unterschiedlich und nicht nur von Art und Ausmaß ihrer jeweiligen Beeinträchtigung oder Behinderung abhängig, sondern auch von den jeweiligen Möglichkeiten ihrer Teilhabe. Für einen umfassenden inklusiven Hitzeschutz müssen daher alle Lebenswelten in den Blick genommen und Konzepte auf die verschiedenen Wohn- und Arbeitsorte, die sozialen Netze und die Betreuungskonstellationen Betroffener abgestimmt werden. Hier gilt es zunächst, sich einen Überblick darüber zu verschaffen, wo und wie Menschen mit Beeinträchtigung oder Behinderung in Deutschland leben.

Das Kapitel führt zunächst in die Begriffe der Beeinträchtigung und Behinderung nach der Sozialgesetzgebung, der Internationalen Klassifikation von Behinderung und Gesundheit sowie der Behindertenrechtskonvention der Vereinten Nationen ein. Vorhandene Daten zur Prävalenz von Menschen mit Beeinträchtigung und Behinderung in zentralen Lebensphasen und Settings (Bildungssetting, Arbeitssetting) in Deutschland und zur Vielfalt der Lebens- und Wohnformen werden zusammengefasst, um die notwendige Reichweite von inklusiven und exklusiven Hitzeschutzplänen zu illustrieren. Der Beitrag stellt exemplarisch unterschiedliche Vulnerabilitäten gegenüber Hitze aufgrund unterschiedlicher Behinderungsursachen vor und zeigt Möglichkeiten eines inklusiven Ansatzes zum Hitzeschutz für Einrichtungen der Eingliederungs- und Behindertenhilfe auf. Besonderes Augenmerk wird dabei auf die notwendige Expertise in der Planung und Umsetzung von Maßnahmen zum Hitzeschutz auf individueller, professioneller und institutioneller Ebene gelegt.

3.4.1 Beeinträchtigung und Behinderung

Im politischen und öffentlichen Diskurs in Deutschland werden unterschiedliche Begriffe verwendet, um »Menschen mit Behinderung« oder »Menschen mit Beeinträchtigung« zu benennen. Diese Bezeichnungen werden zwar häufig synonym verwendet, jedoch werden hierbei unterschiedliche Aspekte betont. Die Unterscheidung zwischen Beeinträchtigung und Behinderung beruht auf dem von den Vereinten Nationen und der WHO eingeführten ICF-Konzept (ICF – International Classification of Functioning, Disability and Health), welches 2001 veröffentlicht wurde (BfArM 2020).

Mit dem Begriff »Beeinträchtigung« werden nach der ICF Einschränkungen der Körperfunktionen oder -strukturen, z. B. beim Gehen, bezeichnet. Wenn diese Beeinträchtigung zu einer Einschränkung der Teilhabe und Aktivitäten führen, wird von Behinderung gesprochen (BMAS 2021, S. 20 ff.). In Anlehnung an die UN-Behindertenrechtskonvention (UN-BRK), die 2009 in Deutschland in Kraft trat, wird damit die Beeinträchtigung einer Person in den Zusammenhang mit der sozialen und räumlichen Umgebung gestellt. Laut ICF ist Behinderung als Wechselbeziehung aufzufassen, d. h. als Beziehung zwischen individuellen Funktionsstörungen (von Körper, Organen, Psyche, geistigen Fähigkei-

ten oder Sinnen) und Kontextfaktoren, die Aktivitäten der betroffenen Menschen, ihren Handlungsradius und ihre Teilhabe einschränken (Harand et al. 2021, S. 38).

Das ICF-Modell wurde in die Definition von Behinderung des Neunten Buches Sozialgesetzbuch (SGB IX) aufgenommen. Dort heißt es nun:

> »Menschen mit Behinderungen sind Menschen, die körperliche, seelische, geistige oder Sinnesbeeinträchtigungen haben, die sie in Wechselwirkung mit einstellungs- und umweltbedingten Barrieren an der gleichberechtigten Teilhabe an der Gesellschaft mit hoher Wahrscheinlichkeit länger als sechs Monate hindern können. Eine Beeinträchtigung nach Satz 1 liegt vor, wenn der Körper- und Gesundheitszustand von dem für das Lebensalter typischen Zustand abweicht. Menschen sind von Behinderung bedroht, wenn eine Beeinträchtigung nach Satz 1 zu erwarten ist« (§ 2 Abs. 1 SGB IX).

Sind diese Voraussetzungen erfüllt, stehen Menschen mit Behinderungen und von Behinderung bedrohten Menschen bei Bedarf Leistungen zur Teilhabe nach dem Neunten Buch Sozialgesetzbuch zu. Aus der ICF wurde dort der Gedanke aufgenommen, dass körperliche Beeinträchtigungen in Wechselwirkung mit Kontextfaktoren zu betrachten sind. Abbildung 3.4.1 veranschaulicht die Zuordnung und Reichweite der Begriffe »Beeinträchtigung« und »Behinderung« nach ICF und deutschem Sozialrecht (▶ Abb. 3.4.1).

Wesentlicher Unterschied im SGB IX ist die zeitliche Festlegung (sechs Monate) sowie der Bezug auf den alterstypischen Zustand – die ICF und auch die UN-BRK machen hierzu keine Aussage. Inwieweit aus einer Beeinträchtigung eine Behinderung wird, hängt demnach auch von dieser komplexen Interaktion ab und nicht jede Beeinträchtigung führt zu einer Behinderung. Ebenso wird nicht jede Behinderung auch amtlich anerkannt. Der zweite Teilhabebericht der Bundesregierung über die Lebenslagen von Menschen mit Beeinträchtigungen führt dafür verschiedene Gründe auf, wie z. B. fehlendes Wissen über die Möglichkeit der Anerkennung, kein Anspruch auf Nachteilsausgleich oder Befürchtungen von Vorurteilen, die mit eingeschränkten Teilhabechancen einhergehen könnten (BMAS 2016, S. 16 f.).

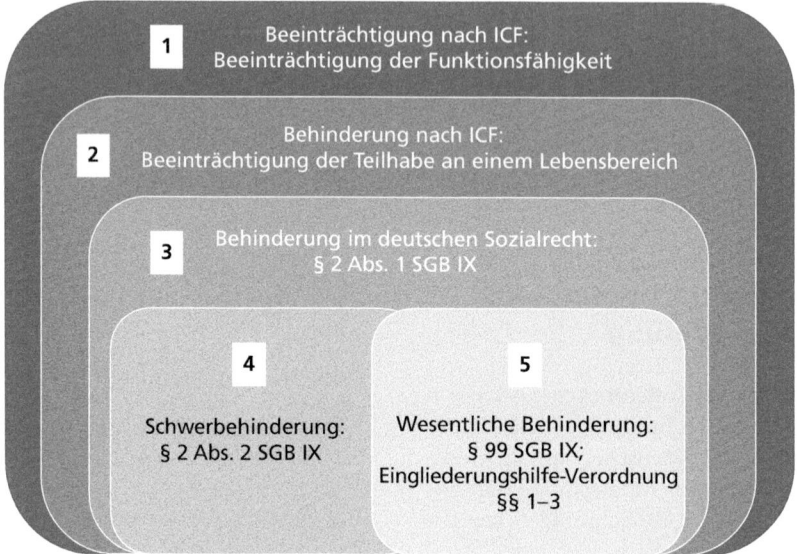

Abb. 3.4.1: Beeinträchtigung und Behinderung nach ICF (1 & 2) und deutschem Sozialrecht (3–5) (eigene Darstellung nach Schröder et al. 2017, S. 21)

In der folgenden Box sind zusammenfassend zentrale Definitionen von ausgewählten Begriffen und Merkmalen der Beeinträchtigung und Behinderung dargestellt.

Beeinträchtigung: Menschen mit einer Beeinträchtigung sind aufgrund einer Schädigung von Körperstrukturen und -funktionen dauerhaft bei Aktivitäten eingeschränkt. Eine Beeinträchtigung im Alltagsleben resultiert daraus nicht zwingend. Beeinträchtigung schließt Behinderung ein.

• *Behinderungen:* Menschen mit Behinderungen im Sinne des ICF sind durch die Wechselwirkungen ihrer Beeinträchtigung mit Barrieren in der Umwelt bei Aktivitäten im Alltagsleben behindert. In diesem Begriffsverständnis von Behinderung spielt eine mögliche amtliche Anerkennung der Behinderung keine Rolle. Menschen mit Behinderungen sind – nach dem SGB IX – Menschen, die körperliche, seelische, geistige oder Sinnesbeeinträchtigungen haben, die sie in Wechselwirkung mit einstellungs- und umweltbedingten Barrieren an der gleichberechtigten Teilhabe an der Gesellschaft mit hoher Wahrscheinlichkeit länger als sechs Monate hindern können. Eine Beeinträchtigung liegt vor, wenn der Körper- und Gesundheitszustand von dem für das Lebensalter typischen Zustand abweicht. Menschen sind von Behinderung bedroht, wenn eine Beeinträchtigung zu erwarten ist.

- *Grad der Behinderung:* Die Auswirkungen auf die Teilhabe am Leben in der Gesellschaft werden als Grad der Behinderung (GdB) nach Zehnergraden (20–100) abgestuft festgestellt.
- *Menschen mit Behinderung:* Personen, deren Grad der Behinderung (GdB 30–100) durch amtlichen Bescheid festgestellt wurde, gelten als Menschen mit Behinderung. Der Begriff Menschen mit Behinderung umfasst sowohl schwerbehinderte als auch leichter behinderte Menschen.
- *Menschen mit anerkannter Schwerbehinderung:* Personen, deren GdB durch amtlichen Bescheid mindestens 50 beträgt, gelten als schwerbehindert.
- *Menschen mit leichter Behinderung:* Personen, deren GdB durch amtlichen Bescheid weniger als 50 beträgt, gelten als Menschen mit leichter Behinderung.
- *Besondere Wohnform:* Wohnen in einer stationären Einrichtung bzw. im betreuten Wohnen
- *Behindertenquote:* Prozentualer Anteil der Menschen mit Behinderung an der jeweiligen Bevölkerung aus dem Mikrozensus
- *Geistige und schwere mehrfache Behinderung:* Eine geistige Behinderung beschreibt die »[…] verringerte Fähigkeit, neue oder komplexe Informationen zu verstehen und neue Fähigkeiten zu erlernen und anzuwenden […]« (WHO o. J.). Eine geistige Behinderung geht mit substanziellen Beeinträchtigungen der kognitiven, motorischen und sozialen Fähigkeiten sowie häufig mit Sprachstörungen einher (BfArM 2022). Eine Person mit schwerer mehrfacher Behinderung weist mehrere komplexe Beeinträchtigungen von kommunikativen, sozialen, körperlichen, emotionalen oder kognitiven Fähigkeiten auf und ist in ihrer Lebensführung durchgängig und langfristig eingeschränkt (Verband der Ersatzkassen (vdek) 2012).

(BfArM 2022, Statistisches Bundesamt (Destatis) 2021, S. 7, Verband der Ersatzkassen (vdek) 2012)

3.4.2 Prävalenz und Wohnsituation von Menschen mit Beeinträchtigung und Behinderung

In Deutschland lebten laut amtlicher Statistik am Jahresende 2021 knapp 7,8 Mio. Menschen mit einer anerkannten Schwerbehinderung, davon waren gut 500.000 ausländische Bürgerinnen und Bürger und rund 151.000 Kinder und Jugendliche bis 15 Jahre (Statistisches Bundesamt (Destatis) 2022e, S. 7). Die amtliche Statistik über Menschen mit anerkannter Schwerbehinderung erfasst allerdings nur Personen, die den rechtlichen Status eines Menschen mit Schwerbehinderung (Grad der

Behinderung/GdB mindestens 50) und den damit verbundenen Schwerbehindertenausweis auf Antrag erhalten haben, nicht jedoch alle Menschen mit Beeinträchtigung, die ihn beantragen könnten. Die Schwerbehindertenstatistik wird alle zwei Jahre veröffentlicht.

Da es in Deutschland keine »Meldepflicht« für Personen mit einem GdB von mindestens 50 gibt, lässt sich die tatsächliche Zahl der Menschen mit Beeinträchtigung nur schätzen. Häufig wird ein Anteil von 10 % der Gesamtbevölkerung genannt. Auch unterscheiden sich nationale und internationale Schätzungen hier erheblich, da es weder eine einheitliche und international verbindliche Definition von »Behinderung« noch ein abgestimmtes Vorgehen bei der Datenerhebung gibt.

Abbildung 3.4.2 veranschaulicht die Herausforderungen, mittels der verfügbaren Datenquellen eine halbwegs verlässliche Auskunft über die Prävalenz von Beeinträchtigung und Behinderung, über ursächliche sowie Begleiterkrankungen, therapeutische Interventionen einschließlich der Arzneimitteltherapie, das Ausmaß der pflegerischen bzw. Assistenz-Betreuung der betroffenen Personen sowie ihrer Wohn- und Arbeitsbedingungen in Deutschland zu erhalten (▸ Abb. 3.4.2). Derartige Angaben wären für die Konkretisierung der Einschätzung des gesundheitlichen Risikos dieser heterogenen Bevölkerungsgruppe und zur Planung spezifischer Schutzmaßnahmen von hohem Wert.

Zwar lassen sich aus weiteren Datenquellen einige zusätzliche Informationen extrahieren, ohne jedoch alle relevanten Fragen im Kontext von Hitze und dem spezifischen Handlungsbedarf für Menschen mit Beeinträchtigungen oder Behinderung abbilden zu können. Umfangreiche Sichtungen verschiedener Quellen kamen bereits in der Vergangenheit zu dem Schluss, dass detaillierte Informationen über die Lebenslagen von Menschen mit Beeinträchtigungen und Menschen mit Behinderungen über Routinedaten nicht zugänglich sind (Prütz & Lange 2016, Schnell & Stubbra 2010). In Anbetracht der lückenhaften Datenlage sind selbst Angaben über die Prävalenz von Beeinträchtigung und Behinderung mit Unsicherheiten behaftet. So werden neben der amtlichen Schwerbehindertenstatistik zwar regelmäßig Daten aus dem Mikrozensus veröffentlicht, die alle anerkannten Grade der Behinderung einschließen, allerdings seit 2017 ausschließlich auf Befragungen in Privathaushalten beruhen und somit betroffene Menschen, die in besonderen oder ambulant unterstützten Wohnformen leben, nicht einbeziehen. Angaben zur Pflegebedürftigkeit werden im Mikrozensus nicht erhoben, Behinderung wird in der Pflegestatistik nicht erfragt. Es bleibt damit unklar, wie groß die Schnittmenge Pflegebedürftiger mit behinderten Personen ist.

Um das Wissen zu erweitern, insbesondere Erkenntnisse über Beeinträchtigung im Sinne des ICF und die Konsequenzen für Teilhabe zu gewinnen, wurde eine groß angelegte Repräsentativumfrage im Auftrag des Bundesministeriums für Arbeit und Soziales in den Jahren 2018 bis 2020 durchgeführt. Die Umfrage bezog alle Wohnformen, auch Alten- und Pflegeheime, ein, allerdings wurden ausschließlich Erwachsene befragt, sodass die Gruppe der Kinder mit Behinderung unberücksichtigt blieb. In der Vorbefragung gaben 21.315 Personen mit einer Beeinträchtigung an, eine anerkannte Behinderung oder Erwerbsminderung zu haben, 4.392 Personen gaben einen Pflegegrad oder die Beziehung von Pflegeleistungen an. Mehrfachnennungen waren möglich, insofern könnte ein Teil der Befragten zur abgebildeten Schnittmenge an Personen mit anerkannter Behinderung und Pflegebedürftigkeit gehören (BMAS 2022, S. 204).

Die in den Teilhabeberichten der Bundesregierung angegebene Anzahl der Menschen mit Beeinträchtigungen wird aus den Daten des Mikrozensus durch Summenbildung der Anzahl der Personen mit anerkannter Schwerbehinderung, derer mit anerkannter Behinderung (GdB unter 50) und der Personen mit chronischer Krankheit ohne Anerkennung einer Behinderung hochgerechnet (BMAS 2021, S. 35). Im Jahr 2017 lebten danach in Deutschland 13,04 Mio. Menschen mit einer Beeinträchtigung im Sinne des ICF in Privathaushalten, davon 7,8 Mio. Menschen mit einer anerkannten Schwerbehinderung, 2,75 Mio. Menschen mit einem GdB unter 50 und 2,53 Mio. Menschen mit chronischer Krankheit, aber ohne anerkannten Behindertenstatus (BMAS 2021, S. 36). Die Ergebnisse des Mikrozensus 2019 weisen knapp 10,4 Mio. Menschen mit anerkannter Behinderung (auch unterhalb eines GdB von 50) aus, die im Jahr 2019 in Privathaushalten lebten. Darunter waren 164.000 Kinder unter 15 Jahren und 196.000 Jugendliche bzw. junge Erwachsene zwischen 15 und 25 Jahren (Statistisches

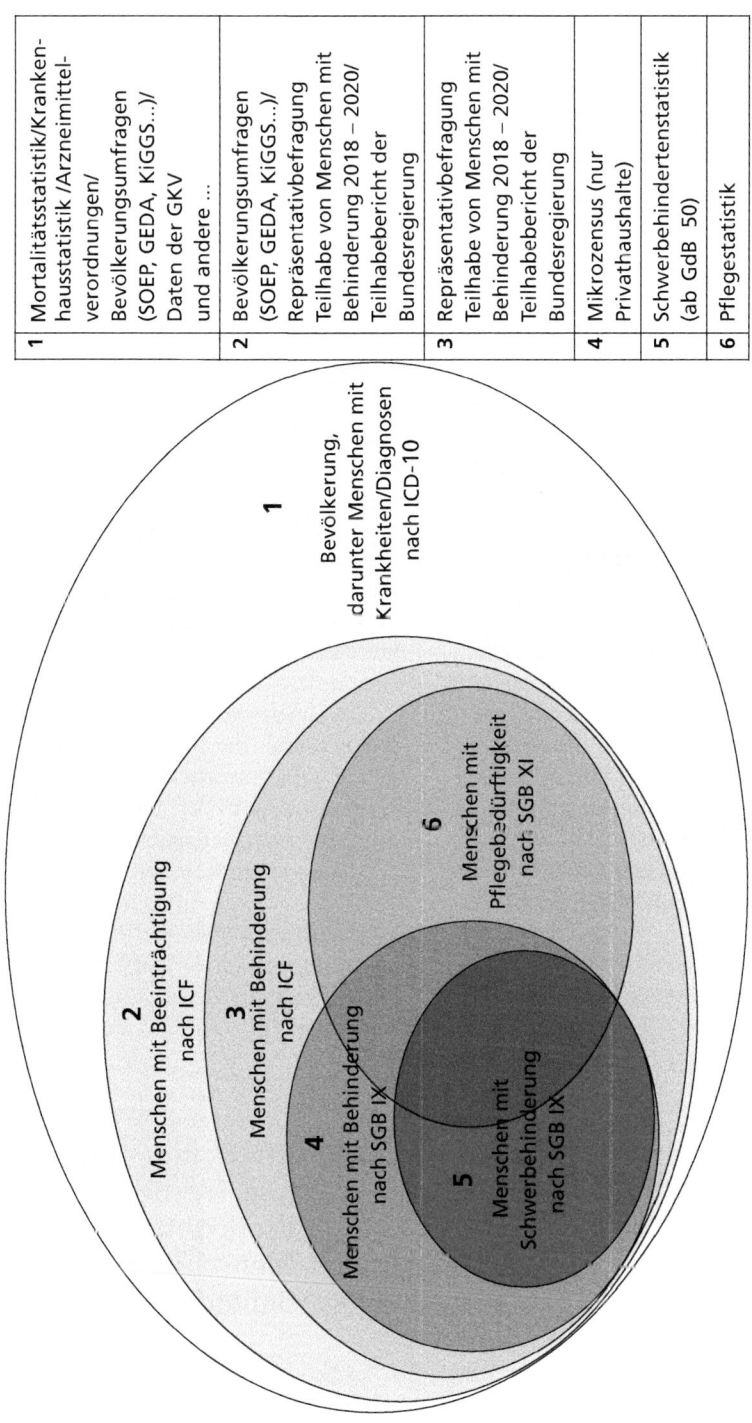

1	Mortalitätsstatistik/Krankenhausstatistik /Arzneimittelverordnungen/ Bevölkerungsumfragen (SOEP, GEDA, KiGGS...)/ Daten der GKV und andere ...
2	Bevölkerungsumfragen (SOEP, GEDA, KiGGS...)/ Repräsentativbefragung Teilhabe von Menschen mit Behinderung 2018 – 2020/ Teilhabebericht der Bundesregierung
3	Repräsentativbefragung Teilhabe von Menschen mit Behinderung 2018 – 2020/ Teilhabebericht der Bundesregierung
4	Mikrozensus (nur Privathaushalte)
5	Schwerbehindertenstatistik (ab GdB 50)
6	Pflegestatistik

Abb. 3.4.2: Datenquellen für spezifische Informationen zu Beeinträchtigung und Behinderung in Deutschland. Die dargestellten Schnittmengen sind auf Basis der vorhandenen Datenlage nicht quantifizierbar. SOEP: Sozioökonomisches Panel; GEDA: Gesundheit in Deutschland aktuell; KiGGS: Gesundheit von Kindern und Jugendlichen in Deutschland (eigene Darstellung)

Bundesamt (Destatis) 2021, S. 16). Die Behindertenquote in diesen beiden Gruppen betrug 1,5 bzw. 2,3 %, schwerbehindert waren 145.000 Kinder bis unter 15 Jahren und 160.000 Jugendliche und junge Erwachsene zwischen 15 bis unter 25 Jahren (Statistisches Bundesamt (Destatis) 2021, S. 16). Daten zur Anzahl der in Heimen oder in ambulant unterstützten Wohnformen lebenden Kinder und Jugendlichen mit Behinderung werden im Rahmen amtlicher Statistiken nicht erhoben. Es kann daher nur vermutet werden, dass die meisten der jungen Menschen mit Behinderung in ihren Familien leben. Für 12,6 % der 15- bis unter 25-jährigen Menschen mit Behinderung wird im Mikrozensus 2019 ein Einpersonenhaushalt angegeben (Statistisches Bundesamt (Destatis) 2021, S. 18). Wahrscheinlich handelt es sich hierbei um junge Erwachsene.

In Privathaushalten lebten auch 1.897.000 behinderte Menschen im Alter von 80 Jahren und älter, fast die Hälfte (49 %) in einem Einpersonenhaushalt, 1.709.000 Personen waren davon schwerbehindert. In dieser Altersgruppe war die Behindertenquote mit 38,8 % am höchsten (Statistisches Bundesamt (Destatis) 2021, S. 16). Wie bereits erwähnt, ist zu vermuten, dass ein Teil dieser Personen auch Leistungen der Pflegeversicherung in Anspruch nimmt.

Neben den amtlichen Statistiken veröffentlichen die Bundesarbeitsgemeinschaft der überörtlichen Träger der Sozialhilfe und der Eingliederungshilfe BAGüS sowie die Bundesarbeitsgemeinschaft Werkstätten für behinderte Menschen e. V. (BAG WfbM) Daten zu den von ihnen betriebenen Einrichtungen. Ende 2019 lebten danach 200.025 volljährige Personen mit Behinderungen in stationären Einrichtungen und 217.209 in ambulant unterstützten Wohnformen, davon 3.029 in Pflegefamilien (BAGüS & con_sens 2021, S. 6). Von 194.565 volljährigen Personen, die Ende 2021 in einer besonderen Wohnform, d. h. in einer Einrichtung lebten, hatten 64,4 % eine geistige Behinderung, 29,8 % eine

seelische Behinderung und 5,7 % eine körperliche Behinderung (BAGüS & con_sens 2023, S. 6).

Für Kinder und Jugendliche bis 18 Jahren werden seit 2017 keine Angaben mehr gemacht; ihr Anteil an den Personen im stationär betreuten Wohnen betrug im letzten Berichtsjahr, in das sie einbezogen waren, 4,6 % (BAGüS & con_sens 2019, S. 25), was bei insgesamt gut 211.000 Leistungsberechtigten in stationären Einrichtungen etwa 9.700 Kindern und Jugendlichen entsprechen würde. Die Altersgruppe 50 bis unter 60 Jahre machte als größte Gruppe 2019 knapp 28 % aller Personen im stationären Wohnen aus, 70- bis unter 80-Jährige hatten einen Anteil von 5,2 %, Personen, die 80 Jahre alt oder älter waren von 1,3 % (BAGüS & con_sens 2021, S. 24). Auch im ambulant betreuten Wohnen war die Altersgruppe 50 bis unter 60 Jahre die größte (26,1 %) und die Altersgruppe ab 70 Jahre mit einem Anteil von 2,1 % die kleinste Gruppe (BAGüS & con_sens 2021, S. 28).

Erwähnenswert ist, dass Menschen mit Behinderung, die in Werkstätten für Behinderte (WfbM) arbeiten, nur in der Hälfte der Fälle in stationären Einrichtungen (30 %) oder unterstützten ambulanten Wohnarrangements (20 %) wohnten, d. h. in 50 % der Fälle in Privatwohnungen lebten und keine Eingliederungs-Wohnleistung in Anspruch nahmen (BAGüS & con_sens 2021, S. 42). Diese Verteilung lässt sich für das Berichtsjahr 2021 bestätigen (BAGüS & con_sens 2023, S. 52).

3.4.3 Kindertageseinrichtungen, (Förder-)Schulen und Werkstätten für Menschen mit Behinderung (WfbM)

Jedes Kind hat, unabhängig von einer Beeinträchtigung oder Behinderung, nach Vollendung des ersten bis zur Vollendung des dritten Lebensjahres entsprechend § 24 SGB VIII Anspruch auf frühkindliche Förderung in einer Tageseinrichtung oder in Kindertagespflege, nach Vollendung des dritten Lebensjahres bis zum Schuleintritt in einer Einrichtung der Kindertagesbetreuung (KiTa), bei besonderem Bedarf auch durch Kindertagespflege. Nach dem dritten Teilhabebericht der Bundesregierung erhielten zum Stichtag 01.03.2018 insgesamt 4.042 Kinder unter drei Jahren Eingliederungshilfe in einer Einrichtung der Kindertagesbetreuung, ab einem Alter von drei Jahren bis zum Schuleintritt 79.163 Kinder (BMAS 2021, S. 131).

Bereits die frühe Förderung vor Eintritt in die Schule sollte im Sinne der UN-Behindertenrechtskonvention inklusiv sein und erfordert ein »integratives Bildungssystem auf allen Ebenen« (UN-BRK Artikel 24). In Deutschland sind diese Voraussetzungen noch nicht durchgängig gegeben, wenngleich der Inklusionsanteil in den Bildungsinstitutionen langsam steigt. Er betrug 2018 im Bereich der Kindertageseinrichtungen 91,5 %, mehr als 7.000 Kinder besuchten allerdings noch immer Tageseinrichtungen für Kinder mit Behinderung (BMAS 2021, S. 135). Eine Frühförderung im Sinne heilpädagogischer Interventionen erhielten 159.344 Kinder unter sieben Jahren (BMAS 2021, S. 136). Bei allen Leistungen der Eingliederungshilfe im Vorschulbereich war der Anteil geförderter Jungen deutlich höher als der geförderter Mädchen, bei den heilpädagogischen Leistungen betrug er 66,2 %.

Die Institution »Schule« begleitet und prägt den Alltag von Kindern und Jugendlichen mit und ohne Behinderung gleichermaßen über viele Lebensjahre als eine wichtige räumliche und soziale Umgebung. Auch die Schule sollte inklusiv gestaltet sein. Dies ist in Deutschland bei Weitem noch nicht der Fall. Zwar erhielten im Jahr 2020 254.465 Schülerinnen und Schüler eine sonderpädagogische Förderung in deutschen Regelschulen, allerdings besuchten weitere 327.953 Mädchen und Jungen immer noch Förderschulen

(KMK 2022, S. XIXff.). Die Inklusionsquote an Regelschulen ist sehr unterschiedlich, mit den höchsten Quoten in Orientierungsstufen, an Integrierten Gesamtschulen und Hauptschulen (▶ Tab. 3.4.1). Die Inklusionsquote beziffert den Anteil der Schülerinnen und Schüler mit sonderpädagogischer Förderung in Regelschulen an der Gesamtzahl der Schülerinnen und Schüler im Alter der Vollzeitschulpflicht (BMAS 2021, S. 146).

Tab. 3.4.1: Inklusionsquote in Schulen im Jahr 2018 (nach BMAS 2021)

Schultyp	Inklusionsquote in Prozent
Grundschule	3,0
Orientierungsstufe	6,2
Hauptschule	4,9
Schularten mit verschiedenen Bildungsgängen	3,9
Realschule	1,0
Gymnasium	0,5
Integrierte Gesamtschule	5,7
freie Waldorfschule	0,9

Nicht alle Bildungsmaßnahmen führen zu einem anerkannten schulischen Abschluss. Im Jahr 2019 hatten 6,7 % der Befragten im Alter von 15 Jahren und älter mit Behinderung keinen Schulabschluss (ohne Behinderung: 3,6 %); 48,7 % der behinderten Menschen hatten einen Haupt- bzw. Volksschulabschluss (ohne Behinderung: 28,7 %). Einen Realschulabschluss erlangten 26 % der Menschen mit Behinderung (ohne Behinderung: 30,3 %), die Fachhochschulreife erreichten 6 % der Menschen mit Behinderung und 8,7 % der Befragten ohne Behinderung, die allgemeine Hochschulreife 12,4 % bzw. 28,4 % (Statistisches Bundesamt (Destatis) 2021, S. 22).

161

Erreichte schulische Qualifikationen sind ein nicht unerheblicher Faktor für Chancen und Barrieren in der Berufsausbildung und im Erwerbsleben von Menschen mit Behinderung. Für den Bereich der beruflichen Bildung existieren unterschiedliche Zugangswege und gesetzliche Regelungen, je nachdem, ob die Ausbildung entsprechend der Schulgesetze der Länder oder im dualen System nach Berufsbildungsgesetz (BBiG) erfolgt. § 66 BBiG regelt die Möglichkeit, eine berufliche Ausbildung an die Art und das Ausmaß der jeweiligen Behinderung anzupassen:

»(1) Für behinderte Menschen, für die wegen Art und Schwere ihrer Behinderung eine Ausbildung in einem anerkannten Ausbildungsberuf nicht in Betracht kommt, treffen die zuständigen Stellen auf Antrag der behinderten Menschen oder ihrer gesetzlichen Vertreter oder Vertreterinnen Ausbildungsregelungen entsprechend den Empfehlungen des Hauptausschusses des Bundesinstituts für Berufsbildung. Die Ausbildungsinhalte sollen unter Berücksichtigung von Lage und Entwicklung des allgemeinen Arbeitsmarktes aus den Inhalten anerkannter Ausbildungsberufe entwickelt werden. Im Antrag nach Satz 1 ist eine Ausbildungsmöglichkeit in dem angestrebten Ausbildungsgang nachzuweisen.«

Wie viele Menschen mit Beeinträchtigungen oder Behinderungen eine reguläre berufliche Ausbildung beginnen, ist nicht bekannt, lediglich die Anzahl der Menschen mit Behinderungen, die eine Ausbildung entsprechend § 66 BBiG absolvieren. Im Jahr 2017 waren dies 21.957 Personen (BMAS 2021, S. 158).

Beeinträchtigungen von deutschen und bildungsinländischen Studierenden an staatlichen und staatlich anerkannten Hochschulen werden in mehrjährigem Abstand, zuletzt 2016/2017, erhoben. Danach hatten 11 % von insgesamt etwa 2,37 Millionen deutschen und bildungsinländischen Studierenden, d. h. etwa 264.000 Studierende, eine das Studium beeinflussende Beeinträchtigung, mithin also eine Behinderung in der Definition des ICF (Middendorf et al. 2017, S. 36).

Im Jahr 2019 waren rund 2,9 Millionen Menschen mit Behinderung erwerbstätig, die Erwerbslosenquote von Menschen mit Behinderung über alle Altersgruppen bis 65 Jahre betrug 3,6 % im Vergleich zu 3,0 % bei Menschen ohne Behinderung (Statistisches Bundesamt (Destatis) 2021, S. 19 ff.). In der Verteilung auf die im Mikrozensus ausgewiesenen Berufssparten zeigen sich einige Unterschiede. So ist ein größerer Anteil an Menschen mit Behinderung (26,3 %) als Arbeiterin bzw. Arbeiter beschäftigt (Nichtbehinderte 18,6 %), ein geringerer Teil ist selbstständig (6,6 % versus 9,8 %), ein größerer Teil in der öffentlichen Verwaltung (9,6 % gegenüber 6,7 %) sowie im öffentlichen oder privaten Dienstleistungssektor tätig (30,6 % gegenüber 24,6 %). Unter den Dienstleistungen dominieren Tätigkeiten in den Bereichen Erziehung und Unterricht sowie Sozialwesen (25,8 %).

Behinderte Menschen, die auf dem ersten Arbeitsmarkt nicht beschäftigt werden können, haben Anspruch auf Aufnahme in eine Werkstatt für behinderte Menschen (WfbM). Dies gilt nicht für Menschen mit Sehbeeinträchtigungen (z. B. Blinde), da die etwa 27 speziellen Blindenwerkstätten zum allgemeinen Arbeitsmarkt gehören (BMAS 2021, S. 269). In Nordrhein-Westfalen sind die WbfM auch für Menschen mit schweren Behinderungen offen, in den anderen Bundesländern sind sie Menschen vorbehalten, die »ein Mindestmaß an wirtschaftlich verwertbarer Arbeitsleistung erbringen« können (BMAS 2021, S. 265). Dennoch ist offensichtlich, dass die in den WfbM beschäftigten Menschen schwerere Behinderungen haben. Nach Angaben der BAG WfbM wiesen von den rund 310.000 Menschen mit Behinderung in den drei Sparten Berufsbildungsbereich, Arbeitsbereich und Förderbereich der 700 Mitgliedswerkstätten im Jahre 2022 75,3 % eine geistige Behinderung, mehr als 21 % eine psychische und lediglich 3,14 % eine körperliche Behinderung auf (BAG WfbM 2022, S. 41).

Menschen mit sehr schwerer Behinderung haben Anspruch auf Förderung in einer Tagesförderstätte. Zu Tagesförderstätten führt der Kennzahlenbericht der BAGüS (BAGüS & con_sens 2023, S. 34) aus:

»In Tagesförderstätten werden Menschen mit Behinderungen betreut, die nicht im Arbeitsbereich der Werkstatt für Menschen mit Behinderungen beschäftigt werden können. Dies ist zum Beispiel der Fall, wenn kein Mindestmaß an wirtschaftlich verwertbarer Arbeitsleistung erbracht werden kann. Vielfach sind diese Förderstätten der WfbM angegliedert (als Abteilungen für Schwer- und Schwerstmehrfachbehinderte).«

Insgesamt wurden im Jahr 2021 etwas mehr als 39.000 Menschen mit Behinderung in Tagesförderstätten betreut (BAGüS & con_sens 2023, S. 35).

Eine zusammenfassende Übersicht über die Wohn-, Lern- und Arbeitswelt von Menschen mit Beeinträchtigung und Behinderung gibt ▶ Abb. 3.4.3.

Für einen inklusiven Hitzeschutz müssen alle genannten Lebensbereiche und nicht nur die Betroffenen selbst, sondern auch die betreuenden Personen in den verschiedenen Institutionen adressiert werden. Dementsprechend sollten allgemeine Informationen zum Hitzeschutz, zielgruppenspezifische Fortbildungskonzepte und die Risikokommunikation die Vielfalt der Qualifikationen und die unterschiedlichen Zugänge der betreuenden Personen zum Themenfeld Hitze berücksichtigen. Gleiches gilt für die Settings der Freizeitgestaltung. Dem Sport kommt dabei eine besondere Bedeutung zu, da es bei körperlichen Anforderungen und der damit verbundenen endogenen Wärmeproduktion zu kritischen Konstellationen kommen kann, die unbedingt vermieden werden sollten. Im Jahr 2018 hatte der Deutsche Behindertensportverband (DBS) 565.019 Mitglieder, davon 33.759 Kinder und Jugendliche bis 21 Jahre (BMAS 2021, S. 630). Neben seinem Engage-ment für den Breiten- und den Rehabilitationssport ist der DBS auch Nationales Paralympisches Komitee und somit eng mit dem Leistungssport verbunden. Wie bei allen mit einer endogenen Wärmeproduktion einhergehenden Aktivitäten (▶ Kap. 1.2) stellt sich auch im (Leistungs-)Sport von Menschen mit Behinderung die Frage nach der Grenze ihrer Belastbarkeit unter den Bedingungen von Hitze sowie dem Ausmaß ihrer Vulnerabilität.

3.4.4 Vulnerabilität gegenüber Hitze durch Beeinträchtigung oder Behinderung

Zur Vulnerabilität von Personen mit Beeinträchtigung oder Behinderung geben die offiziellen Statistiken nur sehr eingeschränkt Auskunft. Der Beeinträchtigung bzw. Behinderung zugrundeliegende körperliche und psychische Erkrankungen, die jeweilige Arzneimitteltherapie, das Alter sowie die Zuordnung von Schweregraden der Behinderung lassen in der Zusammenschau grobe Einschätzungen über das mögliche Ausmaß der Sensibilität Betroffener zu. Danach war im Jahr 2021 für die Anerkennung einer Schwerbehinderung in 4.519.105 Fällen eine körperliche Behinderung ausschlaggebend, in 1.790.490 Fällen eine zerebrale, geistige und/oder seelische Behinderung und in 1.485.740 Fällen eine »sonstige« oder »ungenügend bezeichnete« Behinderung (Statistisches Bundesamt (Destatis) 2022 f).

Die Tabelle 3.4.2 gibt einen Überblick über chronische Erkrankungen, die im Jahr 2021 als schwerste Behinderung zur Anerkennung einer Schwerbehinderung geführt haben und bei denen eine erhöhte Gefährdung bei Hitze nachgewiesen ist (vgl. dazu ▶ Tab. 2.2.2, ▶ Kap. 2.2.2) bzw. sich aus physiologischer Plausibilität ergibt. Allein die hier aufgeführten Erkrankungen sind in mehr als der Hälfte der Fälle für die Anerkennung der Schwerbehinderung ausschlaggebend.

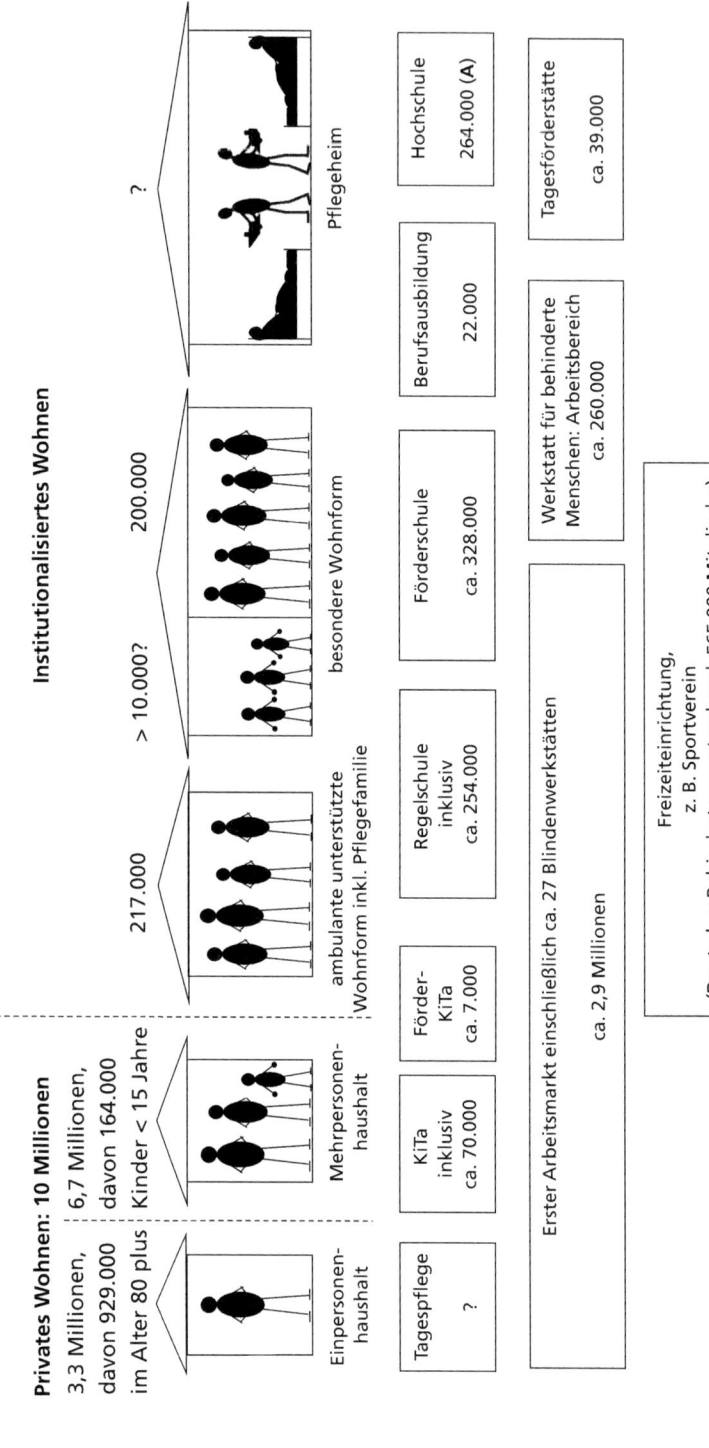

Abb. 3.4.3: Wohnen, Lernen und Arbeiten von Menschen mit anerkannter Behinderung. Die gerundeten Zahlen veranschaulichen die ungefähren Relationen. (nach Statistisches Bundesamt (Destatis) 2021, BMAS 2021, BAGüS & con_sens 2021, Middendorf et al. 2017) (A): Anzahl der Studierenden mit Behinderung nach ICF-Definition

Tab. 3.4.2: Prävalenz der für den Hitzeschutz relevanten Behinderungen, die als schwerste Behinderung zur Anerkennung der Schwerbehinderung geführt haben; Stand 31.12.2021. Die Nummern geben die fortlaufende Nummerierung der Schwerbehindertenstatistik an. (nach Tabelle 1.3 des Statistischen Bundesamtes (Destatis) 2022e, S. 15 f.)

Nr.	Art der schwersten Behinderung	Anzahl	%	davon	
				GdB 50 Anzahl	GdB 100 Anzahl
6	Verlust/Teilverlust von drei oder vier Gliedmaßen	1.045	0,0	235	365
14	Funktionseinschränkung beider Arme und beider Beine	76.865	1,0	24.285	16.565
21	Blindheit oder Verlust beider Augen	66.245	0,8	-	66.245
35	Beeinträchtigung der Funktion von Herz-Kreislauf	226.020	2,9	93.930	20.260
36	Beeinträchtigung der Funktion von Herz-Kreislauf und einem oder mehreren weiteren inneren Organen	170.120	2,2	49.510	30.550
37	Beeinträchtigung der Funktion der oberen Atemwege	20.630	0,3	4.975	6.370
38	Beeinträchtigung der Funktion der oberen Atemwege und eines oder mehrerer weiterer innerer Organe	10.115	0,1	2.135	3.650
39	Beeinträchtigung der Funktion der tiefen Atemwege und Lungen	194.345	2,5	56.490	45.420
40	Beeinträchtigung der Funktion der tiefen Atemwege und Lungen und eines oder mehrerer weiterer innerer Organe	93.505	1,2	18.540	31.195
43	Beeinträchtigung der Funktion der Harnorgane	143.955	1,8	33.545	53.855
44	Beeinträchtigung der Funktion der Harnorgane und eines oder mehrerer weiterer innerer Organe	71.475	0,9	10.615	35.885
47	Beeinträchtigung der Funktion der inneren Sekretion und/oder des Stoffwechsels	191.935	2,5	127.960	6.705
48	Beeinträchtigung der Funktion der inneren Sekretion und/oder des Stoffwechsels und eines oder mehrerer weiterer Organe	69.245	0,9	33.425	5.274
52	Querschnittslähmung	16.225	0,2	275	13.930
53	hirnorganische Anfälle (auch mit geistig-seelischen Störungen) ohne neurologische Ausfallerscheinungen am Bewegungsapparat	93.630	1,2	31.255	18.685
54	hirnorganische Anfälle (auch mit geistig-seelischen Störungen) mit neurologischen Ausfallerscheinungen am Bewegungsapparat	51.315	0,7	7.825	22.165
55	hirnorganisches Psychosyndrom (Hirnleistungsschwäche, organische Wesensveränderung) ohne	251.585	3,2	46.380	99.495

Tab. 3.4.2: Prävalenz der für den Hitzeschutz relevanten Behinderungen, die als schwerste Behinderung zur Anerkennung der Schwerbehinderung geführt haben; Stand 31.12.2021. Die Nummern geben die fortlaufende Nummerierung der Schwerbehindertenstatistik an. (nach Tabelle 1.3 des Statistischen Bundesamtes (Destatis) 2022e, S. 15 f.) – Fortsetzung

Nr.	Art der schwersten Behinderung	Anzahl	%	davon	
				GdB 50 Anzahl	GdB 100 Anzahl
	neurologische Ausfallerscheinungen am Bewegungsapparat; symptomatische Psychosen				
56	hirnorganisches Psychosyndrom (Hirnleistungsschwäche, organische Wesensveränderung) mit neurologischen Ausfallerscheinungen am Bewegungsapparat	295.620	**3,8**	41.955	128.360
57	Störung der geistigen Entwicklung (z. B. Lernbehinderung, geistige Behinderung)	345.790	**4,4**	60.175	145.510
58	körperlich nicht begründbare (endogene) Psychosen (Schizophrenie, affektive Psychosen)	217.695	**2,8**	93.740	25.425
59	Neurosen, Persönlichkeits- und Verhaltensstörungen	457.360	**5,9**	290.170	18.020
60	Suchtkrankheiten	57.120	**0,7**	19.995	7.250
63	anderweitig nicht einzuordnende oder ungenügend bezeichnete Behinderung	1.459.130	**18,7**	497.205	341.650
	Summe	**4.510.970**	**53,7**		**1.142.829**

Geht man davon aus, dass es sich bei weiteren in der Schwerbehindertenstatistik genannten Ursachen wie beispielsweise »Beeinträchtigungen der Funktion der Verdauungsorgane« oder »Beeinträchtigung der Funktion der Geschlechtsorgane« zumindest zum Teil um bösartige Tumorerkrankungen handelt, erhöht sich der Prozentsatz der sensibilitätssteigernden Vorerkrankungen noch weiter. Dies bedeutet aber nicht zwingend eine hohe Vulnerabilität gegenüber Hitze, wenn die Anpassungsfähigkeit der betroffenen Person hoch ist. Eine gute Versorgung kann beispielsweise eine Funktionseinschränkung beider Arme und beider Beine (Nr. 14 in ▶ Tab. 3.4.2) so weit kompensieren, dass eine hinreichende Mobilität für ein adäquates thermoregulatorisches Verhalten gewährleistet ist. Ähnlich verhält es sich bei Querschnittslähmung, die im Jahr 2021 bei

mehr als 16.000 Menschen in Deutschland ausschlaggebend für ihren Schwerbehindertenstatus war (▶ Tab. 3.4.2). Unterhalb der Schädigung ist bei Menschen mit Querschnittslähmung keine Temperaturwahrnehmung mehr vorhanden und keine Regulation der Schweißdrüsen möglich (▶ Abb. 3.4.4, ▶ Kap. 1.2.3, ▶ Abb. 1.2.3). Dennoch können Menschen mit Querschnittslähmung körperlich aktiv sein, sogar im Leistungssport, wenn ihre eingeschränkten thermophysiologischen Fähigkeiten unter exogener und endogener Wärmebelastung berücksichtigt werden. Die Einschränkungen ergeben sich aus der Anatomie und der Physiologie: Die Nerven des sympathischen Nervensystems verlassen das Rückenmark in Höhe des unteren Halsmarks, des thorakalen Rückenmarks und oberen Lumbalmarks. Bei Läsion in Höhe des Halsmarks funktioniert also die Schweißdrüsenstimulation am gesamten Rumpf, an den Extremitäten und dazu auch im Kopfbereich nicht mehr. Tetraplegische Menschen können sich daher an hohe Umgebungstemperaturen körperlich nicht anpassen, und dies, ohne das Ausmaß der Hitzebelastung differenziert wahrnehmen zu können.[4] Für Menschen mit Rückenmarksverletzung im Thorax- oder Lumbalbereich gilt: Je tiefer die Rückenmarksläsion ist, desto besser ist die physiologische Anpassung an thermische Belastungen. Bereits 1958 postulierten Guttmann, Silver und Wyndham, dass erst bei einer Schädigung unterhalb von Th 8 in Ruhe eine mit Gesunden vergleichbare thermoregulatorische Fähigkeit in einer Umgebungstemperatur von 35–37 °C verbleibt (Guttmann et al. 1958). Diese Ergebnisse wurden in Folgeuntersuchungen unter passiver Hitzebelastung bestätigt (Griggs et al. 2019, Trbovich et al. 2021). Präventive Maßnahmen sind demnach für viele Betroffene in Hitzeperioden selbst bei körperlicher Schonung vonnöten, erste Priorität hat die Vermeidung überwärmter Orte. Umso mehr gilt das für sportliche Aktivitäten oder körperliche Arbeiten. In Umgebungen mit moderaten Lufttemperaturen unterhalb von 35 °C erwies sich Körperkühlung als wirksame Methode zur Kontrolle der Körperkerntemperatur sowohl tetraplegischer als auch paraplegischer Personen bei körperlicher Belastung, Kühlung vor Beginn der körperlichen Aktivität hatte einen größeren Effekt als Kühlung während der körperlichen Belastung (O'Brien et al. 2022).

Hitzeintoleranz betrifft auch mehr als die Hälfte aller an Multipler Sklerose (MS) Erkrankten (Jain et al. 2020), bei einer Prävalenz von aktuell ca. 280.000 Betroffenen (Hemmer et al. 2023, S. 16), also mehr als 140.000 Menschen in Deutschland. Zur Einstufung des Grades der Behinderung sind nach der Versorgungsmedizin-Verordnung (VersMedV) die zerebralen und spinalen Ausfallerscheinungen sowie die Krankheitsaktivität heranzuziehen, nicht die Diagnose an sich (BMAS 2020, S. 40). Hitzeintoleranz kann bei allen Schweregraden der Multiplen Sklerose auftreten. Das nach seinem Erstbeschreiber Uhthoff (1890) benannte Phänomen plötzlich auftretender oder sich rapide verschlechternder Symptome, ausgelöst durch erhöhte endogene Wärmeproduktion bei körperlicher Anstrengung oder Fieber oder durch exogene Hitzebelastung, ist in der Regel nach Entfernung des Stimulus schnell wieder rückläufig. Ursächlich handelt es sich nicht um einen entzündlichen Schub der Erkrankung, sondern um eine Funktionsstörung der Natrium- und Kalium-Kanäle demyelinisierter Nerven, die bereits ab einer Erhöhung der Körpertemperatur von weniger als 1 °C auftreten kann (Frohman et al. 2013). Aktuelle Theorien gehen davon aus, dass die Natrium-Kanäle der geschädigten Nerven bei erhöhter Körpertemperatur geschlossen bleiben, während ein konstanter Leckfluss über die Kalium-Kanäle aus den Axonen heraus stattfindet und in Konsequenz zur Hyperpolarisation führt (Frohman et al. 2013). Gefährlich kann ein Uhthoff-Phänomen werden, weil es in der Situation zu Sehstörungen, zu großer Müdigkeit und zu ausgeprägten Lähmungserscheinungen kommen kann, die es dann unmöglich machen, sich dieser Umgebung zu entziehen bzw. adäquat zu handeln (Frohman et al. 2013). Zur Vermeidung derartiger Situationen stehen auch hier präventive Konzepte an erster Stelle. Die Orientierung der Tagesaktivitäten an den aktuellen Wetterbedingungen, die Vermeidung überhitzter Orte und Techniken der Körperkühlung vor und während körperlicher Aktivität oder bei nicht vermeidbarer Hitzeexposition sind zentrale Elemente präventiver Empfehlungen sowohl von Fachgesellschaften (Hemmer et al. 2023, S. 182) als auch in Betroffenengruppen (https://meinalltagmitms.de/blog/warum-hitze-ms-symptome-verstarkt/; Zugriff: 21.08.2023).

---

4 Bei Tetraplegie ist auch die Anpassung an Kälte hochgradig eingeschränkt, da alle sympathischen Stimulationen unterbrochen sind.

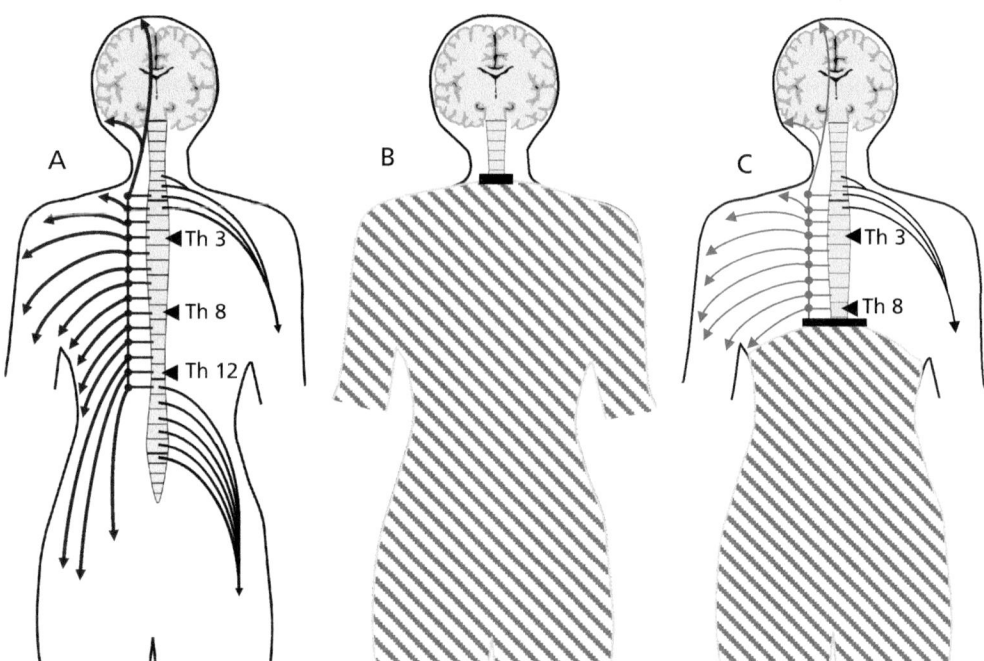

Abb. 3.4.4: Vereinfachtes Schema der Innervation der Schweißdrüsen (A, linke Hälfte) und der oberen und unteren Extremität (A, rechte Hälfte). B und C: Situation bei Querschnittslähmung in Höhe des 6. Halswirbelsegmentes (B) und des 9. Brustwirbelsegmentes (C). In den schraffierten Körperanteilen ist keine willentliche Bewegung, keine Berührungsempfindung und keine Schweißsekretion möglich. Bei Tetraplegie (B) fällt die Schweißabgabe auch im Hals- und Kopfbereich aus. (eigene Darstellung)

Etwas anders stellt sich die nötige Ausrichtung präventiver Konzepte beim Krankheitsbild der Mukoviszidose (Synonym: Cystische Fibrose) dar, einer »Beeinträchtigung der Funktion der inneren Sekretion und/oder des Stoffwechsels« (► Tab. 3.4.2) mit multiplen organischen Funktionsstörungen. In Deutschland leben nach Angaben des Ärztlichen Zentrums für Qualität in der Medizin (ÄZQ) 8.000 bis 10.000 Menschen mit Mukoviszidose (ÄZQ 2023). Bei der Mukoviszidose handelt es sich um eine nicht heilbare seltene Erkrankung mit autosomal-rezessivem Erbgang, die im Rahmen des Neugeborenen-Screenings diagnostiziert werden kann. Aufgrund eines Defektes des Chlorid-Rückresorptionskanals CFTR (► Kap. 1.2.3, ► Abb. 1.2.2) in den Zellmembranen vieler Organe, u. a. in den Schweißdrüsen, verlieren

Menschen mit Cystischer Fibrose sehr viel Chlorid und begleitend auch Natrium über die Sekretion von Körperflüssigkeiten. Mit einem angepassten Ernährungs- und Trinkregime muss der hohe Elektrolytverlust lebenslang ausgeglichen werden. Dies gilt umso mehr bei Fieber, bei körperlichen Aktivitäten und noch mehr bei Aktivitäten in heißen Umgebungen. Da es unterschiedliche Ausprägungen der Cystischen Fibrose gibt, muss der jeweilige Elektrolyt- und Flüssigkeitsersatz für unterschiedliche Situationen individuell austariert werden. Zur Anpassungsfähigkeit von Menschen mit Mukoviszidose an hohe Umgebungstemperaturen gibt es nur sehr wenig Forschung und zum Teil widersprüchliche Ergebnisse. So wurde unter kontrollierten Bedingungen nachgewiesen, dass Menschen mit Cystischer Fibrose ein Akklimatisationstraining (körperliche Aktivität bei 37–38 °C trockener Umgebungstemperatur in Klimakammern) gut absolvieren konnten und es analog zur Reaktion der gesunden Vergleichspersonen (▶ Kap. 1.2.5) zu einer Anpassung der Körperkerntemperatur und der Herzfrequenz kam. Im Gegensatz zur Kontrollgruppe reduzierte sich allerdings die Elektrolytkonzentration im Schweiß der Mukoviszidose-Patientinnen und -Patienten durch Akklimatisation nicht, sodass der Elektrolytverlust anhaltend hoch blieb (Orenstein et al. 1984). Bei einem 25-jährigen Mann mit mittelgradig schwerer Mukoviszidose konnte kürzlich jedoch nachgewiesen werden, dass seine Schweißdrüsen analog derer Gesunder (▶ Kap. 1.2.5) auf ein Akklimatisationstraining mit reduzierter Elektrolytkonzentration im Schweiß und vermehrter Schweißmenge reagierten (Willmott et al. 2021). Die Beantwortung der Frage, ob und wenn ja, auf welche Untergruppen von Mukoviszidose-Betroffenen dieses Ergebnis eventuell übertragen werden könnte, steht aus.

Mukoviszidose ist eine seltene Erkrankung, die Querschnittlähmung eine seltene Folge von Verletzungen, Entzündungen oder Tumoren. Erkrankungen werden zu den seltenen Erkrankungen gezählt, wenn sie nicht mehr als 5 von 10.000 Menschen betreffen. Allein unter den im Abschlussbericht der Teilhabebefragung aufgeführten offenen Nennungen zu den Ursachen für Beeinträchtigungen finden sich sieben weitere seltene Erkrankungen (BMAS 2022, S. 48 f.), die ggf. unterschiedlicher zielgruppenspezifischer Konzepte zum Hitzeschutz bedürften. Hier ist, wie zu vielen anderen Fragen bei seltenen Erkrankungen auch, umfangreiche Forschung vonnöten.

Eine weitere Gruppe behinderter Menschen, die besonderer Beachtung bedarf, ist die der Menschen mit psychischen und geistigen Einschränkungen sowie schwerstmehrfacher Behinderung. Auch wenn diese Menschen, ihre Risiken und ihre Lebenskontexte bislang kein Gegenstand nationaler oder internationaler Anpassungsforschung waren, steht ihre Gefährdung durch Hitze außer Frage. Dies ergibt sich allein schon aus ihrer ggf. eingeschränkten bzw. fehlenden Einschätzungsfähigkeit thermischer Umgebungen und geeigneter Anpassungsmaßnahmen an Hitze.

Wie Tabelle 3.4.2 zeigt, gehen mehr als 20 % der Anerkennungen einer Schwerbehinderung auf entsprechende Funktionseinschränkungen zurück (▶ Tab. 3.4.2). Menschen mit psychischen und geistigen Einschränkungen machen mehr als 60 % der Bewohnerinnen und Bewohner stationärer Einrichtungen (▶ Kap. 3.4.2) und mehr als 95 % der Beschäftigten in Werkstätten für Behinderte (▶ Kap. 3.4.3) aus. Es ist davon auszugehen, dass ein großer Teil der in Tagesförderstätten Betreuten eine schwere geistige oder Schwerst-Mehrfachbehinderung hat. Bei Menschen mit geistiger Behinderung und schwerstmehrfacher Behinderung ist die Lebenserwartung deutlich niedriger als in der Allgemeinbevölkerung: Die Lebenserwartung von Männern (65–71 Jahre) und Frauen (70–73 Jahre) mit geistiger Behinderung ist gegenüber der deutschen Gesamtbevölkerung (Männer: 77 Jahre; Frauen: 82,5 Jahre) um sechs bis 12 Jahre reduziert (Sappok et al. 2019). Ursächlich spielen genetisch bedingte (Begleit-)Erkrankungen, Krebserkrankungen, Zerebralparese und Epilepsie eine Rolle (Sappok 2022, S. 536). Gerade die Prävalenz von Epilepsien liegt bei 15 % bei Menschen mit leichter und 30 bis 50 % bei schwerer bis schwerster geistiger Behinderung im Vergleich zu 0,5 % in der Allgemeinbevölkerung (Sappok et al. 2019). Neben Epilepsien finden sich bei Menschen mit geistiger Behinderung häufig weitere körperliche Erkrankungen, z. B. Osteoporose, Bewegungsstörungen (z. B. Zerebralparesen), Übergewicht, Diabetes, Demenz, gastrointestinale Störungen, insbesondere Darmmotilitätsstörungen und Hyperlipidämie (Sappok 2022, S. 537). Auch erkranken Menschen mit geistiger Behinderung drei- bis viermal häufiger an psychischen Störungen im Vergleich zur Allgemeinbevölkerung (Schützwohl & Sappok 2020). Die Multimorbidität vieler Menschen mit geistiger Behinderung zieht therapeutische Antworten nach sich, die im Spektrum der Medikamente und ihrer Vielzahl wiederum mit dem Risiko einer besonderen Gefährdung bei Hitze verknüpft sein können. Erschwerend kommt hinzu, dass bei Menschen mit geistiger Behinderung unerwünschte Nebenwirkungen gehäuft auftreten, diese jedoch nicht immer erkannt werden (Molina-Ruiz et al. 2017). Gerade Psychopharmaka werden oftmals außerhalb der zugelassenen Indikation und ohne Berücksichtigung wissenschaftlicher Evidenz in Einrichtungen der Behindertenhilfe verordnet (Schmidt 2018), verlässliche Angaben fehlen allerdings dazu. Aufgrund der Ko- und Multimorbidität bei Menschen mit schwerstmehrfacher Behinderung kann davon ausgegangen werden, dass die Medikation und Polypharmazie besonders hoch ausfallen. Unter dem Aspekt der Therapie psychischer Komorbiditäten sind zuvorderst Antipsychotika, Antidepressiva und Anxiolytika bzw. Sedativa zu nennen, sämtlich Medikamente mit einem besonderen Risikopotential bei Hitze (▶ Kap. 2.2.2, ▶ Tab. 2.2.5). Bei übermäßiger Hitze sind gesundheitliche Risiken durch Wechselwirkungen der Medikation in hohem Maße möglich und daher zu berücksichtigen. Auch sollte das Fach- und Betreuungspersonal für die Risiken sensibilisiert sein. Die medikamentöse Therapie anderer Erkrankungen birgt gleichfalls jeweils spezifische pharmakologische Risiken bei Hitze, und dies nicht nur bei geistig behinderten Menschen. In Tabelle 2.2.5 wurden die wichtigsten Arzneimittelgruppen bereits zusammengefasst, welche in der Beratung und Betreuung eine besondere Aufmerksamkeit erfordern (▶ Tab. 2.2.5).

3.4.5   Inklusion im Hitzeschutz

Wie oben bereits erwähnt, lässt sich ein großer Teil der »schwersten Behinderungen«, die zur Anerkennung einer Schwerbehinderung führen, denjenigen Krankheiten zuordnen, für die eine erhöhte Gefährdung bei Hitze nachgewiesen ist. Die häufigsten chronischen Erkrankungen darunter sind Herz-Kreislauf-Erkrankungen, Bluthochdruck, Adipositas, chronische Nierenerkrankungen, Krebs und Diabetes-Mellitus-Tpy-2 (Schwarzer 2016). Einen Überblick über relevante Einflussfaktoren auf die gesundheitlichen Folgen von Hitzebelastung, Maßnahmen zum Hitzeschutz an den Wohn- und Arbeitsorten von Menschen mit Behinderung sowie weiterführende Informationen gibt die folgende Tabelle (▶ Tab. 3.4.3). Alle nachfolgenden Ausführungen sollten Gegenstand von zielgruppenspezifischen Informationen und von Fortbildungen für das Fachpersonal sein.

Ein inklusiver Hitzeschutz in Deutschland bedeutet sowohl die Einbindung von Betroffenen als auch von Angehörigen, von Professionellen in den Sozial- und Gesundheitsfachberufen, von Verantwortlichen in den Lebenswelten der Menschen mit Behinderung und von relevanten Stakeholdern. Daneben sind, wie für andere Bevölkerungsgruppen in vulnerablen Lebenslagen auch, die zentralen Entscheidungsträger maßgeblich für den Erfolg von Inklusion.

Dabei sollten folgende Aspekte besonders berücksichtigt werden:

- Es ist davon auszugehen, dass Betroffene gleichermaßen wie nicht behinderte Menschen für die Behandlung der jeweiligen Krankheit indizierte Medikamente einnehmen. Somit gelten für den inklusiven Hitzeschutz alle Empfehlungen, die für die Prävention und den Gesundheitsschutz im Kontext risikoerhöhender Erkrankungen und ihrer Therapie generell geeignet sind. Unter anderem sollte die Überprüfung des Flüssigkeits- und Elektrolytstatus sowie des Medikationsregimes behinderter Menschen, analog zu Nichtbehinderten, vor dem Sommer und während des Sommers erfolgen (▶ Kap. 2.2.2). Wie generell empfohlen, sollte auch für Menschen mit Behinderung mit höchster Priorität für eine kühle Umgebung gesorgt werden, und dies sowohl im Wohnbereich als auch am Arbeitsplatz.

Tab. 3.4.3: Überblick über Einflussfaktoren, Maßnahmen und Informationen zum Hitzeschutz von Menschen mit Beeinträchtigung oder Behinderung. ASR: Arbeitsstättenregel; DGUV: Deutsche gesetzliche Unfallversicherung; BGW: Berufsgenossenschaft für Gesundheitsdienst und Wohlfahrtspflege; SVLFG: Sozialversicherung für Landwirtschaft, Forsten und Gartenbau (eigene Zusammenstellung)

Einflussfaktor	Maßnahmen	Bemerkungen

Exposition	• (Außen-)Verschattung
	• Lüftungsmanagement
	• ggf. Anpassung der Raumnutzung
	• ggf. Raumkühlung
		• In allen Gebäuden (► Kap. 2.2, ► Kap. 2.3, ► Kap. 2.4)
		• Beachtung technischer Regeln/DGUV-Informationen etc. (► Kap. 3.5), u. a.
		  – Technische Regel ASR A 3.5
		  – DGUV Regel 102-602 (KiTa)
		  – DGUV Regel 115-401 (Bürobetriebe)
		  – DGUV Information 202-090 (Schulen)
		  – DGUV Information 215-444 Sonnenschutz im Büro
		  – DGUV Information 215-520 Klima im Büro
		  – DGUV Information 207-028 Neubauplanung, Modernisierung und Nutzungsänderung von Werkstätten für behinderte Menschen (WfbM)
		  – BGW Check 04-05-142 Gefährdungsbeurteilung in Werkstätten für Menschen mit Behinderungen (WfbM)

	• Nutzung kühler Außenbereiche • ggf. Reduktion der Aufenthaltszeiten im Freien	• DGUV Regel 114-610 Branche Grün- und Landschaftspflege (auch UV-Schutz) • SVLFG Info-Box zum Hitze- und Sonnenschutz
Vulnerabilität	• Gesundheitscheck einschließlich Blutwertkontrolle • Medikationsanpassung • Identifikation gefährdeter Personen • ggf. individuelle Schutzmaßnahmen • Optimierung des Hydratationsstatus • Elektrolytanpassung • Ernährungsanpassung • Anpassung der Getränke • adäquate Bekleidung/Bettwäsche • Tagesstrukturierung • Reduktion der körperlichen Aktivität • ggf. Körperkerntemperaturkontrollen • ggf. Körperkühlung • Aktivierung des sozialen Netzes • Kooperationen mit Kommune	► Kap. 2.2 • vor allem Psychopharmaka/Polymedikation • Gefährdung durch soziale Isolation beachten • entsprechend der Grunderkrankung/der räumlichen und sozialen Rahmenbedingungen • Salzverlust durch Schwitzen beachten ► Kap. 2.3 • insbesondere bei ambulanten Wohnformen

Tab. 3.4.3: Überblick über Einflussfaktoren, Maßnahmen und Informationen zum Hitzeschutz von Menschen mit Beeinträchtigung oder Behinderung. ASR: Arbeitsstättenregel; DGUV: Deutsche gesetzliche Unfallversicherung; BGW: Berufsgenossenschaft für Gesundheitsdienst und Wohlfahrtspflege; SVLFG: Sozialversicherung für Landwirtschaft, Forsten und Gartenbau (eigene Zusammenstellung) – Fortsetzung

Einflussfaktor	Maßnahmen	Bemerkungen
Gesundheits-versorgung	• Gesundheitscheck vor dem Sommer (s. o.) • Sicherstellung der (Notfall-)Versorgung	▸ Kap. 2.2 ▸ Kap. 3.1, ▸ Kap. 3.2
	• Fortbildung zum Hitzeschutz einschließlich • Erkennung und Notfallversorgung hitzebedingter Erkrankungen	• alle betreuenden Institutionen/Personen ▸ Kap. 2.3.1

- Für den Arbeitsplatz bedeutet dies, dass die Technische Regel ASR A3.5 Anwendung finden muss, und zwar in der individuellen Gefährdungsbeurteilung bereits bei Innenraumtemperaturen von 26 °C (▸ Kap. 3.5).
- Die Tagesstrukturierung, körperliche Aktivitäten, die Ernährung und die Bekleidung von Menschen mit Beeinträchtigung und Behinderung sollten der Umgebungstemperatur angepasst werden, bei Aufenthalt im Außenbereich sollte, wie allgemein empfohlen, der UV-Schutz nicht vergessen werden.
- Inklusiver Hitzeschutz bedeutet also nur zu einem geringen Teil »besondere Maßnahmen«, denn alle sinnvollen Maßnahmen zum Schutz der menschlichen Gesundheit leiten sich von thermophysiologischen Erkenntnissen sowie den räumlichen und sozialen Bedingungen der jeweilig betrachteten Bevölkerungsgruppen ab. Besondere Maßnahmen für behinderte Menschen sind ggf. bei besonderen körperlichen oder kognitiven Konstellationen erforderlich, wie an den Beispielen Querschnittlähmung, Multiple Sklerose, Mukoviszidose und schwere geistige Behinderung gezeigt wurde.
- Die räumlichen Umgebungen und die sozialen Kontexte behinderter Menschen sind je nach Schwere der Behinderung unterschiedlich, wie die nicht behinderter Menschen auch. Inklusiver Hitzeschutz bedeutet die besondere Berücksichtigung der Wünsche und Möglichkeiten der jeweils Betroffenen. Um dies zu erreichen, sind Kenntnisse über die speziellen Lebenslagen der jeweiligen Gruppen hilfreich.
- Der dritte Teilhabebericht der Bundesregierung beschreibt die gesundheitliche Lage von Menschen mit Beeinträchtigung in Deutschland insgesamt als »benachteiligt« im Vergleich zur Allgemeinbevölkerung ohne Beeinträchtigung (BMAS 2021, S. 417). Dies zeigt sich in subjektiven wie objektiven Indikatoren der Gesundheit. Beispielsweise schätzen Menschen mit Beeinträchtigung in 50 % ihren Gesundheitszustand als »schlecht bzw. sehr schlecht« ein im Gegensatz zu Menschen ohne Beeinträchtigungen (8 %) (BMAS 2021, S. 418). Menschen mit Beeinträchtigungen fehlen innerhalb von zwölf Monaten im Durchschnitt häufiger krankheitsbedingt bei der Arbeit (35 Tage) als Menschen ohne Beeinträchtigungen (9 Tage). Auch moderate bis schwere depressive Symptome zeigen 24 % der Menschen mit Beeinträchtigungen im Vergleich zu 7 % der Menschen ohne Beeinträchtigung (BMAS 2021, S. 410,

Rathmann et al. 2020). Die meisten dieser Menschen leben in Privatwohnungen in unseren Kommunen. Hier präventive Zugänge zu bahnen sowie eine niedrigschwellige Beratung und Unterstützungsangebote zu etablieren, ist eine Aufgabe, für die sich die enge Zusammenarbeit von Gesundheitsdienstleistern mit kommunalen Stellen anbietet. Im institutionalisierten Wohnen und in Werkstätten für behinderte Menschen sollten die in diesem Buch vorgestellten Konzepte für stationäre Einrichtungen (▶ Kap. 3.1), ambulante Versorgungssettings (▶ Kap. 3.2) sowie die Regelungen des Arbeitsschutzes (▶ Kap. 3.5) Anwendung finden.

- Da es bislang kaum wissenschaftlich gesicherte Erkenntnisse zum Hitzeschutz für Menschen mit Beeinträchtigung und Behinderung gibt, sollte die regelmäßige Evaluation implementierter Maßnahmen ein zentraler Baustein ihrer Umsetzung sein. Das Medikament-Management ist dabei von besonderer Bedeutung (▶ Kap. 2.2.2, ▶ Tab. 2.2.5). Die Veröffentlichung und die Diskussion von Maßnahmenplänen und Evaluationsergebnissen könnten zur Weiterentwicklung eines inklusiven Hitzeschutzes beitragen.
- Nachweislich existieren immer noch vielfältige Barrieren beim Zugang zum und der Inanspruchnahme des Gesundheitssystems für Menschen mit Behinderung in Deutschland (Wetzel & Rathmann 2020). Die Akteure der Gesundheitsversorgung sind hier in besonderer Weise gefragt, auch unter dem Aspekt des Hitzeschutzes am Abbau dieser Barrieren mitzuwirken.

3.4.6 Fazit

Die Datenlage zu Menschen mit Beeinträchtigung oder Behinderung in Deutschland ist lückenhaft, insbesondere gibt es kaum verlässliche Angaben über die Prävalenz und die Lebenslagen von Kindern mit Behinderung.

Dennoch ist aus der Analyse vorhandener Daten ableitbar, wo überall zielgruppenspezifische Hitzeschutzpläne erstellt und umgesetzt werden sollten und wo wahrscheinlich Beratungsbedarf besteht. Den Zahlen nach wären hier zunächst die 10 Millionen Privathaushalte zu nennen, in denen Menschen mit anerkannter Behinderung leben. Über ihren tatsächlichen Beratungsbedarf oder die Notwendigkeit, unterstützende Angebote für sie in Hitzeperioden vorzuhalten, kann bislang allerdings nur spekuliert werden, da differenzierte Analysen fehlen. Es liegt jedoch auf der Hand, dass hier auch Kommunen aktiv werden müssen, denn nicht jede behinderte Person wird von Assistenzpersonal begleitet oder ambulant gepflegt. Erste Kommunen und Länder berücksichtigen Menschen mit Beeinträchtigung und Behinderung in ihren Hitzeaktionsplänen, allerdings ist über den Umsetzungsstand dieser Pläne kaum etwas bekannt. Stationäre Einrichtungen der Behindertenhilfe in Hessen sind dagegen seit vielen Jahren in das Qualitätsmanagement der Betreuungs- und Pflegeaufsicht eingebunden und entlang der Empfehlungen des Regierungspräsidiums Gießen (2017) auf Hitzeperioden vorbereitet. Es kann davon ausgegangen werden, dass bundesweit Menschen mit schwerer Behinderung in den besonderen Wohnformen betreut werden und, analog zu stationären Einrichtungen der Altenpflege, in jeder dieser Einrichtungen ein Hitzeschutzplan sinnvoll wäre.

Viele Menschen mit anerkannter Behinderung halten sich über Stunden des Tages in exklusiven oder inklusiven Bildungseinrichtungen, von einer Tageseinrichtung über die KiTa bis zur Schule und Hochschule, auf. Viele Menschen mit Beeinträchtigung oder Behinderung absolvieren eine Ausbildung oder gehen einer Arbeit im Innen- oder Außenbereich nach, einige in speziellen Werkstätten für behinderte Menschen. Inklusiver Hitzeschutz lässt demnach kaum eine Institution oder Mobilitätsform aus. Neben allgemeinen, baulichen, technischen und physiologischen Hitzeschutzmaßnahmen sollten die Wissens- und Handlungskompetenzen der betroffenen Menschen selbst und die ihrer Angehörigen adressiert und in Konzepte einbezogen werden. Daneben spielen auch die in den verschiedenen Lebenswelten tätigen Fachkräfte und Entscheidungstragenden (z. B. Bildungs- und Erziehungssystem, Arbeit und Wohnen) eine entscheidende Rolle bei der nachhaltigen und wirksamen Umsetzung von Maßnahmen zum Hitzeschutz. Das Monitoring von hitzeexponierten Menschen mit Beeinträchtigung und Behinderung sowie ein institutionell verankerter Hitzeschutz auf allen Ebenen sollten hierbei Anliegen auch der Forschung sein.

3.5 Arbeitsschutz bei Hitzeextremen

Henny Annette Grewe und Dea Niebuhr

Um was geht es?

In einer niederländischen Studie wurde die Hitzebelastung von Klinikpersonal unter den Bedingungen des Tragens einer COVID-Schutzkleidung untersucht (Bongers et al. 2022). Die Raumtemperatur auf den COVID-19-Stationen betrug 23 °C, die Lufttemperatur unter der Schutzkleidung 30 °C und mehr. Trotz angenehmer Umgebungstemperaturen waren die Beschäftigten demnach einer Hitzebelastung ausgesetzt, die durch die isolierende Wirkung der Kleidung zudem die Schweißverdunstung erschwerte. Mehr als 80 % der 791 befragten Personen litten unter der Hitzebelastung, wobei ein guter körperlicher Trainingszustand aufgrund von sportlichen Aktivitäten in der Freizeit keinen Einfluss auf die empfundene Belastung hatte. Die wahrgenommenen Belastungszeichen reichten von thermischer Unbehaglichkeit, Durst, unangenehmem vermehrtem Schwitzen, Müdigkeit, Kopfschmerzen, Schwindel und Kurzatmigkeit bis zu Konzentrationsstörungen, Verlangsamung der Arbeit, geringerer Genauigkeit, Störanfälligkeit und Arbeitsabbruch. Als häufigste vom Arbeitgeber angebotene Schutzmaßnahme wurde die Bereitstellung von kühlen Getränken oder Eis genannt, gefolgt von der Möglichkeit vermehrter und/oder verlängerter Pausen sowie dem Aufenthalt in einem kühlen Raum. Mehr als 10 % der Befragten gaben an, kein Schutzangebot seitens des Arbeitgebers zu erhalten.

Dieses Beispiel zeigt, dass umfassender Arbeitsschutz bei Hitzebelastung in der Gesundheitsversorgung wichtig ist, von mehreren Faktoren abhängen kann und nicht auf die Umgebungstemperatur als Kriterium reduziert werden sollte. Arbeitsschutz ist ein verrechtlichtes Aufgabenfeld mit Einschränkungen, aber auch mit Spielräumen. Vor dem Hintergrund steigender Temperaturen und zunehmender Anforderungen an die Gesundheitsberufe stellt sich die Frage, wie es um den Hitzeschutz Beschäftigter und seine Kriterien in Gesundheitseinrichtungen in Deutschland steht.

3.5.1 Hitze und Leistungsfähigkeit

Nachweislich stehen alle Gesundheitsberufe unter einem hohen Arbeitsdruck. Ursachen dafür sind u. a. personelle Engpässe aufgrund von Personalabbau bzw. unzureichender Personalgewinnung, dadurch bedingen sich Arbeitsverdichtung, Belastungen durch Schichtarbeit, Wochenend- und Bereitschaftsdienste, zunehmende Dokumentationsverpflichtungen, psychische Belastungen und, zumindest in einigen Bereichen, auch hohe körperliche Anforderungen (Petersen & Melzer 2022, Vu-Eickmann & Loerbroks 2016, Theobald 2018, Albrecht et al. 2012).

Mögliche Zusammenhänge zwischen hohen Umgebungstemperaturen und ihren gesundheitlichen Auswirkungen, ihrem Einfluss auf die körperliche und mentale Leistung sowie auf das Fehler- bzw. Unfallrisiko interessierten den Arbeitsschutz in der Vergangenheit überwiegend im Kontext der Arbeitssicherheit an »klassischen« Hitzearbeitsplätzen wie Hochöfen oder Gießereien oder in Außenbereichen wie dem Bau oder in der Landwirtschaft. Eine statistische Analyse von 22 Millionen Unfällen am Arbeitsplatz in sechs Ländern (Australien, Kanada, China, Italien, Spanien und den USA) belegt das hitzebedingte Gesamtrisiko für einen Unfall am Arbeitsplatz insbesondere in der Land- und Forstwirtschaft oder Fischerei, im Baugewerbe und verarbeitenden Gewerbe (Fatima et al. 2021). In der Kombination von Raumlufttemperaturen über 35 °C, körperlicher Arbeit und ggf. der Notwendigkeit, Schutzkleidung zu tragen, kann auch die Arbeit in der gesundheitlichen Regelversorgung, zumindest vorübergehend, zur Hitzearbeit werden, so wie es in Schwerbrandverletztenzentren bereits jetzt der Fall ist.

Verbindliche Regelwerke des Arbeitsschutzes, die auf die spezifischen Bedingungen und Anforderungen in der Pflege, der Physiotherapie und in anderen Gesundheitsberufen im Kontext heißer Sommer und überhitzter Räumlichkeiten eingehen, existieren bislang nicht.

Bei der Gefährdungsbeurteilung und dem Schutz der Beschäftigten muss auf Erkenntnisse über thermische Belastungen und präventive Konzepte aus anderen Arbeitskontexten zurückgegriffen werden. Die Leistungsfähigkeit kann unterteilt werden in körperliche und mentale Leistungsfähigkeit und muss unterschieden werden von der subjektiven Einschätzung der Konzentrationsfähigkeit, der Wachheit, Schläfrigkeit oder Erschöpfung. Leistungen, die Menschen in Abhängigkeit von klimatischen Umgebungsfaktoren wie Lufttemperatur, Luftfeuchte, Luftbewegung sowie personenbezogenen Einflussfaktoren wie Bekleidungsisolation, Hydratationszustand, Gesundheitszustand und Alter zu erbringen in der Lage und willens sind, können standardisiert und gemessen werden. Wiederholt wurde durch Studien bestätigt, dass hohe Umgebungstemperaturen schwere körperliche Anstrengungen nur begrenzt zulassen (Smallcombe et al. 2022, Flouris et al. 2018).

Als Richtwert für die tolerable Belastungsdauer und -schwere gelten ein Schweißverlust bis zu 2 % des Körpergewichts (Murray 2007, BAuA 2011, S. 19) bzw. ein Anstieg der Körperkerntemperatur auf 38,0 °C (BAuA 2011, S. 18). Einschränkend muss gesagt werden, dass unter standardisierten Bedingungen während einer moderaten, kontinuierlichen körperlichen Belastung über 120 Minuten bei einer Umgebungstemperatur von etwa 36 °C die Körperkerntemperatur gesunder Männer im Alter von 53 bis 63 Jahren bereits nach durchschnittlich 51 Minuten den empfohlenen Grenzwert von 38 °C überschritt, bei einer intermittierenden Belastung (Arbeitszeit zu Pausenzeit 3:1) in einer ca. 38 °C heißen Umgebung nach durchschnittlich 75 Minuten. Unter Arbeitsschutzgesichtspunkten ist zudem bemerkenswert, dass unter kontinuierlicher Belastung die Herzfrequenz während der gesamten Belastungszeit erhöht war, während durch intermittierende Pausen trotz heißerer Umgebung eine Erholung in Form verlangsamter Herzfrequenz erzielt werden konnte (Kaltsatou et al. 2020). Die genannten körperbezogenen Variablen können unter normalen Arbeitsbedingungen nicht bzw. nur schwer erhoben werden. Die zu diesen Werten führenden

Umgebungsbedingungen sind allerdings messbar und haben zu Richtwerten für die körperliche Belastbarkeit bei Hitzearbeit geführt. Danach kann eine Umgebungstemperatur über 35 °C bei hoher Luftfeuchte bereits die Kriterien für Hitzearbeit erfüllen (BAuA 2011, S. 19). Diese Umgebungsbedingungen können in Bereichen, die in der Vergangenheit nicht mit der Vorstellung von »Hitzearbeit« verbunden wurden, mittlerweile durchaus, zumindest vorübergehend, erreicht werden.

Neben dem Ausmaß der körperlichen Belastbarkeit ist die mentale Leistungsfähigkeit bei Hitze für den Arbeitsschutz von Interesse, da an vielen Arbeitsplätzen überwiegend kognitive Anforderungen bestehen. Hier sind die Ergebnisse widersprüchlich, wie folgende Beispiele zeigen: Studierende, die in zwei Wohnheimen wohnten, von denen das eine gekühlt, das andere ohne Klimaanlage war, unterschieden sich in ihrer mentalen Leistungsfähigkeit während einer Hitzewelle deutlich. Die Gruppe, die im nicht klimatisierten Gebäude Durchschnittstemperaturen von 26 °C ausgesetzt war, hatte bei der Durchführung zweier kognitiver Tests, die jeden Morgen nach dem Aufwachen zu absolvieren waren, sowohl eine signifikant längere Reaktionszeit als auch ein signifikant schlechteres Testergebnis als die Gruppe der Studierenden, die einer Durchschnittstemperatur von 21,4 °C ausgesetzt waren (Laurent et al. 2018). Eine Untersuchung der BAuA über die mentalen Leistungen gesunder Frauen und Männer bei Bürotätigkeiten in den thermischen Umgebungen 23–26 °C, 29–32 °C und 33–35 °C ergab hingegen in höheren Temperaturbereichen im Vergleich zum Komfortbereich von 23–26 °C keine wesentlichen Leistungseinbußen, obgleich sich die Testpersonen mit ansteigenden Umgebungstemperaturen zunehmend weniger leistungsfähig, angestrengter, schläfriger und weniger ausgeglichen fühlten (Hellwig et al. 2012). Die Untersuchungen fanden während des Sommers statt, sodass von einer Akklimatisa-

tion an wärmere Umgebungen ausgegangen werden konnte (▶ Kap. 1.2). Die teilnehmenden Personen absolvierten die Testaufgaben in festen Intervallen mit insgesamt 40 Minuten Pause innerhalb der Testzeit von 4,3 Stunden. Sie konnten ihre Bekleidung während der Testzeit variieren und ad libitum trinken. Die gemessenen Hauttemperaturen lagen zu jedem Messzeitpunkt nahe an der jeweiligen Umgebungstemperatur; die Körperkerntemperatur wurde nicht gemessen. Aus anderen experimentellen Untersuchungen, die Messungen der Rektaltemperatur einschlossen, kann gefolgert werden, dass eine passive Erwärmung bis zu einem Anstieg der Körperkerntemperatur auf ca. 38,5 °C bei Gesunden zu einer Beschleunigung und Verbesserung kognitiver Leistungen führt, ab ca. 39 °C Körperkerntemperatur die kognitiven Fähigkeiten jedoch zunehmend beeinträchtigt werden (Schmit et al. 2017). Wie in den Kapiteln 2.1 und 3.2 ausgeführt, kann ein Anstieg der Körperkerntemperatur auf über 40 °C lebensbedrohlich werden (▶ Kap. 2.1, ▶ Kap. 3.2). Die Spanne der Körpertemperatur von einer Beschleunigung kognitiver Leistungen hin zu einer gefährlichen Überhitzung ist also relativ klein.

Neben experimentellen Untersuchungen geben auch epidemiologische Auswertungen Anhaltspunkte für gefährdende Auswirkungen hoher Umgebungstemperaturen auf die Arbeitssicherheit. Von Relevanz, insbesondere bei aufsuchenden Gesundheits- und Pflegeleistungen, die die Mobilität der betreuenden Personen erfordern, sind z. B. Zusammenhänge von Hitze und dem Unfallgeschehen im Straßenverkehr, da die Mitarbeitenden auf ihren Dienstfahrten an heißen Tagen einem erhöhten Risiko ausgesetzt sind. Die Analyse der Verkehrsunfallzahlen in der Schweiz im Zeitraum 2011 bis 2012 ergab einen positiven Zusammenhang zwischen steigenden Lufttemperaturen oberhalb von 8 °C Durchschnittstemperatur und der Unfallhäufigkeit sowohl auf Innerorts- wie auch auf Außerortsstraßen (Heuel et al. 2014, S. 60). Für den

Zeitraum Mai bis September des Jahres 2021 wurden die österreichischen Verkehrsunfallzahlen mit Personenschaden an Hitzetagen, definiert als Tage mit einer Höchsttemperatur von 30 °C oder höher, mit Nichthitzetagen verglichen. Auf ganz Österreich bezogen zeigte sich eine Zunahme der Unfallhäufigkeit um gut 26 % an Hitzetagen (Statistik Austria 2022, S. 47 f.). Eine Analyse von knapp zwei Mio. Verkehrsunfällen in Spanien im Zeitraum 1993 bis 2013 bestätigte den positiven, fast linearen Zusammenhang von Umgebungstemperatur und Unfallrisiko (Basagana & de la Pena-Ramirez 2023).

Vor allem patientennahe Tätigkeiten in der Gesundheitsversorgung und der Pflege sind gleichermaßen durch körperliche und kognitive Anforderungen gekennzeichnet, die teils wechselnd, teils gleichzeitig bestehen. Die Arbeiten finden zum Teil in der Wohnumgebung der betreuten Personen statt, die zwar »Arbeitsstätte« ist (BGW 2022), jedoch kaum durch den Arbeitgeber gestaltet werden kann. Hinzu kommt die Mobilität aufsuchender Dienste. Arbeitsschutz bei Hitzeextremen in der Gesundheitsversorgung bedeutet daher eine neue Herausforderung nicht nur für die Unternehmen, sondern auch für die Gesetzgebung, für untergesetzliche Regelungen sowie für die Aufsicht und Beratung durch die beauftragten Behörden und Institutionen.

3.5.2 Arbeitsschutz und Hitzeperioden: Der rechtliche Rahmen

Die Bundesanstalt für Arbeitsschutz und Arbeitsmedizin (BAuA) hat im Jahr 2022 den wissenschaftlichen Stand und die bisher erfolgten Aktivitäten des Arbeitsschutzes zur Anpassung an den Klimawandel zusammengestellt (Bauer et al. 2022). Da witterungsbedingte thermische Belastungen in den Einrichtungen der Gesundheitsversorgung bislang weder Gegenstand der Forschung waren

noch im Fokus der Arbeitssicherheit standen, existieren Untersuchungen oder Regelwerke, die auf ihre spezifischen Bedingungen und Anforderungen im Kontext heißer Sommer eingehen, nicht. Für Einrichtungen der Gesundheitsversorgung sind unter dem Aspekt »Hitze« als staatliche Regelungen daher lediglich das Arbeitsschutzgesetz (ArbSchG), das Mutterschutzgesetz (MuSchG), die Arbeitsstättenverordnung (ArbStättV) mit ihrem Anhang 3.5 sowie die Verordnung zum Schutze der Mütter am Arbeitsplatz (MuSchArbV) von Bedeutung (▸ Abb. 3.5.1).

Das ArbSchG macht in § 5 die Gefährdungsbeurteilung sowie die Ableitung von Arbeitsschutzmaßnahmen und ihre Überprüfung zur Pflichtaufgabe eines jeden Arbeitgebers. Dabei ist die Rangfolge Technische Maßnahmen, Organisatorische Maßnahmen, Personenbezogene Maßnahmen (TOP-Prinzip) zu beachten (§ 4 ArbSchG). Die nach Landesrecht zuständigen Überwachungsbehörden haben gemäß § 21 ArbSchG eine jährliche Prüfquote von 5 % aller im jeweiligen Bundesland vorhandener Betriebe zu erbringen und die Arbeitgeber zu beraten. Das MuSchG schreibt in § 11 Abs. 3 vor, dass der Arbeitgeber eine schwangere Frau keiner Arbeitsbedingung aussetzen darf, die »für sie oder für ihr Kind eine unverantwortbare Gefährdung darstellt«. Explizit werden im Weiteren Hitze, Kälte und Nässe genannt. Die MuSchArbV listet in der Anlage 1 unter A 3. f. »extreme Kälte und Hitze« auf.

Staatliche Verordnungen und ihre Anhänge sind bindend und müssen umgesetzt werden. In § 3 der ArbStättV werden die Verfahren der Gefährdungsbeurteilung, die Ableitung von Schutzmaßnahmen, ihre Überprüfung auf Wirksamkeit und ihre Dokumentation konkretisiert. Arbeitsstätten im Sinne der ArbStättV sind »1. Arbeitsräume oder andere Orte in Gebäuden auf dem Gelände eines Betriebes, 2. Orte im Freien auf dem Gelände eines Betriebes, 3. Orte auf Baustellen, sofern sie zur Nutzung für Arbeitsplätze vorgesehen sind« (§ 2 Abs.1 ArbStättV).

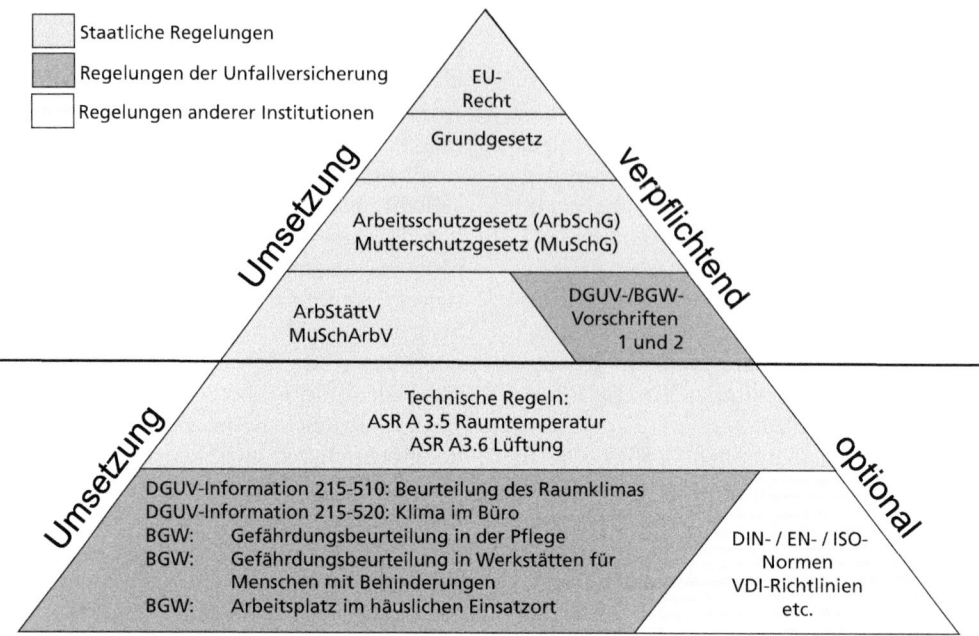

Abb. 3.5.1: Hierarchie der Regelungen mit Relevanz für den Arbeitsschutz bei Hitze. Erläuterungen s. Text. (in Anlehnung an DGUV 2016b, verändert)

Im Anhang 3.5 »Raumtemperatur« heißt es:

»(1) Arbeitsräume, in denen aus betriebstechnischer Sicht keine spezifischen Anforderungen an die Raumtemperatur gestellt werden, müssen während der Nutzungsdauer unter Berücksichtigung der Arbeitsverfahren und der physischen Belastungen der Beschäftigten eine gesundheitlich zuträgliche Raumtemperatur haben.

(2) Sanitär-, Pausen- und Bereitschaftsräume, Kantinen, Erste-Hilfe-Räume und Unterkünfte müssen während der Nutzungsdauer unter Berücksichtigung des spezifischen Nutzungszwecks eine gesundheitlich zuträgliche Raumtemperatur haben.

(3) Fenster, Oberlichter und Glaswände müssen unter Berücksichtigung der Arbeitsverfahren und der Art der Arbeitsstätte eine Abschirmung gegen übermäßige Sonneneinstrahlung ermöglichen.«

Es ist unschwer zu erkennen, dass der Anhang 3.5 für den Arbeitsschutz bei Hitze in stationären Einrichtungen, Werkstätten für Behinderte oder Praxen relevant sein könnte, der

Hitzeschutz während aufsuchender Tätigkeiten wie Hausbesuchen oder ambulanter Pflege sich jedoch hier nicht abbildet. Zudem ist der Begriff »gesundheitlich zuträglich« nicht definiert und somit auslegbar. Gleiches gilt für die Beschreibung »extreme Hitze« in der MuSchArbV.

Die zweite Säule arbeitsschutzrechtlicher Regelungen bilden die Unfallverhütungsvorschriften der gesetzlichen Unfallversicherungen unter dem Dach der Deutschen Gesetzlichen Unfallversicherung (DGUV). Den rechtlichen Rahmen gibt das Siebte Buch Sozialgesetzbuch – Gesetzliche Unfallversicherung (SGB VII). Auftrag der gesetzlichen Unfallversicherung ist unter anderem, »mit allen geeigneten Mitteln Arbeitsunfälle und Berufskrankheiten sowie arbeitsbedingte Gesundheitsgefahren zu verhüten« (§ 1 SGB VII). Zu diesem Zweck können die Unfallversicherungsträger »[...] als autonomes Recht Unfallverhütungsvorschriften über Maßnahmen zur Verhütung von Arbeitsunfällen, Berufskrankheiten und arbeitsbedingten Gesundheitsgefahren oder für eine wirksame Erste Hilfe erlassen, soweit dies zur Prävention geeignet und erforderlich ist und staatliche Arbeitsschutzvorschriften hierüber keine Regelung treffen [...]« (§ 15 Abs. 1 SBG VII). Neben dem Erlass entsprechender Vorschriften haben die Unfallversicherungsträger den Auftrag der Überwachung der Durchführung dieser Maßnahmen und der Beratung von Unternehmern und Versicherten (§ 17 SGB VII). In diesem Kontext geben sie DGUV-Regeln zur Konkretisierung und Hilfestellung bei der Umsetzung arbeitsrechtlicher Anforderungen heraus, deren Einhaltung Gegenstand der Überprüfungen ist.

Aufgrund der starken Überlappung von Zuständigkeiten sind die Überwachungsbehörden der Länder und die Unfallversicherungsträger gesetzlich zur Zusammenarbeit verpflichtet (§ 21 Abs. 3 ArbSchG, § 20 SGB VII). Diese Zusammenarbeit betrifft auch die Entwicklung gemeinsamer Arbeitsschutzziele und ihre Evaluierung, die Festlegung vorrangiger Handlungsfelder, die Eckpunkte für Arbeitsprogramme und nicht zuletzt »die Herstellung eines verständlichen, überschaubaren und abgestimmten Vorschriften- und Regelwerks« als Ziele der Gemeinsamen deutschen Arbeitsschutzstrategie (§ 20a ArbSchG). Die Anpassung an Auswirkungen des Klimawandels auf die menschliche Gesundheit in Arbeitskontexten könnte ein wichtiges Element dieser gemeinsamen Strategie werden.

3.5.3 Arbeitsschutz und Hitzeperioden: Regeln, Informationen, Normen

Für die Konkretisierung der Anforderungen aus der ArbStättV und ihrer Anhänge ist der beim Bundesministerium für Arbeit und Soziales (BMAS) eingerichtete Ausschuss für Arbeitsstätten (ASTA) zuständig. Er entwickelt und betreut die Technischen Regeln für Arbeitsstätten (ASR), u. a. auch die Technische

Regel ASR A3.5 »Raumtemperatur«, die der Erläuterung des Anhangs 3.5 der ArbStättV dient. Auch die DGUV hinterlegt ihre verbindlichen Vorschriften mit erläuternden Zusatzinformationen in den Rubriken »Informationen«, »Grundsätze« und »Fachbereich aktuell«, die die Umsetzung von Arbeitsschutzmaßnahmen unterstützen sollen. Als Verbandsmitglieder der DGUV informieren die Berufsgenossenschaften und Unfallkassen darüber hinaus durch eigene Print- und Internetangebote zu Themen in ihrem Zuständigkeitsbereich und bieten Schulungen und E-Learning-Programme an. Die für die Einrichtungen im Gesundheitswesen zuständige Berufsgenossenschaft für Gesundheitsdienst und Wohlfahrtspflege (BGW) gibt mit einer Fülle von Materialien, u. a. den Informationsblättern »Sichere Seiten«, gezielte Hilfestellung bei der Gefährdungsbeurteilung und dem Arbeitsschutz in stationären und ambulanten Settings.

Sowohl die Technischen Regeln als Teil des staatlichen Arbeitsschutzes als auch die Informationen der Gesetzlichen Unfallversicherung und ihrer Mitglieder sind als Referenzen zu verstehen. Von ihren Empfehlungen kann der Arbeitgeber abweichen, wenn das Arbeitsschutzziel nachweislich auf andere Weise erreicht wird.

Neben staatlichen Stellen und den Unfallversicherungsträgern existieren eine Reihe weiterer Fachkommissionen, die spezifische Richtlinien zu technischen und anderen Verfahren erarbeiten und veröffentlichen, so das Deutsche Institut für Normung (DIN) oder der Verein Deutscher Ingenieure (VDI). Ihre Normen geben analog zu untergesetzlichen Regeln den allgemein anerkannten Stand der Technik wieder, an dem sich abweichende Verfahren messen lassen müssen.

In dem kaum überschaubaren Gewirr von Verordnungen, Vorschriften, Regeln und anderen Informationen finden sich bislang nur wenige Dokumente, die für die Planung und Umsetzung konkreter Arbeitsschutzmaßnahmen gegenüber Hitze in den Einrichtungen der Gesundheitsversorgung hilfreich sind.

Tab. 3.5.1: Untergesetzliche Regelungen mit Bezug bzw. Nichtbezug zur Technischen Regel Raumtemperatur (ASR A3.5) (eigene Zusammenstellung)

Hrsg.	Titel	Bemerkungen
ASTA	Technische Regel ASR A3.5 Raumtemperatur	Arbeitsstätten allgemein
	Technische Regel ASR A3.6 Lüftung	Arbeitsstätten allgemein
DGUV	Regel 114-610 Branche Grün- und Landschaftspflege	Arbeiten im Freien; auch UV-Schutz
	Regel 102-602 Branche Kindertageseinrichtung	Raumlufttemperaturen, auch im Küchenbereich
	Regel 115-401 Branche Bürobetriebe	für Bürobereich; Kap. 3.2.2 Klima
	Information 203-085 Arbeiten unter der Sonne	Arbeiten im Freien; auch UV-Schutz
	Information 215-444 Sonnenschutz im Büro	auch Hinweise für Nutzung bei Hitze
	Information 207-028 Neubauplanung, Modernisierung und Nutzungsänderung von Werkstätten für behinderte Menschen (WfbM)	Anwendung ASR A3.5 und ASR A3.6 Raumtemperatur in Abhängigkeit von Aktivität und Bekleidung
	Information 215-530 Klima im Fahrzeug	Begründung für Klimaanlagen
	Information 207-016 Neu- und Umbauplanung im Krankenhaus unter Gesichtspunkten des Arbeitsschutzes – Basismodul	Technische Lüftung; Anwendung ASR A3.5
	Information 207-017 Neu- und Umbauplanung im Krankenhaus unter Gesichtspunkten des Arbeitsschutzes. Anforderungen an Funktionsbereiche	Anwendung der ASR A3.5
	Information 207-027 Neu- und Umbauplanung im Krankenhaus unter Gesichtspunkten des Arbeitsschutzes. Anforderungen an Pflegebereiche	kein Hinweis auf Raumtemperaturen auf Normalstationen!
	Information 207-026 Zu Hause pflegen – so kann es gelingen! Ein Wegweiser für pflegende Angehörige	kein Hinweis auf Raumtemperaturen
	Information 215-520 Klima im Büro	Anwendung der ASR A3.5
	Information 215-510 Beurteilung des Raumklimas	Anwendung der ASR A3.5 Risikograph Klima
	Information 213-002 Hitzearbeit: Erkennen – beurteilen – schützen	Einschätzung der Arbeitsschwere, Kühlungsmöglichkeiten bei Hitze
	Information 213-022 Beurteilung von Hitzearbeit – Tipps für Wirtschaft, Verwaltung, Dienstleistung	Kriterien für Hitzearbeit; klimatische Belastungen sind ausgenommen
BGW	Check 04-05-110 Gefährdungsbeurteilung in der Pflege	ASR A3.5, aber lediglich für Küchenbereich & Verwaltung (!)
	Check 04-05-142 Gefährdungsbeurteilung in Werkstätten für Menschen mit Behinderungen	regelbare Raumtemperatur, höchstens 26 °C
	Sichere Seiten: Arbeitsplatz allgemein	Schutzziel: angenehmes Klima; kein Hinweis auf ASR A3.5

Tab. 3.5.1: Untergesetzliche Regelungen mit Bezug bzw. Nichtbezug zur Technischen Regel Raumtemperatur (ASR A3.5) (eigene Zusammenstellung) – Fortsetzung

Hrsg.	Titel	Bemerkungen
	Sichere Seiten: Arbeitsplatz in Büro und Verwaltung	Raumtemperatur im Sommer höchstens
	Sichere Seiten: Arbeitsplatz im Dienstzimmer	26 °C
	Sichere Seiten: Arbeitsplatz im häuslichen Einsatzort	Wohnung ist Arbeitsstätte
		kein Hinweis auf Raumtemperatur
	Sichere Seiten: Arbeitswege	kein Hinweis auf Klimaanlage im Fahrzeug

Einige Hinweise, in denen Bezug zu Aspekten der Überwärmung für spezielle Bereiche genommen wird bzw. sinnvoll wäre, sind in der Tabelle 3.5.1 aufgeführt (▶ Tab. 3.5.1). Die meisten Informationen betreffen Innenräume. Hier fällt auf, dass Empfehlungen zur Raumtemperatur entsprechend der ASR A3.5 für allgemeine Bettenstationen oder Wohnbereiche fehlen, während Dienstzimmer, Büroräume und Funktions- sowie Werkstatträume berücksichtigt werden. Die Empfehlungen für den Außenbereich umfassen Hinweise auf Hitzegefährdungen, dazu Informationen über die Gefährdungen durch UV-Strahlen. Hier sind die gesetzlichen Unfallversicherungsträger seit langem in der Prävention aktiv.

3.5.4 Arbeitsschutz und Hitzeperioden: Die Umsetzung

Als gegenwärtig zentrale Dokumente für den Arbeitsschutz bei Hitze können der Anhang 3.5 der ArbStättV und vor allem die Arbeitsstättenregel ASR A3.5 angesehen werden, allerdings mit der Einschränkung, dass sie lediglich für Gebäude gelten. Nach der ASR A3.5 wird bei Außenlufttemperaturen bis 26 °C eine Raumtemperatur von 26 °C als oberer tolerabler Grenzwert für Arbeitsräume angesehen, in denen gesunde Beschäftigte arbeiten. Dies erfordert die Messung der Außenlufttemperatur parallel zur Raumlufttemperaturmessung. Die Lufttemperatur im Außenbereich sollte gemäß ASR A3.5 ohne Einwirkung von direkter Sonneneinstrahlung etwa vier Meter von der Gebäudeaußenwand entfernt in einer Höhe von zwei Metern gemessen werden. Steigen die Außenlufttemperatur und die Raumlufttemperatur über 26 °C, mussen entsprechend dem TOP Prinzip zunächst Sonnenschutzvorrichtungen angebracht bzw. optimiert werden, die idealerweise von außen verschatten.

Bei Überschreitung des Grenzwertes von 26 °C Raumlufttemperatur sollen im Intervall bis 30 °C Maßnahmen durchgeführt werden, zwischen 30 °C und 35 °C müssen Maßnahmen durchgeführt werden und ab 35 °C sind die Räume ohne Maßnahmen, wie sie bei Hitzearbeit durchgeführt werden müssen, als Arbeitsräume nicht mehr nutzbar. Die empfohlenen Maßnahmen umfassen zunächst die effektive Verschattung und Lüftung sowie die Reduzierung innerer thermischer Lasten, auch wird die Nutzung von Ventilatoren empfohlen, obwohl diese Wärme abgeben und Räume nicht kühlen (▶ Kap. 2.3). Organisatorisch werden Gleitzeitregelungen, eine Lockerung der Bekleidungsregeln sowie Entwärmungsphasen vorgeschlagen. Die Bereitstellung geeigneter Getränke ist ab einer Raumlufttemperatur von 30 °C ein Muss. Zudem weist die ASR A3.5 darauf hin, dass die sogenannte Schwülegrenze durch Raumkühlungsmaßnahmen, welche die Luftfeuchtigkeit erhöhen, nicht überschritten werden darf (▶ Kap. 2.1, ▶ Kap. 2.3). Für korrektes Lüften kann die ASR A3.6 »Lüftung« Hinweise geben, obwohl bei den dort formulierten Anforderungen an die Luftfeuchte explizit witterungsbedingte Feuchteschwankungen ausgenommen sind (Bauer et al. 2022, S. 21).

Die Hierarchisierung der Maßnahmen des Arbeitsschutzes gegenüber Hitze nach dem TOP-Prinzip entspricht den Erkenntnissen aus Epidemiologie und Physiologie, dass eine Minderung der Exposition gegenüber Hitze den größten präventiven Nutzen hat. In einer Befragung deutscher Krankenhäuser durch das deutsche Krankenhausinstitut im Jahr 2021 gaben 80 % der 263 antwortenden Krankenhäuser an, dass sie Maßnahmen der Verschattung zur Verhinderung von Sonneneinstrahlung (z. B. durch Gebäudeteile, Bäume oder Jalousien) bereits umgesetzt hatten (DKI 2022), allerdings ist nicht bekannt, ob die umgesetzten Maßnahmen eine hinreichende Wirkung erzielten. Im Kontext des Arbeitsschutzes Schwangerer und der Betreuung von Menschen mit Beeinträchtigungen, z. B. in Werkstätten, ist relevant, dass bereits bei Überschreiten einer Raumtemperatur von 26 °C eine angepasste Gefährdungsbeurteilung erfolgen und ggf. entsprechende Maßnahmen eingeleitet werden müssen. Die Berufsgenossenschaft für Gesundheitsdienst und Wohlfahrtspflege (BGW) empfiehlt, durch entsprechende Technik in Werkstätten für Menschen mit Behinderungen für eine zwischen mindestens 12 °C und 26 °C regelbare Raumtemperatur zu sorgen (BGW 2020, S. 23). Vor dem Hintergrund der deutlichen Hinweise auf eine Gefährdung Schwangerer und ungeborener Kinder durch hohe Temperaturen (▶ Kap. 3.4) sollten die Grenzwerte der ASR A3.5 auch im Mutterschutz Anwendung finden.

Zur Einschätzung des jeweiligen Raumklimas eignet sich die *DGUV-Information 215-510* »Beurteilung des Raumklimas. Handlungshilfe für kleine und mittlere Unternehmen« (DGUV 2016a) mit dem sogenannten »Risi-

kograph Klima« (▶ Kap. 2.3, ▶ Abb. 2.3.2). Die empfohlenen Maßnahmen bei kritischen Raumklimasituationen beziehen sich dabei wiederum auf die ASR A3.5. Dort sind verschiedene Maßnahmen bei Hitzearbeit aufgeführt, deren Umsetzbarkeit in Werkstätten geprüft werden sollte. Bei nicht veränderbaren Umgebungsbedingungen sind Entwärmungsphasen, d. h. vermehrte Pausen in einer im Vergleich zum Arbeitsort bis zu 6 °C kühleren Umgebung, kombiniert mit hinreichender Flüssigkeitsaufnahme und einer Anpassung der Bekleidung, wirksame Maßnahmen des Arbeitsschutzes, die nicht nur für die älteren Beschäftigten Standard sein sollten. In diesem Zusammenhang ist zu erwähnen, dass bei einer Befragung von 1.003 Pflegekräften im Krankenhaus und in der Altenpflege im Jahr 2012 fast die Hälfte (49,6 %) der Befragten angab, dass die gesetzlich vorgeschriebenen Pausenzeiten von 15 Minuten pro 6-Stunden-Schicht häufig ausfielen, in mehr als der Hälfte der Fälle bedingt durch »zu viel Arbeit« (Lohmann-Haislah et al. 2019). Der Unterschied zu den Angaben der Angehörigen anderer Berufe (Pausenausfall in 26 % bejaht; N = 16.175) war signifikant. Die Befragung bezog sich nicht auf besondere thermische Situationen, sodass davon auszugehen ist, dass das Problem der Nichteinhaltung von gesetzlich festgelegten Pausenzeiten in vielen Pflegesettings unabhängig von Hitze besteht und das Risiko der Gesundheitsschädigung Mitarbeitender durch Hitze noch weiter steigt.

Ob die Bekleidung der thermischen Umgebung angepasst werden kann, hängt zumeist von konkurrierenden hygienischen Schutzanforderungen ab. Kann die Bekleidung z. B. aus Gründen des Infektionsschutzes nicht verändert werden, können ggf. Kühlwesten die Wärmeabgabe des Körpers unterstützen. Eine Auswertung von 36 systematischen Reviews, die mehr als 1.000 Einzelstudien mit mehr als 12.000 Personen umfasste, kam zu dem Ergebnis, dass das Tragen von Kühlkleidung nach der Umgebungskühlung die zweitwirksamste Maßnahme des Hitzeschutzes in Arbeitskontexten und bei sportlichen Belastungen darstellt und der reinen Flüssigkeitssubstitution deutlich überlegen ist (Morris et al. 2020). Kühlkleidung funktioniert mit unterschiedlichen Kühlprinzipien (Pohrt & Waldinger 2016). Für Beschäftigte in Einrichtungen der Gesundheitsversorgung kommen leitungsunabhängige Kühlsysteme in Frage, welche nicht an einen Wasser- oder Luftkreislauf angeschlossen werden müssen. Unterschieden werden Eis- oder Gelwesten, paraffingefüllte PCM-Westen (Phase Change Material) und Verdunstungskühlwesten aus wasserabsorbierendem Spezialgewebe. Nachteile von Eis-/Gel- und PCM-Westen sind ihr Gewicht von 1,3 bis zu 5 kg, die Notwendigkeit des Tausches der Weste nach ca. drei Stunden aufgrund nachlassender Kühlleistung sowie, je nach Modell, die Notwendigkeit der Vorhaltung eines Gefrier- bzw. Kühlschranks zur Wiederaufladung der Kühlmodule. Verdunstungskühlwesten funktionieren nur bei Verdunstungsmöglichkeit (▶ Kap. 2.3), können also nicht unter einer isolierenden Schutzkleidung getragen werden und wirken bei hoher Luftfeuchtigkeit nicht. Ihr Vorteil liegt im niedrigen Gewicht von ca. 1 kg sowie in der einfachen »Wiederaufladung« durch Eintauchen in Leitungswasser. Bei guten Verdunstungsbedingungen kühlen sie ca. fünf bis zehn Stunden.

Über den Einsatz von Kühlwesten und von »smarter Kleidung« innerhalb der Gesundheitsversorgung liegen bislang nur wenige Erfahrungen vor. Ein Team in den Niederlanden untersuchte physiologische Parameter (Herzfrequenz, gastrointestinale Temperatur) und die subjektive Einschätzung des thermischen Zustands (thermisches Empfinden, thermischer Komfort, Ausmaß der thermischen Belastung) zweier Gruppen von Pflegekräften im Arbeitsalltag auf einer Covid-19-Station bei einer Umgebungstemperatur von durchschnittlich 23,2 °C (de Korte et al. 2020). Die Arbeit erfolgte in drei Zeitblöcken zu jeweils drei Stunden. Eine Gruppe trug während der drei Stunden dauernden Arbeitsblö-

cke unter der Schutzkleidung jeweils eine frische PCM-Weste (Gewicht 1,5 kg). Die Durchschnittstemperatur unter der Schutzkleidung, gemessen in Taillenhöhe, betrug zu Beginn ca. 30 °C und stieg während der Arbeit in beiden Gruppen gleichermaßen um 1 bis 2 °C an. Es konnte kein signifikanter Unterschied im Verlauf der gastrointestinalen Temperatur zwischen den Gruppen unter Arbeitsbelastung festgestellt werden. Der einzige physiologische Parameter, der sich signifikant unterschied, war die durchschnittliche Herzfrequenz, welche in der Gruppe mit Kühlweste niedriger war als in der Kontrollgruppe. Im Gegensatz zu den körperlichen Parametern unterschieden sich die Wahrnehmung und die Beurteilung der thermischen Situation in beiden Gruppen, wobei der thermische Komfort in der Gruppe, die Kühlwesten trug, trotz des zusätzlich getragenen Gewichts von 1,5 kg signifikant höher war als in der Kontrollgruppe.

Für die patientennahe Versorgung, die Arbeit in Wohnbereichen oder in der Häuslichkeit pflegebedürftiger Personen könnten weitere Untersuchungen helfen einzuschätzen, ob Kühlkleidung künftig eine wichtige Ergänzung zu klassischen Hitzeschutzmaßnahmen werden könnte. Mehrfache Entwärmungsphasen von mindestens 15 Minuten Länge, ein hinreichendes Angebot gekühlter Getränke und, falls mit den Hygieneanforderungen vereinbar, luftigere Bekleidung sollten in jedem Fall Standard des Arbeitsschutzes bei Hitze sein, falls eine Optimierung des Raumklimas am Arbeitsort durch technische Maßnahmen nicht möglich ist. Fahrzeuge für ambulante Dienste sollten mit einer Klimaanlage ausgestattet sein und die Touren entzerrt werden, um die nötige Erholungszeit zu gewährleisten. Im Zuge der steigenden Aufmerksamkeit, die der Hitzeschutz in Kommunen erfährt, sollte es, wie bereits in einigen internationalen Städten praktiziert, möglich werden, kühle Orte digital ausfindig zu machen und für Pausenzeiten in die Tourenplanung einzubeziehen.

3.5.5 Fazit

Einrichtungen der Gesundheitsversorgung haben bei Hitzeperioden einschlägige Pflichten ihren Beschäftigten gegenüber. Das ergibt sich aus dem Arbeitsschutzgesetz und seinen nachfolgenden Verordnungen und Regeln. Bislang sind präventive Interventionen zum Hitzeschutz und langfristige Anpassungsmaßnahmen entlang dieser bestehenden Regelwerke nicht durchgängig mit der Priorität umgesetzt, die ihnen zukommen sollte. Beeinträchtigungen durch extreme Hitze am Arbeitsplatz, nicht nur bezogen auf Einrichtungen im Gesundheitswesen, führen zu einem Rückgang der Arbeitsproduktivität bei den Betroffenen, was wiederum zu zusätzlichen betrieblichen und letztlich auch zu volkswirtschaftlichen Kosten führt. Im Rahmen einer betrieblichen Gesundheitsförderung kann ein Hitzeschutzplan für die jeweilige Arbeitsstätte und für Beschäftigte integriert werden, welcher nicht nur eine vorausschauende Gefährdungsbeurteilung beinhaltet, sondern auch die Begrenzung der Hitzeexposition durch die Verringerung der inneren Wärmebelastung, die Erleichterung der Wärmeabgabe, die Sicherstellung einer ausreichenden Flüssigkeitszufuhr, hinreichende Pausenzeiten für die Entwärmung sowie die Sicherstellung von Erste-Hilfe-Maßnahmen und regelmäßige Unterweisungen zum Hitzeschutz. Besonders gefährdete Beschäftigte wie Schwangere und Menschen mit Beeinträchtigungen sollten eine besondere Beachtung finden. Technische, organisatorische und persönliche Schutzmaßnahmen müssen ineinandergreifen und sollten nach dem TOP-Prinzip hierarchisiert werden.

Literatur

Abrahamson, V., Wolf, J., Lorenzoni, I. et al. (2009). *Perceptions of heatwave risks to health: interview-based study of older people in London and Norwich, UK*. Journal of Public Health, 31(1), 119–126. https://doi.org/10.1093/pubmed/fdn102

Ajzen, I. (1985). *From intentions to actions: A theory of planned behavior*. In: Kuhl, J. & Beckman, J. (Hrsg.) *Action-control: From cognition to behaviour* (S. 11–39). Heidelberg, Berlin: Springer.

Albrecht, M., Loos, S., Sander, M. et al. (2012). *Versorgungs- und Vergütungssituation in der außerklinischen Hebammenhilfe. Ergebnisbericht für das Bundesministerium für Gesundheit*. Berlin: IGES Institut GmbH. Zugriff am 23.08.2023 unter: https://gkv-spitzenverband.de/media/dokumente/krankenversicherung_1/ambulante_leistungen/hebammen/120504_IGES-Gutachten_Versorgungs-_und_Verguetungssituation_in_der_ausserklinischen_Hebammenhilfe.pdf

Allmendinger, J., Jahn, K., Promberger, M. et al. (2018). *Prekäre Beschäftigung und unsichere Haushaltslagen im Lebensverlauf: Gibt es in Deutschland ein verfestigtes Prekariat?* WSI, 71, 259 269.

Analitis, A., Michelozzi, P., D'Ippoliti, D., et al. (2014). *Effects of heat waves on mortality: effect modification and confounding by air pollutants*. Epidemiology, 25, 15–22.

an der Heiden, M., Muthers, S., Niemann, H. et al. (2020). *Hitzebedingte Mortalität. Eine Analyse der Auswirkungen von Hitzewellen in Deutschland zwischen 1992 und 2017*. Deutsches Ärzteblatt, 117, 603–609.

an der Heiden, M., Winklmayr, C., Buchien, S., Schranz, M., RKI-Geschäftsstelle für Klimawandel & Gesundheit, Diercke, M., Bremer, V. (2023). *Wochenbericht zur hitzebedingten Mortalität. KW 32/2023 vom 24.08.2023*. Robert Koch-Institut, doi: 10.25646/11684

Andersen, A.M.N., Vastrup, P., Wohlfahrt, J. et al. (2002). *Fever in pregnancy and risk of fetal death: a cohort study*. Lancet, 360(16), 1552–1556.

APCC (Hrsg.) (2018). *Österreichischer Special Report Gesundheit, Demographie und Klimawandel (ASR18)*. Wien: Austrian Panel on Climate Change (APCC), Verlag der Österreichischen Akademie der Wissenschaften.

Arbuthnott, K., Hajat, S., Heaviside, C., Vardoulakis, S. (2020). *Years of life lost and mortality due to heat and cold in the three largest English cities*. Environment International, 144, 105966.

ARD/ZDF-Forschungskommission (Hrsg.) (2022). *ARD/ZDF-Onlinestudie 2022*. Zugriff am 04.09.2023 unter: https://www.ard-zdf-onlinestudie.de/files/2022/ARD_ZDF_Onlinestudie_2022_Publikationscharts.pdf

Arlegui, L., Smallcombe, J.W., Fournet, D. et al. (2021). *Body mapping of sweating patterns of prepubertal children during intermittent exercise in a warm environment*. European Journal of Applied Physiology, 121, 3561–3576.

ASR A3 5 Technische Regeln für Arbeitsstätten: *Raumtemperatur*. Ausschuss für Arbeitsstätten BMAS. Ausgabe: Juni 2010, zuletzt geändert GMBI 2022, S. 198. Zugriff am 04.09.2023 unter: https://www.baua.de/DE/Angebote/Rechtstexte-und-Technische-Regeln/Regelwerk/ASR/pdf/ASR-A3-5.pdf?__blob=publicationFile&v=5

ASR A3.6 Technische Regeln für Arbeitsstätten: *Lüftung*. Ausschuss für Arbeitsstätten BMAS. Ausgabe: Januar 2012, zuletzt geändert GMBl 2018, S. 474. Zugriff am 04.09.2023 unter: https://www.baua.de/DE/Angebote/Regelwerk/ASR/pdf/ASR-A3-6.pdf?__blob=publicationFile

Asta, F., Michelozzi, P., Cesaroni, G. et al. (2019). *The Modifying Role of Socioeconomic Position and Greenness on the Short-Term Effect of Heat and Air Pollution on Preterm Births in Rome, 2001-2013*. International Journal of Environmental Research and Public Health, 16(14), S. 2497.

Atkinson, R. (2000). *Atmospheric chemistry of VOCs and NOx*. Atmospheric Environment, 34, 2063–2101.

Axnick, M. (2021). *Hitzebedingte Sterblichkeit in Berlin und Brandenburg*. Zeitschrift für amtliche Statistik Berlin Brandenburg, 2021(1), 34–39.

ÄQZ – Ärztliches Zentrum für Qualität in der Medizin (Hrsg.) (2023). *Mukoviszidose – Was Eltern darüber wissen sollten, Gesundheitsinformation Mai 2023*. Zugriff am 04.09.2023 unter: https://www.patienten-information.de/medien/kurzinfomationen/mukoviszidose-kip.pdf

Baccini, M., Biggeri, A., Accetta, G. et al. (2008). *Heat Effects on Mortality in 15 European Cities.* Epidemiology, 19, 711–719.

Bach, V. & Libert, J.P. (2022). *Hyperthermia and Heat Stress as Risk Factors for Sudden Infant Death Syndrome: A Narrative Review.* Front Pediatr, 10 (816136), doi: 10.3389/fped.2022.816136

BAG WfbM – Bundesarbeitsgemeinschaft Werkstätten für behinderte Menschen (Hrsg.) (2022). *Neue Wege gehen. Jahresbericht 2022.* Berlin.

BAGüS – Bundesarbeitsgemeinschaft der überörtlichen Träger der Sozialhilfe und der Eingliederungshilfe (Hrsg.) & con_sens (2019). *Kennzahlenvergleich Eingliederungshilfe der überörtlichen Träger der Sozialhilfe. 2017.* Münster: BAGüS/con_sens.

BAGüS – Bundesarbeitsgemeinschaft der überörtlichen Träger der Sozialhilfe und der Eingliederungshilfe & con_sens (Hrsg.) (2021). *Kennzahlenvergleich Eingliederungshilfe 2021. Berichtsjahr 2019.* Münster: BAGüS/con_sens.

BAGüS – Bundesarbeitsgemeinschaft der überörtlichen Träger der Sozialhilfe und der Eingliederungshilfe & con_sens (Hrsg.) (2022). *BAGüS-Kennzahlenvergleich Eingliederungshilfe 2022. Berichtsjahr 2020.* Münster: BAGüS/con_sens.

BAGüS – Bundesarbeitsgemeinschaft der überörtlichen Träger der Sozialhilfe und der Eingliederungshilfe & con_sens (Hrsg.) (2023). *BAGüS-Kennzahlenvergleich Eingliederungshilfe 2023. Berichtsjahr 2021.* Köln: BAGüS/con_sens.

Baker, L.B. (2019). *Physiology of sweat gland function: The roles of sweating and sweat composition in human health.* Temperature, 6(3), 211–259.

Bakhshoodeh, R., Ocampo, C., Oldham, C. (2022). *Thermal performance of green façades: Review and analysis of published data.* Renewable and Sustainable Energy Reviews, 155, 111744.

Balk, S.J. & Council on Environmental Health and Section on Dermatology (2011). *Technical Report – Ultraviolet Radiation: A Hazard to Children and Adolescents.* Pediatrics, 127(3), e791–e817.

Basagana, X. & de la Pena-Ramirez, C. (2023). *Ambient temperature and risk of motor vehicle crashes: A countrywide analysis in Spain.* Environmental Research, 216, 114599, https://doi.org/10.1016/j.envres.2022.114599

Basu, R., Chen, H., Li, D.K., Avalos, L.A. (2017). *The impact of maternal factors on the association between temperature and preterm delivery.* Environmental Research, 154, 109–114.

Basu, R. & Samet, J.M. (2002). *Relation between Elevated Ambient Temperature and Mortality: A Review of the Epidemiologic Evidence.* Epidemiologic Reviews, 24(2), 190–202.

BAuA – Bundesanstalt für Arbeitsschutz und Arbeitsmedizin (Hrsg.) (2011). *Gesundes Klima und Wohlbefinden am Arbeitsplatz.* Dortmund.

Bauer, S., Bux, K., Dieterich, F. et al. (2022). *Klimawandel und Arbeitsschutz.* BAuA: Dortmund, Berlin, Dresden. https://doi.org/10.21934/baua:bericht20220601

BBK – Bundesamt für Bevölkerungsschutz und Katastrophenhilfe (Hrsg.) (2020). *Handbuch Krankenhausalarm- und -einsatzplanung (KAEP). Empfehlungen für die Praxis zur Erstellung eines individuellen Krankenhausalarm- und -einsatzplans.* Bonn. Zugriff am 04.09.2023 unter: https://www.bbk.bund.de/SharedDocs/Downloads/DE/Mediathek/Publikationen/Schutz-der-Gesundheit/handbuch-kaep.pdf?__blob=publicationFile&v=15

Behrendt, S., Tsiasioti, C., Stammann, C. et al. (2022). *Qualitätsmessung in der Pflege mit Routinedaten (QMPR): Indikatoren. Schnittstelle ambulantärztliche und pflegerische Versorgung bei Pflegeheimbewohner:innen. Abschlussbericht. Band II.* Berlin: Wissenschaftliches Institut der AOK (WIdO), https://dx.doi.org/10.4126/FRL01-006432928

Bein, T., Karagiannidis, C., Gründling, M., Quintel, M. (2020). *Neue intensivmedizinische Herausforderungen durch Klimawandel und globale Erderwärmung.* Anaesthesist, 69, 463–469.

BfArM – Bundesinstitut für Arzneimittel und Medizinprodukte (2020). *ICF: Internationale Klassifikation der Funktionsfähigkeit, Behinderung und Gesundheit.* WHO: Genf.

BfArM – Bundesinstitut für Arzneimittel und Medizinprodukte (2022). *ICD-10-GM Version 2023. Internationale statistische Klassifikation der Krankheiten und verwandter Gesundheitsprobleme, 10. Revision, Kapitel V.* Zugriff am 23.08.2023 unter: https://www.dimdi.de/static/de/klassifikationen/icd/icd-10-gm/kode-suche/htmlgm2023/block-f70-f79.htm

BGW – Berufsgenossenschaft für Gesundheitsdienst und Wohlfahrtspflege (Hrsg.) (2020). *Gefährdungsbeurteilung in Werkstätten für Menschen mit Behinderungen.* BGW 04-05-142. Hamburg.

BGW – Berufsgenossenschaft für Gesundheitsdienst und Wohlfahrtspflege (Hrsg.) (2022). *Arbeitsplatz im häuslichen Einsatzort.* BGW Sichere Seiten, Stand 1/2022. Hamburg.

Blättner, B. & Waller, H. (2018). *Gesundheitswissenschaft. Eine Einführung in Grundlagen, Theorie und Anwendung.* Stuttgart: Kohlhammer.

BMAS – Bundesministerium für Arbeit und Soziales (Hrsg.) (2016). *Zweiter Teilhabebericht der Bundesregierung über die Lebenslagen von Menschen mit Beeinträchtigungen.* Bonn.

BMAS – Bundesministerium für Arbeit und Soziales (Hrsg.) (2020). *Versorgungsmedizin-Verordnung (VersMedV).* Stand: 1. Januar 2020. Bonn.

BMAS – Bundesministerium für Arbeit und Soziales (Hrsg.) (2021). *Dritter Teilhabebericht der*

Bundesregierung über die Lebenslagen von Menschen mit Beeinträchtigungen. Bonn.

BMAS – Bundesministerium für Arbeit und Soziales (Hrsg.) (2022). *Abschlussbericht Repräsentativbefragung zur Teilhabe von Menschen mit Behinderung. Forschungsbericht 598.* Bonn.

BMI – Bundesministerium des Innern (Hrsg.) (2009). *Nationale Strategie zum Schutz Kritischer Infrastrukturen (KRITIS-Strategie).* Berlin. Zugriff am 04.09.2023 unter: https://www.bmi.bund.de/SharedDocs/downloads/DE/publikationen/themen/bevoelkerungsschutz/kritis.pdf;jsessionid=F6EA159CB6006CB710616679F7E33689.2_cid364?__blob=publicationFile&v=4

BMU – Bundesministerium für Umwelt, Naturschutz, Bau und Reaktorsicherheit (Hrsg.) (2016). *Anpassung an den Klimawandel. Erster Fortschrittsbericht der Bundesregierung zur Deutschen Anpassungsstrategie.* Berlin.

Bobb, J.F., Obermeyer, Z., Wang, Y., Dominici, F. (2014). *Cause-Specific Risk of Hospital Admission Related to Extreme Heat in Older Adults.* Journal of the American Medical Association, 312(24), 2659–2667.

Bokiniec, P., Zampieri, N., Lewin, G.R., Poulet, J.F.A. (2018). *The neural circuits of thermal perception.* Current Opinion in Neurobiology, 52, 98–106.

Bongers, K.S., Salahudeen, M.S., Peterson, G.M. (2020). *Drug-associated non-pyrogenic hyperthermia: a narrative review.* European Journal of Clinical Pharmacology, 76, 9–16.

Bongers, C.C., de Korte, J.Q., Zwartkruis, M. et al. (2022). *Heat Strain and Use of Heat Mitigation Strategies among COVID-19 Healthcare Workers Wearing Personal Protective Equipment—A Retrospective Study.* Int. J. Environ. Res. Public Health, 19, 1905, https://doi.org/10.3390/ijerph19031905

Bohne, D. (2019). *Technischer Ausbau von Gebäuden und nachhaltige Gebäudetechnik.* 11. Aufl. Wiesbaden: Springer Vieweg.

Borg, M., Nitschke, M., Williams, S. et al. (2019). *Using the excess heat factor to indicate heatwave-related urinary disease: a case study in Adelaide, South Australia.* International Journal of Biometeorology, 63, 435–447.

Botonis, P.G., Kounalakis, S.N., Cherouveim, E.D. et al. (2017). *Effects of menthol application on the skin during prolonged immersion in cool and cold water.* Scand J Med Sci Sports, 28, 1193–1200.

Bouchama, A., Dehbi, M., Mohamed, G. et al. (2007). *Prognostic Factors in Heat Wave-Related Deaths. A Meta-analysis.* Archives of Internal Medicine, 167(20), 2170–2176.

Bretin, P., Vandentorren, S., Zeghnoun, A., Ledrans, M. (2004). *Etude des facteurs de décès des personnes agees residant à domicile durant la vague de chaleur d'aout 2003.* Institut de Veille Sanitaire (InVS). Zugriff am 29.10.2022 unter: http://archives.invs.santepubliquefrance.fr/publications/2004/chaleur2003_170904/index.html

Bronfenbrenner, U. (1981). *Die Ökologie der menschlichen Entwicklung. Natürliche und geplante Experimente.* Stuttgart: Klett-Cotta.

Budd, G.M. (2008). *Wet-bulb globe temperature (WBGT) – ist history and ist limitations.* Journal of Science and Medicine in Sport, 11, 20 – 32.

Bundesärztekammer, Charité – Universitätsmedizin Berlin, Institut für Epidemiologie des Helmholtz Zentrum München, Potsdam-Institut für Klimafolgenforschung (PIK), Hertie School (Hrsg.) (2019). *The Lancet Countdown on Health and Climate Change. Policy Brief für Deutschland.* Zugriff am 09.10.2020 unter: https://www.bundesaerztekammer.de/aerzte/medizin-ethik/projektbezogene-themen/lancet-countdown-on-health-and-climate-change-policy-briefing-fuer-deutschland/

Bund-Länder Ad-hoc Arbeitsgruppe ›Gesundheitliche Anpassung an die Folgen des Klimawandels‹ (Hrsg.) (2017). *Handlungsempfehlungen für die Erstellung von Hitzeaktionsplänen zum Schutz der menschlichen Gesundheit.* Zugriff am 27.12.2020 unter: https://www.bmu.de/themen/klima-energie/klimaschutz/anpassung-an-den-klimawandel/handlungsempfehlungen-fuer-die-erstellung-von-hitzeaktionsplaenen/

Bunn, D.K. & Hooper, L. (2019). *Signs and Symptoms of Low-Intake Dehydration Do Not Work in Older Care Home Residents – DRIE Diagnostic Accuracy Study.* Journal of the American Medical Directors Association, 20(8), 963–970.

Bux, K. & Polte, C. (2016). *Psychische Gesundheit in der Arbeitswelt.* Klima, BauA Bericht. Dortmund/Berlin/Dresden.

BVKJ – Berufsverband der Kinder- und Jugendärzte e. V. (Hrsg.) (2003). *Plötzlicher Kindstod meist zu vermeiden.* Zugriff am 15.05.2023 unter: https://www.kinderaerzte-im-netz.de/news-archiv/meldung/article/ploetzlicher-kindstod-meist-zu-vermeiden/

BZgA – Bundeszentrale für gesundheitliche Aufklärung (Hrsg.) (o. J.) *Tipps für Eltern von Babys und Kleinkindern: Hitze und Hitzeschutz.* Zugriff am 15.05.2023 unter: https://www.klima-mensch-gesundheit.de/hitzeschutz/babys-und-kinder/

Casanueva, A., Burgstall, A., Kotlarski, S. et al. (2019). *Overview of Existing Heat-Health Warning Systems in Europe.* International Journal of Environmental Research and Public Health, 16, 2657, doi: 10.3390/ijerph16152657

CDC – Center for Disease Control and Prevention (Hrsg.) (2019). *Heat and Infants and Children.*

Zugriff am 15.05.2023 unter: https://www.cdc. gov/disasters/extremeheat/children.html

Cedeño Laurent, J.G., Williams, A., Oulhote, Y. et al. (2018). *Reduced cognitive function during a heat wave among residents of non-air-conditioned buildings: An observational study of young adults in the summer of 2016.* PloS Med, 15(7), e1002605. https://doi.org/10.1371/journal.pmed.1002605

Chambers, C.D., Johnson, K.A., Dick, L.M. et al. (1998). *Maternal Fever and Birth Outcome: A Prospective Study.* Teratology, 58, 251–257.

Chen, K., Breitner, S., Wolf, K. et al. (2019). *Temporal variations in the triggering of myocardial infarction by air temperature in Augsburg, Germany, 1987 to 2014.* European Heart Journal, doi: 10.1093/eurheartj/ehz116.

Chersich, M.F., Pham, M.D., Area, A. et al. on behalf of the Climate Change and Heat-Health Study Group (2020). *Associations between high temperatures in pregnancy and risk of preterm birth, low birth weight, and stillbirths: systematic review and meta-analysis.* BMJ, 371, m3811.

Choi, Y.M., Chopra, T., Smith, D., Moulton, S. (2019). *Sun heated surfaces are an environmental hazard for young children.* Perspect Public Health, 139(5), 264–270.

Churkina, G., Grote, R., Butler, T.M., Lawrence, M. (2015). *Natural selection? Picking the right trees for urban greening.* Environmental Science & Policy, 47, 12–17.

Claßen, T. (2018). *Urbane Grün- und Freiräume – Ressourcen einer gesundheitsförderlichen Stadtentwicklung.* In: Baumgart, S., Köckler, H., Ritzinger, A., Rüdiger, A. (Hrsg.) *Planung für gesundheitsfördernde Städte* (S. 297–313). Forschungsberichte der ARL 08. Zugriff am 22.03.2023 unter: https://www.arl-net.de/system/files/media-shop/pdf/fb/fb_008/fb_008_gesamt.pdf

Cramer, M.N., Gagnon, D., Laitano, O., Crandall, C.G. (2022). *Human temperature regulation under heat stress in health, disease, and injury.* Physiological Reviews, 09 Jun 2022, https://doi.org/10.1152/physrev.00047.2021

Cramer, M.N., Huang, M., Moralez, G., Crandall, C.G. (2020). *Keeping older individuals cool in hot and moderately humid conditions: wetted clothing with and without an electric fan.* Journal of Applied Physiology, 128(3), 604–611.

Crandall, C.G. & Wilson, T.E. (2015). *Human Cardiovascular Responses to Passive Heat Stress.* Comprehensive Physiology, 5(1), 17–43. doi: 10.1002/cphy.c140015.

Dahlgren, G. & Whitehead, M. (1991). *Policies and Strategies to Promote Social Equity in Health.* Stockholm: Institute for Future Studies.

Dalugoda, Y., Kuppa, J., Rutherford, S., Phung, D. (2022). *Effect of Elevated Ambient Temperature on Maternal, Foetal, and Neonatal Outcomes: A Scoping Review.* Int J Environ Res Public Health, 19(3), 1771.

DeGEval – Gesellschaft für Evaluation e. V. (Hrsg.) (2016). *Standards für Evaluation.* Mainz. Zugriff am 04.09.2023 unter: www.degeval.org/degeval-standards/standards-fuer-evaluation/

DeGEval – Gesellschaft für Evaluation e. V. (Hrsg.) (2022). *Glossar der Standards für Evaluation. Stichwort »Evaluation«.* Zugriff am 04.09.2023 unter: https://www.degeval.org/degeval-standards/glossar-der-standards-fuer-evaluation/

DeGroot, D.W., O'Connor, F.G., Roberts, W.O. (2022). *Exertional heat stroke: An evidence based approach to clinical assessment and management.* Experimental Physiology, 107(10), 1172–1183, doi: 10.1113/EP090488.

De Korte, J.Q., Bongers, C.C., Catoire, M. et al. (2022). *Cooling vests alleviate perceptual heat strain perceived by COVID-19 nurses.* Temperature, 9(1), 103–113.

DGE – Deutsche Gesellschaft für Ernährung e. V. (Hrsg.) (2000). *Referenzwerte für die Nährstoffzufuhr: Wasser.* Zugriff am 15.05.2023 unter: https://www.dge.de/wissenschaft/referenzwerte/wasser/

DGSM – Deutsche Gesellschaft für Schlafforschung e. V., Gesellschaft für Neonatologie und pädiatrische Intensivmedizin e. V. (GNPI), Deutsche Gesellschaft für Kinder- und Jugendmedizin e. V. (DGKJ), Deutsche Gesellschaft für Gynäkologie und Geburtshilfe e. V. (DGGG), Deutsche Gesellschaft für Perinatale Medizin e. V. (DGPM), Gemeinsame Elterninitiative Plötzlicher Säuglingstod e. V. (GEPS) Baden-Württemberg, Rheinlandpfalz, Saarland (Hrsg.) (2022). *S1-Leitlinie Prävention des Plötzlichen Säuglingstods.* Registernummer 063 – 002. Zugriff am 15.05.2023 unter: https://register.awmf.org/de/leitlinien/detail/063-002

Deutscher Apothekertag (Hrsg.) (2022). *Beschlüsse, Drucksache L 2.* München. Zugriff am 22.03.2023 unter: https://www.abda.de/fileadmin/user_upload/assets/DAT_Beschluesse/DAT_2022_Beschluesse.pdf

Deutscher Bundestag (Hrsg.) (2017). *Antwort der Bundesregierung auf die Kleine Anfrage der Abgeordneten Dr. Achim Kessler, Susanne Ferschl, Matthias W. Birkwald, weiterer Abgeordneter und der Fraktion DIE LINKE. Honorarrückzahlungsforderungen gegen Hausärztinnen und Hausärzte wegen Mengenüberschreitung bei Hausbesuchen.* Drucksache 19/2683 Zugriff am 23.08.2023 unter: https://dserver.bundestag.de/btd/19/026/1902683.pdf

Deutscher Wetterdienst (DWD) & Bundesinstitut für Bau-, Stadt- und Raumforschung (BBSR) (Hrsg.) (2017). *Handbuch Ortsgenaue Testreferenz-*

jahre von Deutschland für mittlere, extreme und zukünftige Witterungsverhältnisse. Zugriff am 04. 09.2023 unter: https://www.bbsr.bund.de/BBSR/ DE/forschung/programme/zb/Auftragsforschung/ 5EnergieKlimaBauen/2013/testreferenzjahre/try-handbuch.pdf?__blob=publicationFile&v=6

Deutsches Klima-Konsortium, Deutsche Meteorologische Gesellschaft, Deutscher Wetterdienst, Extremwetterkongress Hamburg, Helmholtz-Klima-Initiative, klimafakten.de (Hrsg.) (2020). *Was wir heute übers Klima wissen. Basisfakten zum Klimawandel, die in der Wissenschaft unumstritten sind.* Zugriff am 09.01.2021 unter: https://www. dwd.de/DE/klimaumwelt/aktuelle_meldungen/ 200910/dkk_faktensammlung.pdf?__blob=pub licationFile&v=2

DGUV – Deutsche Gesetzliche Unfallversicherung (Hrsg.) (2016a). *Beurteilung des Raumklimas. Handlungshilfe für kleine und mittlere Unternehmen.* DGUV Information 215-510. Zugriff am 22.03.2023 unter: https://publikationen.dguv. de/widgets/pdf/download/article/796

DGUV – Deutsche Gesetzliche Unfallversicherung (Hrsg.) (2016b). *Neu- und Umbauplanung im Krankenhaus unter Gesichtspunkten des Arbeitsschutzes – Basismodul.* DGUV Information 207-016, Berlin.

DGUV – Deutsche Gesetzliche Unfallversicherung (Hrsg.) (2023). *Raumluftqualität und Raumklima.* Zugriff am 14.08.2023 unter: https://www. sichere-schule.de/lernraumunterrichtsraum/ler nraum-unterrichtsraum/raumluftqualitat-raum klima

DiPietro, L., Evenson, K.R., Bloodgood, B. et al. (2019). *Benefits of Physical Activity during Pregnancy and Postpartum: An Umbrella Review.* Med Sci Sports Exerc, 51(6), 1292–1302.

DKI – Deutsches Krankenhausinstitut e. V. (Hrsg.) (2022). *Klimaschutz in deutschen Krankenhäusern: Status quo, Maßnahmen und Investitionskosten. Auswertung klima- und energierelevanter Daten deutscher Krankenhäuser.* Zugriff am 03.09.2023 unter: https://www.dki.de/sites/default/files/2022-10/ 20220701_DKI-Gutachten_Klimaschutz_in_ deutschen_Krankenhausern_final.pdf

DNQP – Deutsches Netzwerk für Qualitätsentwicklung in der Pflege (Hrsg.) (2017). *Instrument zur pflegerischen Erfassung von Mangelernährung und deren Ursachen (PEMU).* Zugriff am 13.09.2022 unter: https://www.dnqp.de/file admin/HSOS/Homepages/DNQP/Dateien/Exp ertenstandards/Ernaehrungsmanagement_in_ der_Pflege/Ernaehrung_PEMU.pdf

Duzinski, S.V., Barczyk, A.N., Wheeler, T.C. et al. (2014). *Threat of paediatric hyperthermia in an enclosed vehicle: a year-round study.* Inj Prev, 20 (4), 220–225.

DWD – Deutscher Wetterdienst (Hrsg.) (o. J.). *FAQ: Bei welchen Kriterien wird eine Hitzewarnung herausgegeben?* Zugriff am 05.09.2023 unter: https://www.hitzewarnungen.de/faq.jsp

DWD – Deutscher Wetterdienst (Hrsg.) (o. J. (a)) *Wetter- und Klimalexikon: Schwüle.* Zugriff am 05.09.2023 unter: https://www.dwd.de/DE/ service/lexikon/Functions/glossar.html?lv3=102 480&lv2=102248

DWD – Deutscher Wetterdienst (Hrsg.) (o. J. (b)) *Vorhersage von Gefühlter Temperatur und Schwüle.* Zugriff am 05.09.2023 unter: https://www.dwd. de/DE/leistungen/geftempschwuele/geftemp schwuele.html?nn=16102

DWD – Deutscher Wetterdienst (Hrsg.) (2020). *Wetterlexikon Hitzewelle.* Zugriff am 11.03.2023 unter: https://www.dwd.de/DE/service/lexikon/ Functions/glossar.html?nn=103346&lv2=10109 4&lv3=624852

DWD – Deutscher Wetterdienst (Hrsg.) (2020a). *Deutschlandwetter im Jahr 2020.* Zugriff am 10.01.2021 unter: https://www.dwd.de/DE/ presse/pressemitteilungen/DE/2020/20201230_ deutschlandwetter_jahr_2020_news.html;jses sionid=25983B690F24F199E2AADA1F92BD6 218,live31084?nn=16210

DWD – Deutscher Wetterdienst (Hrsg.) (2020b). *Wetterlexikon.* Zugriff am 10.01.2021 unter: https://www.dwd.de/DE/service/lexikon/Func tions/glossar.html?nn=103346&lv2=101094& lv3=624852

DWD – Deutscher Wetterdienst (Hrsg.) (2022). *Deutschlandwetter im Jahr 2022.* Zugriff am 20.01.2023 unter: https://www.dwd.de/DE/ presse/pressemitteilungen/DE/2022/20221230_ deutschlandwetter_jahr2022.pdf?__blob=publi cationFile&v=3

Ebi, K.L., Capon, A., Berry, P. et al. (2021). *Hot weather and heat extremes: health risks.* Lancet, 398, 698–708.

Edwards, M.J., Saunders, R.D., Shiota, K. (2003). *Effects of heat on embryos and fetuses.* International Journal of Hyperthermia, 19(3), 295–324.

Fahrion, A.S., Nickl, C., Bangalore, D. et al. (2021). *Sommerlicher Wärmeschutz durch die Begrünung von Außenanlagen und Gebäuden.* Bauphysik, 43 (5), 291–302.

Fanger, P.O. (1973). *Assessment of man's thermal comfort in practice.* British Journal of Industrial Medicine, 30(4), 313–324.

Fatima, S.H., Rothmore, P., Giles, L.C. et al. (2021). *Extreme heat and occupational injuries in different climate zones: A systematic review and meta-analysis of epidemiological evidence.* Environment International, 148, 106384. doi: 10.1016/j.envint.2021.106384

189

FDA – Food and Drug Administration (Hrsg.) (2021). *Should You Put Sunscreen on Infants? Not Usually.* Zugriff am 15.05.2023 unter: https://www.fda.gov/consumers/consumer-updates/should-you-put-sunscreen-infants-not-usually

FG – Bundesministerium für Gesundheit und Frauen (Hrsg.) (2017). *Gesamtstaatlicher Hitzeschutzplan.* Zugriff am 07.01.2021 unter: https://www.gesundheit.gv.at/linkaufloesung/applikation-flow?leistung=LA-GP-GL-hitzeschutzplan%20&flow=LO&quelle=GHP

Filingeri, D., Cowley, H., Merrick, C. et al. (2020). *The effects of clothing layers on the thermoregulatory responses to short duration babywearing in babies under 12 months old.* Physiological Reports, 8(9), e14425.

Fleming, P.J., Azaz, Y., Wigfield, R. (1992). *Development of thermoregulation in infancy: possible implications for SIDS.* J Clin Pathol, 45(11 Suppl), 17–19.

Flouris, A.D., Dinas, P.C., Ioannou, L.G. et al. (2018). *Workers' health and productivity under occupational heat strain: a systematic review and meta-analysis.* Lancet Planet Health, 2, e521–e531.

Freudenberg, P. & Budny, O. (2022). *Grenzen der Verfahren zur Bewertung des Sommerlichen Wärmeschutzes nach DIN 4108-2:2013.* Bauphysik, 44 (1), 29–39.

Fritze, T. (2020). *The Effect of Heat and Cold Waves on the Mortality of Persons with Dementia in Germany.* Sustainability, 12, 3664, doi: 10.3390/su12093664

Fröhlich, D. & Matzarakis, A. (2014). *Quantitative Bestimmung des Adaptations- und Mitigationspotenzials von urbanen Grünflächen und Räumen auf das thermische Bioklima im 21. Jahrhundert.* KLIMOPASS-Berichte, Projektnummer 4500280092/23.

Frohman, T.C., Davis, S.L., Beh, S. et al. (2013). *Uhthoff's phenomena in MS—clinical features and pathophysiology.* Nature Reviews Neurology, 9, 535–540.

Fuchs, J., Nowossadeck, S., Nowossadeck, E. (2022). *Wohnen und Gesundheit im Alter aus epidemiologischer Sicht.* In: Teti, A., Nowossadeck, E., Fuchs, J., Künemund, H. (Hrsg.) *Wohnen und Gesundheit im Alter* (S. 31–53). Wiesbaden: Springer VS, https://doi.org/10.1007/978-3-658-34386-6

GAK – Bund/Länder Ad-hoc Arbeitsgruppe ›Gesundheitliche Anpassung an die Folgen des Klimawandels‹ (Hrsg.) (2017). *Handlungsempfehlungen für die Erstellung von Hitzeaktionsplänen zum Schutz der menschlichen Gesundheit.* Bundesministerium für Umwelt, Naturschutz, Bau und Reaktorsicherheit. Zugriff am 09.10.2020 unter: https://www.bmu.de/themen/klima-energie/klimaschutz/anpassung-an-den-klimawandel/handlungsempfehlungen-fuer-die-erstellung-von-hitzeaktionsplaenen/

Gaff, L., Jones, J., Davidson, I.H., Bannerman, E. (2015). *A study of fluid provision and consumption in elderly patients in a long-stay rehabilitation hospital.* Journal of Human Nutrition and Dietetics, 28, 384–389.

Gagnon, D., Romero, S.A., Cramer, M.N. et al. (2016). *Cardiac and Thermal Strain of Elderly Adults Exposed to Extreme Heat and Humidity With and Without Electric Fan Use.* Journal of the American Medical Association, 316(9), 989–991.

Gill, S.E., Hanley, J.F., Ennos, A.R., Pauleit, S. (2007). *Adapting Cities for Climate Change: the Role of the Green Infrastructure.* Built Environment, 33(1), 115–133.

GKV-Spitzenverband (Hrsg.) (2020). *Gemeinsames Rundschreiben zu den leistungsrechtlichen Vorschriften des SGB XI vom 21.04.2020.* Zugriff am 21.08.2023 unter: https://www.vdek.com/LVen/HES/Vertragspartner/Pflege/pflegeleistungen/_jcr_content/par/download/file.res/L-Rundschreiben_2020_04.pdf

GKV-Spitzenverband (Hrsg.) (2020a). *GKV-Heilmittel-Schnellinformation für Deutschland.* Zugriff am 21.08.2023 unter: https://gkv-heilmittel.de/fuer_vertragsaerzte/his_berichte/his_berichte.jsp?area=Alle&criterion1=3286304&criterion2=34

GKV-Spitzenverband (Hrsg.) (2021). *Richtlinien des GKV-Spitzenverbandes zur einheitlichen Durchführung der Pflegeberatung nach § 7a SGB XI vom 7. Mai 2018 (Pflegeberatungs-Richtlinien), geändert durch Beschluss vom 20.12.2021.* Zugriff am 23.08.2023 unter: https://www.gkv-spitzenverband.de/media/dokumente/pflegeversicherung/beratung_und_betreuung/pflegeberatung/20211220__Pflegeberatungs-Richtlinien.pdf

Glaser, J., Lemery, J., Rajagopalan, B. et al. (2016). *Climate Change and the Emergent Epidemic of CKD from Heat Stress in Rural Communities: The Case for Heat Stress Nephropathy.* Clin J Am Soc Nephrol, 11(8), 1472–1483.

GMK – Gesundheitsministerkonferenz (Hrsg.) (2020). *Beschlüsse der 93. GMK. TOP: 5.1 Der Klimawandel – eine Herausforderung für das deutsche Gesundheitswesen.* Zugriff am 13.10.2020 unter: https://www.gmkonline.de/Beschluesse.html?id=1018&jahr=

Green, L.J., Mackillop, L.H., Salvi, D. et al. 2020). *Gestation-Specific Vital Sign Reference Ranges in Pregnancy.* Obstetrics & Gynecology, 135(3), 653–664.

Grewe, H.A. & Blättner, B. (2011). *Hitzeaktionspläne in Europa. Strategien zur Bekämpfung gesund-*

heitlicher Folgen von Extremwetterereignissen. Präv Gesundheitsf, 2011, 158–163.

Grewe, H.A. & Blättner, B. (2017). *Arzneimitteltherapiesicherheit (AMTS) in der ambulanten und der stationären Langzeitpflege. Optionen und Hindernisse für den Beitrag von Pflegekräften.* Pflegewissenschaft, 11/12 2017, 557–564, doi: 10.3936/1542

Griggs, K.E., Havenith, G., Price, M.J., Goosey-Tolfrey, V.L. (2019). *Evaporative heat loss insufficient to attain heat balance at rest in individuals with a spinal cord injury at high ambient temperature.* Journal of Applied Physiology, 127, 995–1004.

Grundstein, A.J., Duzinski, S.V., Dolinak, D. et al. (2015). *Evaluating infant core temperature response in a hot car using a heat balance model.* Forensic Sci Med Pathol, 11(1), 13–19.

Günther, D., Wapler, J., Langner, R. et al. (2020). *Wärmepumpen in Bestandsgebäuden. Ergebnisse aus dem Forschungsprojekt WP$_{Smart}$ im Bestand, Abschlussbericht.* Freiburg: Fraunhofer-Institut für Solare Energiesysteme. Zugriff am 05.09. 2023 unter: https://www.ise.fraunhofer.de/con tent/dam/ise/de/downloads/pdf/Forschungspro jekte/BMWi-03ET1127/2A-WPsmart_im_Bestand-Schlussbericht.pdf

Guttmann, L., Silver, J., Wyndham, C.H. (1958). *Thermoregulation in Spinal Man.* Journal of Physiology, 142, 406–419.

Haghighi, M.M., Wright, C.Y., Ayer, J. et al. (2021). *Impacts of high environmental temperatures on congenital anomalies: A systematic review.* Int J Environ Res Public Health, 18(9), 4910.

Hajat, S., O'Connor, M., Kosatsky, T. (2010). *Health effects of hot weather: from awareness of risk factors to effective health protection.* Lancet, 375, 856–863.

Hannemann, L., Janson, D., Grewe, H.A. et al. (2023). *Heat in German cities: a study on existing and planned measures to protect human health.* Journal of Public Health, https://doi.org/10.10 07/s10389-023-01932-2

Harand, J., Steinwede, J., Schröder, H., Thiele, N. (2021). *BMAS-Forschungsbericht 571. Repräsentativbefragung zur Teilhabe von Menschen mit Behinderung. 4. Zwischenbericht.* Bonn: BMAS. Zugriff am 05.09.2023 unter: https://www. bmas.de/SharedDocs/Downloads/DE/Publikati onen/Forschungsberichte/fb-571-repraesentativ befragung-teilhabe.pdf?__blob=publicationFile &v=2

Harpin, V.A., Chellappah, G., Rutter, N. (1983). *Responses of the newborn infant to overheating.* Biol Neonate, 44(2), 65–75.

Hasseler, M. (2015). *Menschen mit geistigen und mehrfachen Behinderungen als vulnerable Bevölke-*

rungsgruppe in gesundheitlicher Versorgung. Rehabilitation, 54, 369–374.

Hayes, D. Jr., Collins, P.B., Khosravi, M. et al. (2012). *Bronchoconstriction Triggered by Breathing Hot Humid Air in Patients with Asthma. Role of Cholinergic Reflex.* American Journal of Respiratory and Critical Care Medicine, 185(11), 1190–1196.

Health Canada (Hrsg.) (2011). *Keep children cool! Protect your Child from Extreme Heat.* Ottawa: Health Canada. Zugriff am 15.05.2023 unter: https://healthhq.cdn.prismic.io/healthhq/0fd2b 86a-e228-414a-9ea8-e9eae9fba1a6_heat-children_ chaleur-enfants-eng.pdf

Heckenhahn, M., Müller, K., Aul, M. et al. (2013). *Pilotprojekt Hitzetelefon Sonnenschirm.* Gesundheitswesen, 2013, 75 – P67, doi:10.1055/s-0033-1337598.

Heckenhahn, S. & Gussmann, V. (2011). *Das Hessische Hitzewarnsystem. Eine Akteursanalyse zum Stand des Vorgehens.* Prävention und Gesundheitsförderung, 6, 172–178.

Hellwig, R.T., Nöske, I., Brasche, S. et al. (2012). *Hitzebeanspruchung und Leistungsfähigkeit in Büroräumen bei erhöhten Außentemperaturen.* BAuA: Dortmund/Berlin/Dresden. Zugriff am 05.09. 2023 unter: https://www.baua.de/DE/Angebo te/Publikationen/Berichte/F2039.pdf?__blob= publicationFile&v=1

Hemmer, B. et al. (2023). *Diagnose und Therapie der Multiplen Sklerose, Neuromyelitis-optica-Spektrum-Erkrankungen und MOG-IgG-assoziierten Erkrankungen. S2k-Leitlinie 2023.* In: Deutsche Gesellschaft für Neurologie (Hrsg.), Leitlinien für Diagnostik und Therapie in der Neurologie. Zugriff am 05.09.2023 unter: https://dnvp9c1u o2095.cloudfront.net/cms-content/030050_Liv ing_Guideline_MS_2023_V6.1_1683804260184. pdf

Hensen, J. (2012). *Hyponatriämie. Der »wasserintolerante« Patient.* Medizinische Klinik – Intensivmedizin und Notfmedizin, 107, 440–447.

Herke, M., Fink, A., Langer, G. et al. (2018). *Environmental and behavioural modifications for improving food and fluid intake in people with dementia.* Cochrane Database of Systematic Reviews 2018, Issue 7. Art. No.: CD011542. doi: 10.1002/14651858.CD011542.pub2.

Heuel, S., Straumann, R., Schüller, H., Keller, U. (2014). *Einflüsse des Wetters auf das Strassenunfallgeschehen. Forschungspaket VeSPA, Teilprojekt 4.* Zugriff am 05.09.2023 unter: https:// www.astra.admin.ch/dam/astra/de/dokumente/ unfalldaten/einfluesse_des_wettersaufdasstrasse nunfallgeschehen.pdf.download.pdf/einfluesse_ des_wettersaufdasstrassenunfallgeschehen.pdf

Hoelscher, M.T., Nehls, T., Jänicke, B., Wessolek, G. (2016). *Quantifying cooling effects of facade greening: Shading, transpiration and insulation.* Energy and Buildings, 114, 283–290.

Hoffmann, C., Liebers, U., Humbsch, P. et al. (2021). *An adaptation strategy to urban heat: hospital rooms with radiant cooling accelerate patient recovery.* ERJ Open Res, 7, 00881–2020, https://doi.org/10.1183/23120541.00881-2020

Hoffmann, B., Hertel, S., Bocs, T. et al. (2008). *Increased Cause-Specific Mortality Associated with 2003 Heat Wave in Essen, Germany.* Journal of Toxicology and Environmental Health, 71, 759–765.

Hoffmann, U. (2021). *Volumenmanagement im Alter.* Deutsche Medizinische Wochenschrift, 146, 513–517.

Holm, A., Regnault, V., Sprengholz, M., Stephan, M. (2021). *Muster sozialer Ungleichheit der Wohnversorgung in deutschen Großstädten.* Düsseldorf: Hans-Böckler-Stiftung. Zugriff am 15.05.2023 unter: https://www.boeckler.de/fpdf/HBS-0080 72/p_fofoe_WP_222_2021.pdf

Hopp, S., Dominici, F., Bobb, J.F. (2018). *Medical diagnoses of heat wave-related hospital admissions in older adults.* Preventive Medicine, 110, 81–85.

Hutter, H.P., Moshammer, H., Wallner, P. et al. (2007). *Heatwaves in Vienna: effects on mortality.* Wien Klin Wochenschr, 119, 223–227.

Huwyler, T., Stirnemann, J., Vuilleumier, N. et al. (2016). *Profound hyponatraemia in the emergency department: seasonality and risk factors.* Swiss Medical Weekly, 146, w14385.

Iges Institut (Hrsg.) (2020). *Evaluation der Pflegeberatung und Pflegeberatungsstrukturen gemäß § 7a Absatz 9 SGB XI. Abschlussbericht für den GKV-Spitzenverband, Berlin.*

Institute of Medicine (Hrsg.) (2005). *Dietary Reference Intakes for Water, Potassium, Sodium, Chloride, and Sulfate.* Washington, DC: The National Academies Press. https://doi.org/10.17226/10 925

IPCC – Intergovernmental Panel on Climate Change (Hrsg.) (1992). *Climate Change. The IPCC 1990 and 1992 Assessments. IPCC First Assessment Report Overview and Policymaker Summaries and 1992 IPCC Supplement.* Zugriff am 09.01.2021 unter: https://www.ipcc.ch/report/climate-chan ge-the-ipcc-1990-and-1992-assessments/#report-chapters

IPCC – Intergovernmental Panel on Climate Change (Hrsg.) (1998). *The Regional Impacts of Climate Change: An Assessment of Vulnerability.* Zugriff am 09.01.2021 unter: https://www.ipcc.ch/report/the-regional-impacts-of-climate-change-an-assessment-of-vulnerability/#report-chapters

IPCC – Intergovernmental Panel on Climate Change (Hrsg.) (2013). *Assessment Report 5, Chapter 8: Anthropogenic and Natural Radiative Forcing.* Zugriff am 11.03.2023 unter: https://www.ipcc. ch/report/ar5/wg1/

IQWiG – Institut für Qualität und Wirtschaftlichkeit im Gesundheitswesen (Hrsg.) (2022). *Fieber bei Kindern.* Zugriff am 15.05.2023 unter: https://www.gesundheitsinformation.de/fieber-messen-bei-kindern.html

Jablonski, N.G. (2021). *The evolution of human skin pigmentation involved the interactions of genetic, environmental, and cultural variables.* Pigment Cell Melanoma Research, 34, 707–729. doi: 10.1111/pcmr.12976.

Jaffal, I., Ouldboukhitine, S.E., Belarbi, R. (2012). *A comprehensive study of the impact of green roofs on building energy performance.* Renewable Energy, 43, 157–164.

Jain, A., Rosso, M., Santoro J.D. (2020). *Wilhelm Uhthoff and Uhthoff's phenomenon.* Multiple Sclerosis Journal, 26(13), 1790–1796.

Jakubcionis, M. & Carlsson, J. (2017). *Estimation of European Union residential sector space cooling potential.* Energy Policy, 101, 225–235.

Jay, O. & Morris, N.B. (2018). *Does Cold Water or Ice Slurry Ingestion During Exercise Elicit a Net Body Cooling Effect in the Heat?* Sports Med, 48(Suppl 1), S17–S29.

Jimoh, O.F., Broen, T.J., Bunn, D., Hooper, L. (2019). *Beverage Intake and Drinking Patterns—Clues to Support Older People Living in Long-Term Care to Drink Well: DRIE and FISE Studies.* Nutrients 11, 447, doi: 10.3390/nu11020447

Kalkstein, L.S., Jamason, P.F., Greene, J.S. et al. (1995). *The Philadelphia Hot Weather-Health Watch/Warning System: Development and Application, Summer 1995.* Bulletin of the American Meteorological Society, 77, 1519–1528.

Kaltsatou, A., Flouris, A.D., Herry, C.L. et al. (2020). *Heart rate variability in older workers during work under the Threshold Limit Values for heat exposure.* American Journal of Industrial Medicine, 63, 787–795.

Kaltschmitt, M., Streicher, W., Wiese, A. (Hrsg.) (2014). *Erneuerbare Energien. Systemtechnik, Wirtschaftlichkeit, Umweltaspekte.* 5. Aufl. Berlin, Heidelberg: Springer Vieweg.

Kamberov, Y.G., Guhan, S.M., DeMarchis, A. et al. (2018). *Comparative evidence for the independent evolution of hair and sweat gland traits in primates.* Journal of Human Evolution, 125, 99–105. doi: 10.1016/j.jhevol.2018.10.008

Kandarr, J. & Schnitzler, J.P. (o. J.). *Nicht jede Baumart optimal für das Stadtklima.* Earth System Knowledge Platform ESKP des Forschungsbereichs Erde und Umwelt der Helmholtz-Gemeinschaft. Zugriff am 05.09.2023 unter: https://www.eskp.de/klimawandel/nicht-jede-baumart-optimal-fuer-das-stadtklima/

Karlsson, M. & Ziebarth, N.R. (2018). *Population health effects and health-related costs of extreme temperatures: Comprehensive evidence from Germany*. Journal of Environmental Economics and Management, 91, 93–117.

Katavoutas, G. & Founda, D. (2019). *Response of Urban Heat Stress to Heat Waves in Athens (1960–2017)*. Atmosphere, 10, 483, doi: 10.3390/atmos10090483

KBV – Kassenärztliche Bundesvereinigung & Forschungsgruppe Wahlen Telefonfeld GmbH (Hrsg.) (2021). *Versichertenbefragung der Kassenärztlichen Bundesvereinigung 2021*. Zugriff am 05.09.2023 unter: https://www.kbv.de/media/sp/2021_KBV-Versichertenbefragung_Bericht band.pdf

KBV – Kassenärztliche Bundesvereinigung (Hrsg.) (2023). *Gesundheitsdaten 2022. Anzahl Ärzte/Psychotherapeuten, alle Ärzte/Psychotherapeuten, 2022*. Zugriff am 21.08.2023 unter: https://gesundheitsdaten.kbv.de/cms/html/16393.php

Kenefick, R.W. & Cheuvront, S.N. (2016). *Physiological adjustments to hypohydration: Impact on thermoregulation*. Autonomic Neuroscience: Basic and Clinical, 196, 47–51.

Kenny, G.P., Yardley, Y., Brown, C. et al. (2010). *Heat stress in older individuals and patients with common chronic diseases*. Canadian Medical Association Journal, 182(10), 1053–1060.

Kersting, M. & Przyrembel, H. (2020). *Grundlagen der Ernährung*. In: Hoffmann, G.F. et al. (Hrsg.) *Pädiatrie. Grundlagen und Praxis* (S. 297–318). 5., vollständig überarbeitete Aufl. Heidelberg, Berlin: Springer. (Springer Reference Medizin), https://doi.org/10.1007/978-3-662-60300-0_29

Khoshhali, M., Ebrahimpour, K., Shoshtari-Yeganeh, B. et al. (2021). *Systematic review and meta-analysis on the association between seasonal variation and gestational diabetes mellitus*. Environ Sci Pollut Res Int, 28(40), 55915–55924.

Klauber, H. & Koch, N. (2021). *Individuelle und regionale Risikofaktoren für hitzebedingte Hospitalisierungen der über 65-Jährigen in Deutschland*. In: Günster, C., Klauber, J., Robra. B.-P., Schmuker. C., Schneider, A. (Hrsg.) *Versorgungs-Report Klima und Gesundheit* (S. 63–78). Berlin: MWV Medizinisch Wissenschaftliche Verlagsgesellschaft, doi: 10.32745/9783954666270-12

Klous, L., De Ruiter, C., Alkemade, P. et al. (2020). *Sweat rate and sweat composition during heat acclimation*. Journal of Thermal Biology, 93, 102697, https://doi.org/10.1016/j.jtherbio.2020.102697

KMK – Kultusministerkonferenz (Hrsg.) (2022). *Sonderpädagogische Förderung in Schulen 2011 bis 2020. Statistische Veröffentlichungen der Kultusministerkonferenz, Dokumentation Nr. 231 – Januar 2022*. Berlin: Sekretariat der Ständigen Konferenz der Kultusminister der Länder in der Bundesrepublik Deutschland.

Knowlton, K., Rotkin-Ellman, M., King, G. et al. (2009). *The 2006 California heat wave: impacts on hospitalizations and emergency department visits*. Environmental health perspectives, 117(1), 61–67.

Koletzko, B., Bauer, C.P., Cierpka, M. et al. (2017). *Ernährung und Bewegung von Säuglingen und stillenden Frauen. Aktualisierte Handlungsempfehlungen von »Gesund ins Leben – Netzwerk Junge Familie«, eine Initiative von IN FORM*. Monatsschr Kinderheilkd, Sonderdruck September 2017.

Koppe, C. (2009). *Das Hitzewarnsystem des Deutschen Wetterdienstes*. Umweltmedizinischer Informationsdienst (UMID), 3/2009, 39–43.

Koppe, C. & Deutschländer, T. (2011). *Anpassungsbedarf an den Klimawandel zur Prävention gesundheitlicher Risiken*. Prävention und Gesundheitsförderung, 6, 151–157.

Krampen, R. (2020). *Klimaextreme – Handlungsempfehlungen für Pflegeheime und deren ordnungsrechtliche Überprüfung am Beispiel Hessen*. Public Health Forum, 28(1), 37–39.

Laburn, H. (1996). *How Does the Fetus Cope With Thermal Challenges?*.Physiology, 11(2), 96–100.

Lakhoo, D.P., Blake, H.A., Chersich, M.F. et al. (2022). *The Effect of High and Low Ambient Temperature on Infant Health: A Systematic Review*. Int J Environ Res Public Health, 19(15), 9109.

Lamas, J.A., Rueda-Ruzafa, L., Herrera-Pérez, S. (2019). *Ion Channels and Thermosensitivity: TRP, TREK, or Both?* International Journal of Molecular Sciences, 20, 2371, doi: 10.3390/ijms20102371

Landessanitätsdirektion Wien (Hrsg.) (2018). *Leitfaden Hitzemaßnahmenplan. Für medizinische und pflegerische Einrichtungen zur Erstellung eigener Hitzemaßnahmenpläne*. Zugriff am 27.12.2020 unter: https://www.wien.gv.at/gesundheit/sandi rektion/pdf/leitfadenhitzemassnahmenplan.pdf

Lee, J.K., Nio, A.Q., Lim, C.L. et al. (2010). *Thermoregulation, pacing and fluid balance during mass participation distance running in a warm and humid environment*. European Journal of Applied Physiology, 109, 887–898.

Lin, S., Luo, M., Walker, R.J. et al. (2009). *Extreme high temperatures and hospital admissions for respiratory and cardiovascular diseases*. Epidemiology, 20(5), 738–746.

Lohmann-Haislah, A., Wendsche, J., Schulz, A. et al. (2019). *Einflussfaktoren und Folgen des Ausfalls gesetzlicher Ruhepausen bei Pflegekräften in Deutschland*. Zeitschrift für Arbeitswissenschaft, 73, 418–438. https://doi.org/10.1007/s41449-019-00173-y

Lott, C., Truhlár, A., Alfonzo, A. et al. (2021). *Kreislaufstillstand unter besonderen Umständen.*

Leitlinien des European Resuscitation Council 2021. Notfall und Rettungsmedizin, 24, 447–523. https://doi.org/10.1007/s10049-021-00891-z

Madden, C.J. & Morrison, S.F. (2019). *Central nervous system circuits that control body temperature.* Neuroscience Letters, 696, 225–232.

Mannheimer, B., Sterea-Grossu, A., Falhammar, H. et al. (2022). *Current and Future Burdens of Heat-Related Hyponatremia: A Nationwide Register–Based Study.* The Journal of Clinical Endocrinology & Metabolism 107, e2388–e2393.

Matthies, F., Bickler, G., Cardeñosa Marin, N., Hales, S. (2008). *Heat health action plans – guidance.* WHO Regional Office for Europe, Copenhagen. Zugriff am 09.10.2020 unter: https://www.euro.who.int/__data/assets/pdf_file/0006/95919/E91347.pdf

Matzarakis, A., Laschewski, G., Muthers, S. (2020). *The Heat Health Warning System in Germany – Application and Warnings for 2005 to 2019.* Atmosphere, 11, 170, doi.org/10.3390/atmos11020170

Matzarakis, A. & Muthers, S. (2020). *Das Hitzewarnsystem des Deutschen Wetterdienstes (DWD).* Public Health Forum, 28(1), 26–28.

Matzk, S., Tsiasioti, C., Behrendt, S. et al. (2022). *Pflegebedürftigkeit in Deutschland.* In: Jacobs, K., Kuhlmey, A., Greß, S. et al. (Hrsg.). *Pflege-Report 2022. Spezielle Versorgungslagen in der Langzeitpflege* (S. 251–286). Berlin, Heidelberg: Springer. https://doi.org/10.1007/978-3-662-65204-6

Mazick, A. (2007). *Monitoring excess mortality for public health action: potential for a future European network.* Euro Surveill, 12(1), https://doi.org/10.2807/esw.12.01.03107-en

McCornack, M.C., Belli, A.J., Waugh, D. et al. (2016). *Respiratory Effects of Indoor Heat and the Interaction with Air Pollution in Chronic Obstructive Pulmonary Disease.* Annals of the American Thoracic Society, 13(12), 2125–2131.

MDS – Medizinischer Dienst des Spitzenverbandes Bund der Krankenkassen e. V. (Hrsg.) (2020). *Qualität in der ambulanten und stationären Pflege. 6. Pflege-Qualitätsbericht des MDS nach § 114a Abs. 6 SGB XI.* Essen.

MeteoSchweiz – Bundesamt für Meteorologie und Klimatologie (Hrsg.) (2021). *Klimabulletin Jahr 2020.* Zugriff am 16.01.2021 unter: https://www.meteoschweiz.admin.ch/home/klima/klima-der-schweiz/monats-und-jahresrueckblick.subpage.html/de/data/publications/2021/1/klimabulletin-jahr-2020.html

MeteoSchweiz – Bundesamt für Meteorologie und Klimatologie (Hrsg.) (2023). *Klimabulletin Jahr 2022.* Zugriff am 11.03.2023 unter: https://www.meteoschweiz.admin.ch/dam/jcr:9fb53d3a-64c3-48c8-92e9-a8d95da4c4c1/Klimabulletin_2022_ANN_de.pdf

Meyer, G. (2018). *Vom lateralen Rand ins Zentrum des Kortex: Die Entwicklung der menschlichen Inselrinde.* Neuroforum, 24(4), 237–246.

Middendorf, E., Apolinarski, B., Becker, K. et al. (2017). *Die wirtschaftliche und soziale Lage der Studierenden in Deutschland 2016. 21. Sozialerhebung des Deutschen Studentenwerks – durchgeführt vom Deutschen Zentrum für Hochschul- und Wissenschaftsforschung.* Berlin: Bundesministerium für Bildung und Forschung (BMBF).

Ministerium für Schule und Bildung des Landes Nordrhein-Westfalen (Hrsg.) (2015). *12-52 Nr. 1. Teilnahme am Unterricht und an sonstigen Schulveranstaltungen. Runderlass des Ministeriums für Schule und Weiterbildung v. 29.05.2015 (ABl. NRW. S. 354).* Zugriff am 20.08.2023 unter: https://bass.schul-welt.de/15402.htm

Ministère de la Santé, de la Jeunesse, des Sports et de la Vie Associative (Hrsg.) (2009). *Les Recommandations »Canicule«.* Zugriff am 05.09.2023 unter: https://sante.gouv.fr/IMG/pdf/Les_recommandations_canicule_.pdf

Molina-Ruiz, R.M., Martin-Carabella, J., Asensio-Moreno, I., Montanes-Rada, F. (2017). *A guide to psychopharmacological treatment of patients with intellectual disability in psychiatry.* The International Journal of Psychiatry in Medicine, 52(2), 176–189.

Moon, R.Y., Task Force on Sudden Infant Death Syndrome, Darnall, R.A. et al. (2016). *SIDS and Other Sleep-Related Infant Deaths: Evidence Base for 2016 Updated Recommendations for a Safe Infant Sleeping Environment.* Pediatrics, 138(5), e20162940.

Moon, R.Y., Carlin, R.F., Hand, I.; AAP Task Force on Sudden Infant Death Syndrome; AAP Committee on Fetus and Newborn (2022). *Sleep-Related Infant Deaths: Updated 2022 Recommendations for Reducing Infant Deaths in the Sleep Environment.* Pediatrics, 150(1), e2022057990.

Mora, C., Counsell, C.W.W., Bielecki, C.R., Louis, L.V. (2017). *Twenty-seven ways a heat wave can kill you: Deadly heat in the era of climate change.* Circulation: Cardiovascular Quality and Outcomes, 10(11), e004233, originally published November 9, 2017, https://doi.org/10.1161/CIRCOUTCOMES.117.004233

Moren, S.P. & Korjenic, A. (2018). *Untersuchungen zum ganzjährigen Wärmeschutz an Varianten eines kombinierten Dachaufbaus mit Photovoltaik und Begrünung.* Bauphysik, 40(3), 131–142.

Morris, N.B., Capon, A., Jay, O. (2019). *The Effects of Electric Fan Use Under Differing Resting Heat Index Conditions: A Clinical Trial.* Annals of Internal Medicine, 171(9), 675–677.

Morris, N.B., Jay, O., Flouris, A.D. et al. (2020). *Sustainable solutions to mitigate occupational heat* strain – an umbrella review of physiological effects and global health perspectives. Environmental Health 19, 95, https://doi.org/10.1186/s12940-020-00641-7

Morrison, S.F. (2016). Central neural control of thermoregulation and brown adipose tissue. Autonomic Neuroscience: Basic and Clinical, 196, 14–24.

Moser, A., Rötzer, T., Pauleit, S., Pretzsch, H. (2018). Stadtbäume: Wachstum, Funktionen und Leistungen – Risiken und Forschungsperspektiven. Allgemeine Forst- und Jagdzeitung, 188(5/6), 94–111.

Motolla, M.F., Davenport, M.H., Ruchat, S.M. et al. (2018). 2019 Canadian guideline for physical activity throughout pregnancy. Br J Sports Med, 52(21), 1339–1346.

Murray, B. (2007). Hydration and physical performance. Journal of the American College of Nutrition, 26, 542S–548S.

Muth, C.M. (2020). Hitzeerkrankungen. Notfall- und Rettungsmedizin, 23, 299–312, https://doi.org/10.1007/s10049-020-00716-5

Muzik, O., Baajour, S., Chowdury, A., Diwadkar, V.A. (2022). Effective connectivity of brain networks controlling human thermoregulation. Brain Structure and Function, 227, 299–312.

Naito, T. & Ogaki, T. (2016). Pre-cooling with intermittent ice ingestion lowers the core temperature in a hot environment as compared with the ingestion of a single bolus. Journal of Thermal Biology, 59, 13–17.

Nakamura, K. (2011). Central circuitries for body temperature regulation and fever. American Journal of Physiology-Regulatory, Integrative and Comparative Physiology, 301, R1207–R1228, doi: 10.1152/ajpregu.00109.2011.

National Institute for Health and Care Excellence (NICE) (Hrsg.) (2006). Nutrition support for adults: oral nutrition support, enteral tube feeding and parenteral nutrition. Zugriff am 05.09.2023 unter: www.nice.org.uk/guidance/cg32

National Weather Service (Hrsg.) (o. J.) Heat Forecast Tools. Zugriff am 05.09.2023 unter: https://www.weather.gov/safety/heat-index

Naughton, M.P., Henderson, A., Mirabelli, M.C. et al. (2002). Heat-related mortality during a 1999 heat wave in Chicago. American Journal of Preventive Medicine, 22(4), 221–227.

Nava, R. & Zuhl, M.N. (2020). Heat acclimation-induced intracellular HSP70 in humans: a meta-analysis. Cell Stress and Chaperones, 25, 35–45.

NICE – National Institute for Health and Care Excellence (Hrsg.) (2021). Fever in under 5s: assessment and initial management. London: National Institute for Health and Care Excellence. Zugriff am 15.05.2023 unter: https://www.nice.org.uk/guidance/ng143/resources/fever-in-under-5s-assessment-and-initial-management-pdf-66141778137541

Niebuhr, D., Siebert, H., Grewe, H.A. (2021). Die Wirksamkeit von Hitzeaktionsplänen in Europa. Umwelt + Mensch Informationsdienst, 2021 (1), 7–16.

Nitschke, M., Tucker, G.R., Bi, P. (2007). Morbidity and mortality during heatwaves in metropolitan Adelaide. Medical Journal of Australia, 187(11-12), 662–665.

Notley, S.R., Akerman, A.P., Meade, R.D. et al. (2020). Exercise thermoregulation in prepubertal children: A brief methodological review. Med Sci Sports Exerc, 52(11), 2412–2422.

O'Brien, T.J., Lunt, K.M., Stephensom, B.T., Goosey-Tolfrey, V.L. (2022). The effect of pre-cooling or per-cooling in athletes with a spinal cord injury: A systematic review and meta-analysis. Journal of Science and Medicine in Sport, 25, 606–614.

Orenstein, D.M., Henke, K.G., Green, C. (1984). Heat acclimation in cystic fibrosis. Journal of Applied Physiology, 57(2), 408–412.

Osterloh, F. (2022). Schutz vor der Hitze. Deutsches Ärzteblatt, 119, A162–164.

Pantell, R,H., Roberts, K.B., Adams, W.G. et al. (2021). Clinical Practice Guideline: Evaluation and Management of Well-Appearing Febrile Infants 8 to 60 Days Old. Pediatrics, 148(2), e2021052228.

Pecoraro, V., Petri, D., Costantino, G. et al. (2021). The diagnostic accuracy of digital, infrared and mercury-in-glass thermometers in measuring body temperature: a systematic review and network meta-analysis. Internal and Emergency Medicine, 16, 1071–1083.

Persson, P.B. (2019). Energie- und Wärmehaushalt, Thermoregulation. In: Brandes, R., Lang, F., Schmidt, R.F. (Hrsg.) Physiologie des Menschen mit Pathophysiologie (S. 535–550). 32. Aufl. Berlin, Heidelberg: Springer. (Springer-Lehrbuch), https://doi.org/10.1007/978-3-662-56468-4

Petersen, J. & Melzer, M. (2022). Belastungs- und Beanspruchungssituation in der ambulanten Pflege. BAuA: Fokus. doi: 10.21934/baua:fokus20220516

Pfafferott, J. & Becker, P. (2008). Erweiterung des Hitzewarnsystems um die Vorhersage der Wärmebelastung in Innenräumen. Bauphysik, 30(4), 237–243, doi: 10.1002/bapi.200810031

Pohrt, U. & Waldinger, C. (2016). Hitzeschutz auf der Baustelle durch Kühlkleidung. BG Bau: Bau-Portal 2/2016, 30–34.

Pollhammer, C., Landessanitätsdirektion A8/FA Gesundheit und Pflegemanagement (2016). Hitzeschutzplan Steiermark. Zugriff am 07.01.2021 unter: https://www.gesundheit.steiermark.at/

cms/dokumente/11685019_72561200/a3c97659/HSPl_Stmk.pdf

Preston, E.V., Eberle, C., Brown, F.M. et al. (2020). *Climate factors and gestational diabetes mellitus risk – a systematic review.* Environmental Health: A Global Access Science Source, 19(1), 112.

Prütz, F. & Lange, C. (2016). *Daten zu Behinderung und Teilhabe in Deutschland. Anforderungen, Auswertungsmöglichkeiten und Ergebnisse.* Bundesgesundheitsblatt, 59, 1103–1116.

Rance, N.E., Dacks, P.A., Mittelman-Smith, M.A. et al. (2013). *Modulation of body temperature and LH secretion by hypothalamic KNDy (kisspeptin, neurokinin B and dynorphin) neurons: A novel hypothesis on the mechanism of hot flushes.* Frontiers in Neuroendocrinology, 3, 211–227.

Randall, N.J., Bond, K., Macaulay, J. et al. (1991). *Measuring fetal and maternal temperature differentials: a probe for clinical use during labour.* J Biomed Eng, 13(6), 481–485.

Ragettli, M.S. & Röösli, M. (2019). *Hitzeaktionspläne zur Prävention von hitzebedingten Todesfällen – Erfahrungen aus der Schweiz.* Bundesgesundheitsbl, 62, 605–611.

Rathmann, K., Nellen, C., Wetzel, L.D. (2020). *Behinderungsspezifischer Gradient in der psychischen Gesundheit und dem Gesundheitsbewusstsein.* Die Rehabilitation, 59(4), 223–230.

Ravanelli, N., Casasola, W., English, T. et al. (2019). *Heat stress and fetal risk. Environmental limits for exercise and passive heat stress during pregnancy: a systematic review with best evidence synthesis.* Br J Sports Med, 53(13), 799–805.

Ravanelli, N.M., Hodder, S.G., Havenith, G., Jay, O. (2015). *Heart Rate and Body Temperature Responses to Extreme Heat and Humidity With and Without Electric Fans.* Journal of the American Medical Association, 313(7), 724-725.

Raymond, C., Matthews, T., Horton, R.M. (2020). *The emergence of heat and humidity too severe for human tolerance.* Science Advances, 6, eaaw1838.

Regierungspräsidium Gießen. Betreuungs- und Pflegeaufsicht Hessen (Hrsg.) (2017). *Außergewöhnliche Hitzeperioden. Vorbereitung und Vorgehen in stationären Einrichtungen der Alten- und Behindertenhilfe.* Zugriff am 05.08.2022 unter: https://rp-giessen.hessen.de/sites/rp-giessen.hes sen.de/files/2022-04/broschuere_handlungsemp fehlungen_hitzeperioden_bf.pdf

Renz, J.C. & Meinck, M. (2020). *Präventive Hausbesuche für ältere Menschen: eine systematische Bestandsaufnahme ihrer praktischen Anwendung in Deutschland.* Gesundheitswesen, 82, 339–344.

RKI – Robert Koch-Institut (Hrsg.) (2017). *Gesundheitliche Ungleichheit in verschiedenen Lebensphasen. Gesundheitsberichterstattung des Bundes. Gemeinsam getragen von RKI und Destatis.* Berlin:

RKI. Zugriff am 15.05.2023 unter: https://www.rki.de/DE/Content/Gesundheitsmonitoring/Ge sundheitsberichterstattung/GBEDownloadsB/gesundheitliche_ungleichheit_lebensphasen.pdf?__blob=publicationFile

Robine, J.M., Cheung, S.L., Roy, S.L. et al. (2007). *Report on excess mortality in Europe during summer 2003. EU Community Action Programme for Public Health, Grant Agreement 2005114.* Zugriff am 05.09.2023 unter: http://ec.europa.eu/health/ph_projects/2005/action1/docs/action1_2005_a2_15_en.pdf

Romanovsky, A.A. (2014). *Skin temperature: ist role in thermoregulation.* Acta Physiologica, 210, 498–507.

Rosenfelder, M., Koppe, C., Pfafferott, J., Matzarakis, A. (2016). *Effects of ventilation behaviour on indoor heat load based on test reference years.* Int J Biometeorol, 60, 277–287, doi: 10.1007/s00484-015-1024-8

Roti Roti, J.L. (2008). Cellular responses to hyperthermia (40–46°C): *Cell killing and molecular events.* International Journal of Hyperthermia, 24(1), 3–15, doi: 10.1080/02656730701769841

Rutter, N. & Hull, D. (1979). *Response of term babies to a warm environment.* Arch Dis Child, 54(3), 178–183.

Samuels, L., Nakstad, B., Roos, N. et al. (2022). *Physiological mechanisms of the impact of heat during pregnancy and the clinical implications: review of the evidence from an expert group meeting.* Int J Biometeorol, 66(8), 1505–1513.

Sappok, T., Diefenbacher, A., Winterholler, M. (2019). *Medizinische Versorgung von Menschen mit Intelligenzminderung.* Deutsches Ärzteblatt, 116(48), 809–816.

Sappok, T. (2022). *Behinderung und Gesundheit.* In: Haring, R. (Hrsg.) *Gesundheitswissenschaften* (S. 533–542). 2. Aufl. (Springer Reference Pflege – Therapie – Gesundheit). Berlin, Heidelberg: Springer.

Sass, L., Urhoj, S.K., Kjaergaard, J. et al. (2017). *Fever in pregnancy and the risk of congenital malformations: a cohort study.* BMC Pregnancy Childbirth, 17(1), 413.

Sauseng, W., Kerbl, R., Thaller, S. et al. (2011). *Baby Sleeping Bag and Conventional Bedding Conditions – Comparative Investigations by Infrared Thermography.* Klin Padiatr, 223, 276–279.

Savitz, D.A. & Hu, H. (2021). *Ambient heat and stillbirth in Northern and Central Florida.* Environ Res, 199(111262), doi: 10.1016/j.envres.2021.111262

Scharlau, K. (1950). *Zur Einführung eines Schwülemass-Stabes und Abgrenzung von Schwülezonen durch Isohygrothermen.* Erdkunde, 4(3), 188–201.

Schäufele, M., Köhler, L., Hendlmeier, I. et al. (2013). *Prävalenz von Demenzen und ärztliche*

Versorgung in deutschen Pflegeheimen: eine bundes-weite repräsentative Studie. Psychiatrische Praxis, 40, 200–206. doi: 10.1055/s-0033-1343141

Schillo, S., Richter, A.K., Wasem, J. (2019). *Unter-suchung des Einflusses von Hitze auf Morbidität. Abschlussbericht.* Essen. Zugriff am 11.10.2022 unter: https://www.econstor.eu/bitstream/104 19/204580/1/1678560863.pdf

Schlegel, I., Muthers, S., Mücke, H.G., Matzarakis, A. (2020). *Comparison of Respiratory and Ischemic Heart Mortalities and their Relationship to the Thermal Environment.* Atmosphere, 1, 826, doi: 10.3390/atmos11080826

Schmidt, B. (2018). *Psychopharmakotherapie bei erwachsenen Menschen mit geistiger Behinderung. Eine retrospektive Analyse der Verordnungsmuster von Psychopharmaka in einem spazialisierten akut-psychiatrischen Zentrum eines Versorgungskranken-hauses über einen Zeitraum von 10 Jahren (1997-2007).* Unveröffentlichte Dissertation. Berlin: Charité – Universitätsmedizin Berlin.

Schmit, C., Hausswirth, C., Le Meur, Y., Duffield, R. (2017). *Cognitive Functioning and Heat Strain: Performance Responses and Protective Strategies.* Sports Medicine, 47, 1289–1302.

Schmuker, C., Robra, B.-P., Kolpatzik, K. et al (2021). *Klimawandel und Gesundheit: Welche Rolle spielt der Klimawandel im Gesundheitsbe-wusstsein der Befragten? Ergebnisse einer deutsch-landweiten Bevölkerungsbefragung.* In: Günster, C., Klauber, J., Robra, B.-P. et al. (Hrsg.) *Versor-gungs-Report Klima und Gesundheit* (S. 157–176). Berlin: MWV Medizinisch Wissenschaftliche Verlagsgesellschaft, doi: 10.32745/9783954666 270-12

Schnell, R. & Stubbra, V. (2010). *Datengrundlagen zur Erwerbsbeteiligung von Menschen mit Behinde-rung in der Bundesrepublik.* Rat für Sozial- und Wirtschaftsdaten (RatSWD), Working Paper Nr. 148. Berlin: Rat für Sozial- und Wirtschaftsdaten (RatSWD).

Schreyögg, G. & Geiger, D. (2016). *Organisation. Grundlagen moderner Organisationsgestaltung.* 6. Aufl. Wiesbaden: Springer Gabler.

Schröder, H., Steinwede, J., Schäfers, M., Kersting, A., Harand, J. (2017). *BMAS-Forschungsbericht 492. Repräsentativbefragung zur Teilhabe von Men-schen mit Behinderungen. 1. Zwischenbericht.* Bonn: BMAS. Zugriff am 05.09.2023 unter: https://www.bmas.de/SharedDocs/Downloads/DE/Publikationen/Forschungsberichte/fb-492-repraesentativbefragung-behinderung.pdf?__ blob=publicationFile&v=1

Schuman, S.H. (1972). *Patterns of Urban Heat-Wave-Deaths and Implications for Prevention: Data from New York an St. Louis During July, 1966.* Envi-ronmental Research, 5, 59–75.

Schützwohl, M. & Sappok, T. (2020). *Psychische Gesundheit bei Personen mit Intelligenzminderung.* CME Zertifizierte Fortbildung. Der Nervenarzt, 91 (3), 271–281.

Schwarzer, R. & Fleig, L. (2014). *Von der Risiko-wahrnehmung zur Änderung des Gesundheitsver-haltens – Ein langer Weg.* Zentralblatt für Ar-beitsmedizin, Arbeitsschutz und Ergonomie, 64 (5), 338–341.

Schwarzer, R. (1992). *Psychologie des Gesundheits-verhaltens.* Göttingen: Hogrefe.

Schwarzer, W. (2016). *Körperliche Erkrankungen und Behinderungen.* In: Schwarzer, W. (Hrsg.) *Medi-zinische Grundlagen für soziale Berufe* (S. 127–149). 2., verbesserte und erweiterte Aufl. (Sozi-almedizin). Dortmund: Verlag modernes lernen Borgmann GmbH & Co. KG.

Seibt, A. (2016). *Erklärungs- und Veränderungsmo-delle II: Stufen und Phasen von Planungs- und Veränderungsprozessen.* BZgA (Hrsg.) Leitbegrif-fe der Gesundheitsförderung, doi: 10.17623/ BZGA:224-i013-1.0.

Semenza, J.C., Rubin, C.H., Falter, K.H. et al. (1996). *Heat-related deaths during the July 1995 heat wave in Chicago.* The New England Journal of Medicine, 335(2), 84–90.

Semenza, J.C., McCullough, J.E., Flanders, W.D. et al. (1999). *Excess hospital admissions during the July 1995 heat wave in Chicago.* American Journal of Preventive Medicine, 16(4), 269–277.

Sharma, A., Ford, S., Calvert, J. (2010). *Adaptation for life: a review of neonatal physiology.* Anaes-thesia and Intensive Care Medicine, 12(3), 85–90.

Sheridan, S.C. & Kalkstein, A.J. (2010). *Seasonal variability in heat-related mortality across the United States.* Natural Hazards, 55, 291–305. doi: 10.1007/s11069-010-9526-5

Sherwood, S.S. & Huber, M. (2010). *An adaptability limit to climate change due to heat stress.* Procee-dings of the National Academy of Sciences (PNAS), 107(21), 9552–9555.

Siebert, H., Grewe, H.A., Blättner, B., Uphoff, H. (2017). *Etablierung eines Surveillance-Systems für hitzebedingte Mortalität in Hessen (HEAT II). Schlussbericht.* Fulda: Hochschule Fulda. S. 54. Zugriff am 20.08.2023 unter: https://www. hlnug.de/fileadmin/dokumente/klima/INKLIM_ _A/gesundheit/heatII_surveillance.pdf

Siebert, H., Uphoff, H., Grewe, H.A. (2019). *Moni-toring hitzebedingter Sterblichkeit in Hessen.* Bun-desgesundheitsblatt, 62, 580–588.

Sieker, H., Steyer, R., Büter, B. et al. (2019). *Untersuchung der Potentiale für die Nutzung von Regenwasser zur Verdunstungskühlung in Städten. Abschlussbericht.* Umweltbundesamt (Hrsg.) Tex-te 111/2019.

Simoes, E., Kunz, S., Bosing-Schwenkglenks, M. et al. (2003). *Inanspruchnahme der Schwangerenvorsorge – ein Spiegel der gesellschaftlichen Entwicklungen und Aspekte der Effizienz. Untersuchung auf der Basis der Perinatalerhebung Baden-Württemberg 1998-2001.* Geburtsh Frauenheilk, 63, 538–545.

Sinha, M., Salness, R., Foster, K.N. et al. (2006). *Accidental Foot Burns in Children From Contact With Naturally Heated Surfaces During Summer Months: Experience From a Regional Burn Center.* J Trauma, 61(4), 975–978.

Smallcombe, J.W., Puhenthirar, A., Casasola, W. et al. (2021). *Thermoregulation During Pregnancy: A Controlled Trial Investigating the Risk of Maternal Hyperthermia During Exercise in the Heat.* Sports Med, 51(12), 2655–2664.

Smallcombe, J.W., Foster, J., Hodder, S.G. et al. (2022). *Quantifying the impact of heat on human physical work capacity; part IV: interactions between work duration and heat stress severity.* International Journal of Biometeorology, 66(12), 2463–2476. doi: 10.1007/s00484-022-02370-7

Smith, C.J. (2019). *Pediatric Thermoregulation: Considerations in the Face of Global Climate Change.* Nutrients, 11(9), 2010.

Smith, H.A. & Becker, G.E. (2016). *Early additional food and fluids for healthy breastfed full-term infants.* Cochrane Data-base Syst Rev, 8, CD00 6462, doi: 10.1002/14651858.CD006462.pub4

Song, X., Wang, S., Hu, Y. et al. (2017). *Impact of ambient temperature on morbidity and mortality: An overview of reviews.* Science of The Total Environment, 586, 241–254.

Staiger, H., Bucher, K., Jendritzky, G. (1997). *Gefühlte Temperatur. Die physiologisch gerechte Bewertung von Wärmebelastung und Kältestreß beim Aufenthalt im Freien mit der Maßzahl Grad Celsius* (S. 100–107). In: Deutscher Wetterdienst (Hrsg.) *Annalen der Meteorologie, Nr. 33. 3. Fachtagung BIOMET am 4. und 5. Dezember 1996 in München.* Deutscher Wetterdienst: Offenbach am Main.

Statistik Austria (Hrsg.) (2022). *Strassenverkehrsunfälle mit Personenschaden 2021.* Wien.

Statistisches Bundesamt (Destatis) (Hrsg.) (2021). *Öffentliche Sozialleistungen. Lebenslagen der behinderten Menschen. Ergebnisse des Mikrozensus 2019.* Zugriff am 05.09.2023 unter: https://www.destatis.de/DE/Themen/Gesellschaft-Umwelt/Gesundheit/Behinderte-Menschen/Publikationen/Downloads-Behinderte-Menschen/lebenslagen-behinderter-menschen-5122123199004.pdf?__blob=publicationFile

Statistisches Bundesamt (Destatis) (Hrsg.) (2022a). *Gebäude und Wohnungen. Bestand an Wohnungen und Wohngebäuden, Bauabgang von Wohnungen und Wohngebäuden. Lange Reihen ab 1969 – 2021.*

Statistisches Bundesamt (Destatis) (Hrsg.) (2022b). *Pflegeheime und ambulante Pflegedienste.* Zugriff am 05.09.2023 unter: https://www.destatis.de/DE/Themen/Gesellschaft-Umwelt/Gesundheit/Pflege/Tabellen/pflegeeinrichtungen-deutschland.html

Statistisches Bundesamt (Destatis) (Hrsg.) (2022c). *Krankenhäuser. Einrichtungen, Betten und Patientenbewegung.* Zugriff am 05.09.2023 unter: https://www.destatis.de/DE/Themen/Gesellschaft-Umwelt/Gesundheit/Krankenhaeuser/Tabellen/gd-krankenhaeuser-jahre.html

Statistisches Bundesamt (Destatis) (Hrsg.) (2022d). *Pflegestatistik. Pflege im Rahmen der Pflegeversicherung. Deutschlandergebnisse.* Zugriff am 05.09.2023 unter: https://www.destatis.de/DE/Themen/Gesellschaft-Umwelt/Gesundheit/Pflege/Publikationen/Downloads-Pflege/pflege-deutschlandergebnisse-5224001219005.xlsx?__blob=publicationFile

Statistisches Bundesamt (Destatis) (Hrsg.) (2022e). *Sozialleistungen. Schwerbehinderte Menschen 2021. Fachserie 13 Reihe 5.1.*

Statistisches Bundesamt (Destatis) (Hrsg.) (2022f). *Schwerbehinderte Menschen am Jahresende.* Zugriff am 05.09.2023 unter: https://www.destatis.de/DE/Themen/Gesellschaft-Umwelt/Gesundheit/Behinderte-Menschen/Tabellen/geschlecht-behinderung.html

Statistisches Bundesamt (Destatis) (Hrsg.) (2023). *Alleinstehende nach Alter, Geschlecht und Gebietsstand.* Zugriff am 05.09.2023 unter: https://www.destatis.de/DE/Themen/Gesellschaft-Umwelt/Bevoelkerung/Haushalte-Familien/Tabellen/4-1-alleinstehende.html

Steul, K., Jung, H.G., Heudorf, U. (2019). *Hitzeassoziierte Morbidität: Surveillance in Echtzeit mittels rettungsdienstlicher Daten aus dem Interdisziplinären Versorgungsnachweis (IVENA).* Bundesgesundheitsblatt, 62, 589–598.

Stull, R. (2011). *Wet-Bulb Temperature from Relative Humidity and Air Temperature.* Journal of Applied Meteorology and Climatology, 50(11), 2267–2269.

Sun, T., Kotthaus, S., Li, D. et al. (2017) *Attribution and mitigation of heat wave-induced urban heat storage change.* Environmental Research Letters, 12, 114007.

SVR Gesundheit – Sachverständigenrat zur Begutachtung der Entwicklung im Gesundheitswesen (2023). *Resilienz im Gesundheitswesen. Wege zur Bewältigung künftiger Krisen. Gutachten 2023.* Bonn, Berlin: Sachverständigenrat zur Begutachtung der Entwicklung im Gesundheitswesen und MWV Medizinisch Wissenschaftliche Verlagsgesellschaft. Zugriff am 05.09.2023 unter: https://www.svr-gesundheit.de/fileadmin/Gutach

ten/Gutachten_2023/Gesamtgutachten_ePDF_Final.pdf

Swiss TPH – Swiss Tropical and Public Health Institute (Hrsg.) (2017). *Hitzewellen-Massnahmen-Toolbox: Ein Massnahmenkatalog für den Umgang mit Hitzewellen für Behörden im Bereich Gesundheit*. Basel: Swiss TPH. Zugriff am 09.10.2020 unter: https://www.bag.admin.ch/dam/bag/de/dokumente/nat-gesundheitspolitik/klimawandel/hitzewelle/tipp/Massnahmenkatalog%20f%C3%BCr%20Beh%C3%B6rden%20.pdf.download.pdf/Massnahmenkatalog_fuer_Behoerden.pdf

Tan, C.L. & Knight, Z.A. (2018). *Regulation of Body Temperature by the Nervous System*. Neuron, 98, 31–48.

Tham, S., Thompson, R., Landes, O. et al. (2020). *Indoor temperature and health: a global systematic review*. Public Health, 179, 9–17.

Theobald, H. (2018). *Pflegearbeit in Deutschland, Japan und Schweden. Wie werden Pflegekräfte mit Migrationshintergrund und Männer in die Pflegearbeit einbezogen?* Düsseldorf: Hans-Böckler-Stiftung, Study Nr. 383. https://www.boeckler.de/pdf/p_study_hbs_383.pdf

Thompson, R., Hornigold, R., Page, L., Waite, T. (2018). *Associations between high ambient temperatures and heat waves with mental health outcomes: a systematic review*. Public Health, 161, 171–191.

Thompson, R., Landeg, O., Kar-Purkayastha, I. et al. (2022). *Heatwave Mortality in Summer 2020 in England: An Observational Study*. Int. J. Environ. Res. Public Health 2022, 19, 6123. https://doi.org/10.3390/ ijerph19106123

Trbovich, M., Ford, A., Wu, Y. et al. (2021). *Correlation of neurological level and sweating level of injury in persons with spinal cord injury*. The Journal of Spinal Cord Medicine, 44(6), 902–909.

Tsuzuki, K. (2023). *Effects of heat exposure on the thermoregulatory responses of young children*. Journal of Thermal Biology, 113, 103507.

Tsuzuki-Hayakawa, K., Tochihara, Y., 'Ohnaka, T. (1995). *Thermoregulation during heat exposure of young children compared to their mothers*. European Journal of Applied Physiology, 72, 12–17.

Tunzi, M. & Gray, G.R. (2007). *Common skin conditions during pregnancy*. Am Fam Physician, 75(2), 211–218.

UBA – Umweltbundesamt (Hrsg.) (2008). *Klimawandel und Gesundheit: Informationen zu gesundheitlichen Auswirkungen sommerlicher Hitze und Hitzewellen und Tipps zum vorbeugenden Gesundheitsschutz*. Dessau-Roßlau: Umweltbundesamt.

UBA – Umweltbundesamt (Hrsg.) (2021). *Der Hitzeknigge. Tipps für das richtige Verhalten bei Hitze*. Dessau-Roßlau: Umweltbundesamt.

Uhthoff, W. (1890). *Untersuchungen über die bei der multiplen Herdsklerose vorkommenden Augenstörungen*. Archiv für Psychiatrie und Nervenkrankheiten, 21, 305–410.

Uibel, D., Sharma, R., Piontkowski, D. et al. (2022). *Association of ambient extreme heat with pediatric morbidity: a scoping review*. International Journal of Biometeorology, 66(8), 1683–1698.

UK Health Security Agency (Hrsg.) (2023a). *Supporting vulnerable people before and during hot weather: social care managers, staff, and carers*. Zugriff am 14.08.2023 unter: https://www.gov.uk/government/publications/hot-weather-and-health-supporting-vulnerable-people/supporting-vulnerable-people-before-and-during-hot-weather-social-care-managers-staff-and-carers

UK Health Security Agency (Hrsg.) (2023b). *Supporting vulnerable people before and during hot weather: healthcare professionals*. Zugriff am 14.08.2023 unter: https://www.gov.uk/government/publications/hot-weather-and-health-supporting-vulnerable-people/supporting-vulnerable-people-before-and-during-hot-weather-healthcare-professionals

UNCC – United Nations Climate Change (Hrsg.) (2020). *Data for adaptation at different spatial and temporal scales, Summary for Policy Makers*. Zugriff am 05.01.2021 unter: https://unfccc.int/Adaptation-Committee

Unfallkasse NRW (Hrsg.) (2023). *Sichere Kita*. S. 23 f. Düsseldorf. Zugriff am 14.08.2023 unter: https://sika.rms2cdn.de/files/pdf-brochures/sichere_kita_1673011768.pdf

United Nations (Hrsg.) (2015). *Paris Agreement*. Zugriff am 16.01.2021 unter: https://unfccc.int/process-and-meetings/the-paris-agreement/the-paris-agreement

Uphoff, H., Geis, S., Wirtz, A., Hauri, A.M. (2011). *Zeitnahe Erfassung und Übermittlung von Todesfällen in Hessen. Eine erste Einschätzung zur Influenza-A/H1N1v-Pandemie*. Bundesgesundheitsbl, 54, 867–874.

van den Akker, M., Harder, S., Dieckelmann, M., Muth, C. (2022). *Multimedikation*. In: Schröder, H., Thürmann, P., Telschow. C. et al. (Hrsg.) *Arzneimittel-Kompass 2022* (S. 33–49). Berlin: Springer, https://link.springer.com/content/pdf/10.1007/978-3-662-66041-6.pdf?pdf=button

Vandentorren, S., Bretin, P., Zeghnoun, A. et al. (2006). *August 2003 heat wave in France: risk factors for death of elderly people living at home*. European Journal of Public Health, 16, 583–591.

Vay, L., Gu, C., McNaughton, P.A. (2012). *The thermo-TRP ion channel family: properties and therapeutic implications*. British Journal of Pharmacology, 165, 787–801. doi: 10.1111/j.1476-5381.2011.01601.x vdek – Verband der Ersatzkassen (Hrsg.) (2012). *Definition »schwerstbehinderte Menschen« im Sinne der im Sinne der Positionsnummer 604507.* Zugriff am 27.07.2021 unter: https://bvs-bayern.com/resources/definition-schwerstbehinderte-menschen_vdek.pdf

Vecellio, D.J., Wolf, T., Cottle, R.M., Kenney, W.L. (2022). *Evaluating the 35 °C wet-bulb temperature adaptability threshold for young, healthy adults (PSU HEAT).* Journal of Applied Physiology: Respiratory, Environmental and Exercise Physiology, 132(2), 340–345.

Vereinte Nationen (Hrsg.) (2009). *Übereinkommen über die Rechte von Menschen mit Behinderungen – UN-BRK.* Zwischen Deutschland, Liechtenstein, Österreich und der Schweiz abgestimmte Übersetzung. Zugriff am 05.09.2023 unter: https://www.bmas.de/SharedDocs/Downloads/DE/Teilhabe/uebereinkommen-ueber-die-rechte-behinderter-menschen.pdf?__blob=publicationFile&v=2

Voets, T., Droogmans, G., Wissenbach, U. et al. (2004). *The principle of temperature-dependent gating in cold- and heat-sensitive TRP channels.* Nature, 430, 748–754.

Volkert, D., Bauer, J.M., Frühwald, T. et al. (2013). *Klinische Ernährung in der Geriatrie. Leitlinie der Deutschen Gesellschaft für Ernährungsmedizin (DGEM) in Zusammenarbeit mit der GESKES, der AKE und der DGG.* Aktuelle Ernährungsmedizin, 38, e1–e48.

Volkert, D., Beck, A.M., Cederholm, T. et al. (2019). *ESPEN guideline on clinical nutrition and hydration in geriatrics.* Clinical Nutrition, 38(1), 10–47.

Vu-Eickmann, P. & Loerbroks, A. (2017). *Psychosoziale Arbeitsbedingungen Medizinischer Fachangestellter: Ergebnisse einer qualitativen Studie zu den berufsspezifischen Belastungen, Ressourcen, Präventionsmöglichkeiten und Interventionsbedürfnissen.* Z. Evid. Fortbild. Qual. Gesundh. wesen (ZEFQ), 126, 43–51.

Vukadinovic, M., Kempkes, C., Maas, A. (2020). *Auswirkungen klimatischer Veränderungen auf die Überhitzung von Gebäuden, Bausimulation 2020.* September 23–25, Online Conference.

Wagner, J.A., Robinson, S., Tzankoff, S.P., Marino, R.P. (1972). *Heat tolerance and acclimatization to work in the heat in relation to age.* Journal of Applied Physiology, 33, 616–622.

Wang, F., Bélanger, E., Coté, S.L. et al. (2018). *Sensory Afferents Use Different Coding Strategies for Heat and Cold.* Cell Reports, 23, 2001–2013.

Wang, H. & Siemens, J. (2015). *TRP ion channels in thermosensation, thermoregulation and metabolism.* Temperature, 2(2), 178–187, http://dx.doi.org/10.1080/23328940.2015.1040604

Wells, J.C.K. (2002). *Thermal environment and human birth weight.* Journal of theoretical biology, 204(3), 413–425.

Wetzel, L.D. & Rathmann, K. (2020). *Inanspruchnahme und wahrgenommene Barrieren des Gesundheitswesens bei Menschen mit Behinderung in Deutschland: Ergebnisse des GEDA 2014/2015-EHIS-Survey.* Prävention und Gesundheitsförderung, 15(4), 332–339.

WHO – World Health Organization (Hrsg.) (o. J.). Definition des Begriffs »geistige Behinderung«. Zugriff am 27.08.2021 unter: https://www.euro.who.int/de/health-topics/noncommunicable-diseases/mental-health/news/news/2010/15/childrens-right-to-family-life/definition-intellectual-disability#

WHO – World Health Organization (Hrsg.) (1997). *Thermal Protection of the Newborn: a practical guide.* Geneva: WHO. Zugriff am 15.05.2023 unter: https://apps.who.int/iris/handle/10665/63986

WHO – World Health Organization (Hrsg.) (2008). *Heat-Health Action Plans. Guidance.* Copenhagen.

WHO Europa (Hrsg.) (2019). *Gesundheitshinweise zur Prävention hitzebedingter Gesundheitsschäden. Neue und aktualisierte Hinweise für unterschiedliche Zielgruppen.* Kopenhagen, S. 18.

WHO-Europe (Hrsg.) (2021). *Heat and health in the WHO European Region: updated evidence for effective prevention.* Copenhagen. Zugriff am 19.02.2021 unter: https://www.euro.who.int/en/publications/abstracts/heat-and-health-in-the-who-european-region-updated-evidence-for-effective-prevention-2021

Wietschel, M., Ullrich, S., Markewitz, P. et al. (Hrsg.) (2015). *Energietechnologien der Zukunft. Erzeugung, Speicherung, Effizienz und Netze.* Wiesbaden: Springer Vieweg.

Willmott, A.G., Holliss, R., Saynor, Z. et al. (2021). *Heat acclimation improves sweat gland function and lowers sweat sodium concentration in an adult with cystic fibrosis.* Journal of Cystic Fibrosis, 20, 485–488.

Winklmayr, C., Muthers, S., Niemann, H. et al. (2022). *Hitzebedingte Mortalität in Deutschland zwischen 1992 und 2021.* Deutsches Ärzteblatt, 119, 451–457.

Winklmayr, C. & an der Heiden, M. (2022). *Hitzebedingte Mortalität in Deutschland 2022.* Epidemiologisches Bulletin, 42, 3–9, doi: 10.25646/10695

WMO – World Metrological Organization (Hrsg.) (2021). *2020 was one of three warmest years on record.* Zugriff am 16.01.2021 unter: https://public.wmo.int/en/media/press-release/2020-was-one-of-three-warmest-years-record

Wöhl, C,. Blättner, B., Reisacher, D., Grewe, H.A. (2020). *Hitzeextreme in der Stadt. Wie vulnerabel sind Hochaltrige, Kleinkinder und sozial Benachteiligte?* Präv Gesundheitsf, 15, 102–106. https://doi.org/10.1007/s11553-019-00719-2

Xiao, R. & Xu, X.Z.S. (2021). *Temperature Sensation: From Molecular Thermosensors to Neural Circuits and Coding Principles.* Annual Review of Physiology, 83, 205–230, https://doi.org/10.1146/annurev-physiol-031220-095215

ZAMG – Zentralanstalt für Meteorologie und Geodynamik (Hrsg.) (2020). *2020 war sehr warm, nass und sonnig.* Zugriff am 16.01.2021 unter: https://www.zamg.ac.at/cms/de/klima/news/2020-war-sehr-warm-nass-und-sonnig

Zhang, C.Q., Zhang, R., Schwarzer, R., Hagger, M.S. (2019). *A meta-analysis of the health action process approach.* Health Psychol, 38(7), 623–637.

Ziskin, M.C. & Morrissey, J. (2011). *Thermal thresholds for teratogenicity, reproduction, and development.* Int. J. Hyperthermia, 27(4), 374–387.

Zur Nieden, F. & Engelhart, A. (2021). *Sterbefallzahlen und Übersterblichkeit während der Corona-Pandemie.* Wirtschaft und Statistik WISTA, 3/2021, 47–57.

Zusatzmaterial zum Download

Die Zusatzmaterialien[5] können Sie unter folgendem Link herunterladen:

 https://dl.kohlhammer.de/978-3-17-040844-9

Dort sind die folgenden Materialien zu finden:

- alle im Buch enthaltenen Abbildungen und Tabellen
- eine tabellarische Vorlage der sechs W-Fragen zu Festlegungen im Hitzeaktionsplan Ihrer Einrichtung (▶ Kap. 3.1.3)

Die Autorinnen, die Autoren

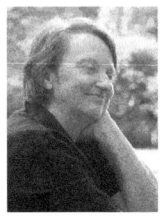

Prof. Dr. phil. Beate Blättner (verst.), Professorin für Gesundheitsförderung an der Hochschule Fulda, war seit 2008 Mitglied der Forschungsgruppe Klimawandel und Gesundheit an der Hochschule Fulda. Ihre Arbeiten fokussierten Fragen der Beziehung zwischen sozialer Benachteiligung und der gesundheitlichen Gefährdung durch Hitze sowie der Anpassung von gesellschaftlichen und organisationalen Rahmenbedingungen für einen wirksamen Hitzeschutz.

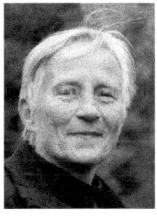

Prof. Dr. med. Henny Annette Grewe, Professorin i. R. für Medizinische Grundlagen an der Hochschule Fulda. Gründete 2008 die Forschungsgruppe Klimawandel und Gesundheit an der Hochschule Fulda und arbeitet seitdem zu Fragen der Anpassung von Kommunen, Ländern und Gesundheitseinrichtungen an die Folgen des Klimawandels, insbesondere an die gesundheitlichen Auswirkungen von Hitze.

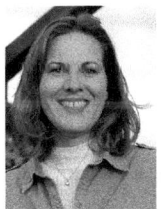

Anna Grundel, M. Sc. Public Health, Referentin für die Themen Gesundheit, Alter und Pflege beim Paritätischen Wohlfahrtsverband Hessen. Hat nach der Ausbildung zur Gesundheits- und Krankenpflegerin an der Hochschule Fulda Gesundheitsmanagement und Public Health studiert und dort anschließend in der angewandten Präventionsforschung gearbeitet. Von 2015–2021 leitete sie eine Altenpflegeeinrichtung in Frankfurt a. M. und implementierte dort u. a. ein Konzept zum Umgang mit starken Hitzeperioden.

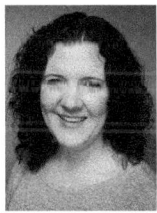

Vanessa Holt, M. Sc. Public Health Nutrition, war von 2020 bis 2023 als wissenschaftliche Mitarbeiterin in der Forschungsgruppe Klimawandel und Gesundheit an der Hochschule Fulda tätig. Schwerpunkt ihrer Arbeit war die wissenschaftliche Begleitung der Entwicklung und Implementierung kommunaler Maßnahmen zum Gesundheitsschutz bei Hitze. Ihr besonderer Fokus lag auf der Prävention und dem Gesundheitsschutz von Schwangeren, Säuglingen und Kleinkindern.

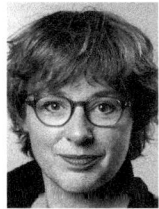

Prof. Dr. rer. medic. Dea Niebuhr, Professorin für Health Technology Assessment und Gesundheitssystemdesign an der Hochschule Fulda. Seit 2019 arbeitet sie in der Forschungsgruppe Klimawandel und Gesundheit. Ihr Schwerpunkt ist die evidenzbasierte Bewertung von komplexen Interventionen in Hitzeaktionsplänen und die Entwicklung von Technologien zur Bewusstseinsförderung und Unterstützung im Hitzeschutz.

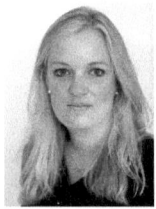

Prof. Dr. phil. Katharina Rathmann, Professorin für Sozialepidemiologie und Gesundheitsbericht-erstattung an der Hochschule Fulda. Seit 2020 arbeitet sie in der Forschungsgruppe Klimawandel und Gesundheit am Public Health Zentrum Fulda (PHZF). Ihre Schwerpunkte liegen in der Erforschung von Klimafolgen für die Gesundheit, Maßnahmen zum Hitzeschutz und zur Klimafolgenanpassung bei Bevölkerungsgruppen in vulnerablen Lebenslagen und mit besonderen Bedarfen, wie Menschen mit Beeinträchtigung.

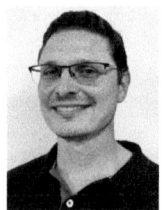

Hendrik Siebert, M. Sc. Public Health, forscht und lehrt seit 2012 am Fachbereich Gesundheitswissenschaften der Hochschule Fulda. Seine Lehrtätigkeit umfasst die Methoden der Evidenzbasierung, der Epidemiologie und Statistik in verschiedenen Bachelor- und in Masterstudiengängen. Seit 2014 engagiert er sich in der Forschungsgruppe Klimawandel und Gesundheit. Seine Forschungsschwerpunkte liegen auf der Entwicklung von Verfahren zum Monitoring der gesundheitlichen Folgen des Klimawandels sowie der Evaluation der Wirksamkeit präventiver Maßnahmen zum Schutz bei Hitze.

Stichwortverzeichnis

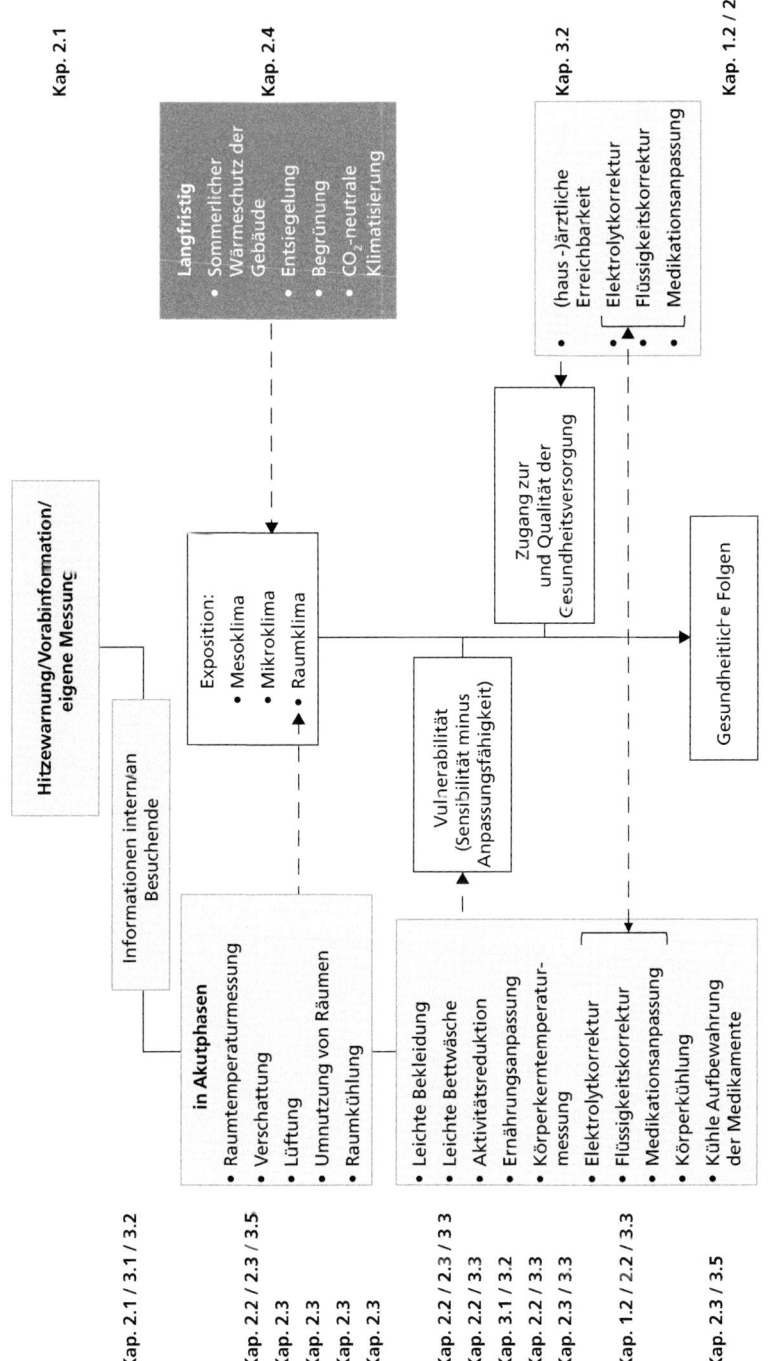

Kap. 2.1

Langfristig
- Sommerlicher Wärmeschutz der Gebäude
- Entsiegelung
- Begrünung
- CO_2-neutrale Klimatisierung

Kap. 2.4

(haus-)ärztliche Erreichbarkeit
- Elektrolytkorrektur
- Flüssigkeitskorrektur
- Medikationsanpassung

Kap. 3.2

Kap. 1.2 / 2.3

Hitzewarnung/Vorabinformation/ eigene Messung

Informationen intern/an Besuchende

Exposition:
- Mesoklima
- Mikroklima
- Raumklima

Zugang zur und Qualität der Gesundheitsversorgung

Vulnerabilität (Sensibilität minus Anpassungsfähigkeit)

Gesundheitliche Folgen

in Akutphasen
- Raumtemperaturmessung
- Verschattung
- Lüftung
- Umnutzung von Räumen
- Raumkühlung

- Leichte Bekleidung
- Leichte Bettwäsche
- Aktivitätsreduktion
- Ernährungsanpassung
- Körperkerntemperatur-messung
- Elektrolytkorrektur
- Flüssigkeitskorrektur
- Medikationsanpassung
- Körperkühlung
- Kühle Aufbewahrung der Medikamente

Kap. 2.1 / 3.1 / 3.2

Kap. 2.2 / 2.3 / 3.5
Kap. 2.3
Kap. 2.3
Kap. 2.3
Kap. 2.3

Kap. 2.2 / 2.3 / 3.3
Kap. 2.2 / 3.3
Kap. 3.1 / 3.2
Kap. 2.2 / 3.3
Kap. 2.3 / 3.3

Kap. 1.2 / 2.2 / 3.3

Kap. 2.3 / 3.5